Listeriosis

李斯特菌病

焦新安　殷月兰◎主编

中国农业出版社
北　京

本书编写人员

主　编　焦新安　殷月兰

编　者（按姓氏笔画排序）

王　晶　包红朵　李求春　张　辉　陈　祥

孟　闯　孟凡增　耿士忠　徐正中　殷月兰

唐苑悦　黄金林　焦新安　潘志明

前　言

　　李斯特菌病（Listeriosis）是由李斯特菌科、李斯特菌属（*Listeria*）细菌引起多种动物和人类疾病的总称。单核细胞增生李斯特菌和伊氏李斯特菌是李斯特菌属的主要致病种，其中单核细胞增生李斯特菌感染宿主谱广，除了感染人类之外，还能感染畜禽、鱼和甲壳类等60余种动物。单核细胞增生李斯特菌属于人与人之间传染的病原微生物，疾病的严重程度可从慢性到最急性，临诊表现可以从局部感染到全身性感染，人类感染后致死率高达20％～30％；伊氏李斯特菌主要引起动物李斯特菌病。

　　李斯特菌病是重要的人兽共患病，给畜禽养殖带来经济损失，畜禽产品中存在的致病性李斯特菌污染制约了全产业链的健康发展，从而威胁食品安全，引发公共卫生问题。欧美国家李斯特菌病暴发病例时有报道；2017—2018年南非暴发因食入ST6型致病性李斯特菌污染的猪肉香肠，导致1 060人感染的疫情，其中216人死亡。单核细胞增生李斯特菌是食源性疾病中常见的四大病原菌之一，是引起细菌性脑膜炎常见的病原菌之一，因此防控畜禽李斯特菌病还具有重大公共卫生意义。因此，李斯特菌病已引起全球的高度关注。

　　动物和人的李斯特菌病呈全球分布，在许多国家呈暴发或散发流行。多年来，虽然很多国家制定了防控策略，但李斯特菌病防控仍是全球共同面对的挑战。重视养殖环节畜禽群体中李斯特菌（病）源头防控，加强对动物源性食品中的李斯特菌的监测和控制，有效防控食源性李斯特菌病的传播和发生，仍任重而道远。为此，我们组织在科研和防控一线的专家共同编写了本书，希望它的出版发行有助于进一步提高我国李斯特菌病的防控水平。

　　本书共分9章，内容涉及李斯特菌病的科学基础和防控技术，包括概述、病原学、抗李斯特菌感染免疫、分子流行病学、李斯特菌耐药性、临床症状与病理变化、诊断与治疗、疫苗研究及应用、动物源性食品李斯特菌监测与防控。

　　本书编写过程中，得到中国农业出版社和扬州大学领导和同事的大力支持，

1

许多同行专家给予了无私的帮助，对此表示衷心感谢。

由于我们的水平有限，书中难免存在不足之处，敬请读者不吝指正，以便再版时修订。

编 者

2024 年 9 月

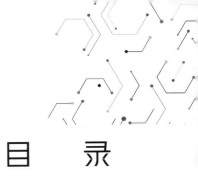

目　录

第一章 · 概 述

李斯特菌病（Listeriosis，亦称李氏杆菌病）是由李斯特菌属（*Listeria*）细菌引起的各种动物和人类疾病的总称，我国农业农村部将其列为多种动物共患的三类疫病。李斯特菌病主要由单核细胞增生李斯特菌（*Listeria monocytogenes*，亦称单核细胞增生李氏杆菌）与伊氏李斯特菌（*L. ivanovii*，亦称绵羊李斯特菌）所引发，其中单核细胞增生李斯特菌感染谱广，而伊氏李斯特菌主要侵害反刍动物。饲料和饮水是主要的传播媒介，致病性李斯特菌主要经消化道引发感染。多种动物均可感染单核细胞增生李斯特菌，但其最易感的宿主是反刍动物，所引发的李斯特菌病临诊上多表现为胃肠炎、败血症、脑膜炎和脑膜脑炎，也可使怀孕母畜流产。畜禽中存在的致病性李斯特菌沿产业链的传播，不仅给畜禽养殖带来经济损失，还对动物源食品安全及人类健康造成极大的威胁。该食源性致病菌能突破人类的肠道屏障、血脑屏障和血胎屏障，可引起流产、死胎、败血症、脑炎等严重疾病，病死率高达20%～30%，感染多发生于孕妇、新生儿及老年人等，其中所引起的母婴传播及新生儿李斯特菌败血症是极其严重的感染性疾病，感染重，病死率高，因此防控畜禽李斯特菌病还具有重大公共卫生意义。多年来，由于针对畜禽李斯特菌病的商业化疫苗匮乏，各国主要采用生物安全、药物防治等防控措施，畜禽李斯特菌病的流行得到一定程度的控制，但由于种种原因，动物李斯特菌病和人李斯特菌病时有发生，该病仍然是全球需共同面对的重要人兽共患病。

第一节 李斯特菌病的定义和流行史

一、李斯特菌病的定义

李斯特菌病又称李氏杆菌病，于1926年被英国微生物学家 Murray 等首次报道，他们从实验室中患病的兔子和豚鼠体内分离到能使宿主单核细胞增多的致病菌，命名为 *Bacterium monocytogenes*，将该菌引起的疾病称为李斯特菌病。1929年新西兰的 Gill 和丹麦的 Nyfeldt 分别首次从绵羊和人类分离到该病原菌。在20世纪40年代的第三届国际微生物学会议上，为了纪念英国现代消毒学之父 Joseph Lister 的伟大贡献，将该病原菌命名为 *Listeria monocytogenes*。其后较长时间里，李斯特菌病一直被认为是动物源疫病，直到20世纪80年代初多起由食品中李斯特菌污染所致人类李斯特菌病的暴发，人们才认识到其为具有较高致死率的食源性人兽共患致病菌。

李斯特菌属有 29 个种，其中单核细胞增生李斯特菌和伊氏李斯特菌是主要致病种，能感染 60 余种动物，除了感染反刍动物外，还能感染哺乳动物、鸟类、鱼和甲壳类动物。该种由 14 个血清型构成（1/2a、1/2b、1/2c、3a、3b、3c、4a、4ab、4b、4c、4d、4e、7、4h），分属于 4 个不同的谱系（Lineage Ⅰ-Ⅳ），谱系Ⅰ的菌株与李斯特菌病的暴发和流行密切相关，谱系Ⅱ的菌株主要引起散发病例，而谱系Ⅲ和Ⅳ的菌株极少致病。不同谱系的菌株在生态分布、遗传特征及致病性之间存在明显的差异，而其血清型、谱系和致病性之间又存在着密切的联系。伊氏李斯特菌易感宿主是反刍动物，动物感染伊氏李斯特菌的临床表现主要有败血症和流产等，一般不引起脑部感染，人感染伊氏李斯特菌的病例也偶有报道，但比较罕见。由无害李斯特菌和塞氏李斯特菌引起的动物李斯特菌病比较少见。

牛、羊、猪、鸡、火鸡等畜禽李斯特菌病散发或暴发流行均有报道，而鸟类一般是病原的亚临床携带者。李斯特菌病除了对养殖业有经济影响以外，还可通过动物传染给人类。人类 99% 的临床病例是由消费了污染的动物产品引发的感染，偶尔有通过与感染动物直接接触而引起，尤其是在与感染母畜分娩牛犊或羊羔过程中的直接接触。单核细胞增生李斯特菌是世界卫生组织（World Health Organization，WHO）规定的四大食源性病原菌之一，致死率可达 30%，对食品安全和公共卫生造成了威胁，严重危害了人类健康和生命安全。

二、李斯特菌病的流行现状

虽然世界各国所处的地理环境和气候多样，养殖及管理模式不同，但畜禽李斯特菌病呈全球范围分布，以散发和地方流行为特征，致死率比较高（20%~100%）。自单核细胞增生李斯特菌被发现以来，其引发的李斯特菌病一直是人们防控的重点。

近期李斯特菌病总的流行趋势是：①动物李斯特菌病呈多点散发或暴发，其排泄物对水质和土壤造成潜在污染，导致单核细胞增生李斯特菌在养殖场的循环传播。由于迄今为止无商业化的李斯特菌病疫苗问世，而单核细胞增生李斯特菌的耐药率升高、多重耐药菌增加、耐药谱增宽等问题，无疑给动物李斯特菌病的防控带来了严峻的挑战。②发达国家养殖业生产转移至发展中国家，而在发展中国家畜禽养殖环境污染严重，无症状畜禽所携带的李斯特菌成为屠宰环节污染的重要来源。科学规划和治理措施的缺乏以及全程关键防控技术的匮乏，给李斯特菌病的防控带来了巨大压力。③不同地域畜禽及其产品中分布的李斯特菌优势克隆复合群（clonal complex，CC）不同。CC1、CC4 和 CC217 是引起发达国家反刍动物脑炎和流产的优势克隆复合群，我国以 CC7、CC9 和 CC155 为主。④动物源性人兽共患李斯特菌病隐患问题进一步显现。李斯特菌沿着养殖-屠宰过程进入食品链传播，该菌在低温条件下能够增殖，致使污染量逐步增多，贯穿整个动物性食品链，其对人类健康的影响已成为食品安全关注的焦点问题。

（一）国际流行现状

由单核细胞增生李斯特菌和伊氏李斯特菌引起的动物李斯特菌病仍呈全球分布，在许多国家呈地方流行。反刍动物、猪和家禽的李斯特菌病散发和暴发病例时有报道，给畜禽养殖业造成了严重的经济损失。在疫情暴发期间，李斯特菌病在牛群中的流行率相对较低，为8%～15%，而在羊群中的流行率可以达到30%，对反刍动物的致死率高达20%～100%。牛和小型反刍动物李斯特菌病主要由血清型1/2和4的单核细胞增生李斯特菌所致，引起暴发的优势血清型为4b菌株。CC1、CC4、CC217是引起反刍动物脑炎和流产病例的优势克隆复合群。家禽带菌率为1%～46%，感染后死亡率为15%～58%，仔鸡所携带李斯特菌的主要血清型为1/2b和4b。健康猪带菌率为0～16%，猪李斯特菌病致死率为7%～70%，潜伏期一般为几天到数周，死亡率较高。动物园中饲养的动物偶尔被报告患有李斯特菌病，如西里伯斯猿、蜥蜴、成年美洲狮和野生捕获的猴子。

动物携带的单核细胞增生李斯特菌经农场到餐桌的食物链进行传播，引起人类李斯特菌病感染和流行。近年来，北美和欧洲有关动物性食品污染引起的李斯特菌病暴发的报道屡见不鲜。该菌造成了全球经济和健康负担，对人类健康构成极大威胁。谱系Ⅰ中血清型1/2b和4b及谱系Ⅱ中血清型1/2a的李斯特菌引起全球98%以上的李斯特菌病，而暴发病例主要由谱系Ⅰ中血清型4b分离株所致。从全球来看，不同国家流行的血清型及优势克隆复合群也有所不同。由血清型4b菌株构成的克隆复合群CC1、CC2、CC4、CC6是欧美国家临床优势克隆复合群。CC6中由超强毒力李斯特菌构成的ST6早在1990年出现，先后引起欧洲多个国家李斯特菌病的暴发。2018—2019年间，由对消毒剂苯扎氯铵具有抗性的ST6的菌株通过污染腊肠引起德国多次李斯特菌病暴发，是欧洲规模比较大的疫情之一。ST6也是南非临床的优势ST型，2017—2018年由ST6的菌株引起南非李斯特菌病的暴发，是历史上规模最大的李斯特菌病疫情，1 060人食用李斯特菌污染的猪肉香肠而被感染，216人被夺去生命。另外，1992年法国279人因食用CC4李斯特菌污染的猪肉产品被感染，其中85人死亡；2014年丹麦暴发因食用ST224菌株污染肉卷导致的李斯特菌病，41人感染，17人死亡，死亡率高达41%。

亚洲国家临床李斯特菌病以散发为主，暴发比较少见，不同国家的优势血清型和克隆复合群有所不同。中国李斯特菌病相关的流行克隆与亚洲及其他洲国家明显不同，主要由血清型1/2b菌株构成的ST87在2012年被首次报道，由ST87等ST型构成的CC87是临床的优势克隆复合群。CC1、CC2和CC6是日本的优势克隆复合群。血清型4b菌株是引起印度临床李斯特菌病的主要血清型，其中ST328是引起人及动物李斯特菌病最优势的流行克隆。ST9是韩国临床的优势流行克隆。

近年来，因食用瓜果蔬菜类食品引发的李斯特菌感染在多个国家时有报道。例如，美国2011年因甜瓜引起85人感染，15人死亡；2010年得克萨斯州暴发了由食用冷冻芹菜引起的李斯特菌病，10 人感染，其中 5 人死亡，究其原因与动物源食品的污染有关。因此，加强对单核细胞增生李斯特菌等致病菌的科学、系统的监测意义重大。人类李斯特菌病主要是由摄入被污染的动物源食品等引起的。为此，美国对即食食品中单核细胞增生李斯特菌要求零检出，采取"零容忍政策"。美国、日本、新西兰、澳大利亚、加拿大等国家地区参照国际食品法典委员会（CAC）的标准，对即食食品和生食食品制定了致病菌限量标准。根据欧洲疾病预防与控制中心（ECDC）制作的传染病监测图谱发现，德国、英国和丹麦等国家在落实限量标准后，李斯特菌病发病情况得到明显控制。

（二）我国流行现状

中华人民共和国农业农村部第 573 号公告中将李斯特菌病列为多种动物共患的三类疫病。牛、羊、猪、兔、鸡、鸭、鹅等畜禽李斯特菌病均有报道，其中羊和猪李斯特菌病多见，羊暴发李斯特菌病的病死率为 20%～100%。2012 年江苏某地区山羊养殖场暴发了由血清型 4h 的超强毒力李斯特菌引起的李斯特菌病，在及时诊治的前提下，致死率仍高达18%。家禽中鸡散发和暴发李斯特菌病报道相对较多，多发于早春和寒冬，呈现地方性流行。养殖环境与饲草的干燥程度影响李斯特菌的流行，反刍动物养殖环境中以 1/2a、1/2c 血清型为主。虽然养殖环节的分离率并不高（0.4%），但能沿着养殖-屠宰过程进入食品链传播，且污染量会逐级放大，因此屠宰环节、流通环节为关键风险控制点。

李斯特菌通过污染农场和经食品加工传染给人类，人们通过摄入被单核细胞增生李斯特菌污染的肉类、蛋类、禽类、海产品、乳制品、蔬菜等引起感染。国内由单核细胞增生李斯特菌引起孕妇、新生儿和免疫缺陷患者的李斯特菌病也时有报道，以散发为主，与国外的流行克隆复合群不同，我国优势克隆复合群为 CC87、CC1、CC8、CC619，其中CC87 菌株同时携带毒力岛 1 和 4，具有较强的毒力，该流行克隆在人类、动物和环境之间传播，对食品安全、公共卫生造成了严重影响，危害了人类生命健康。在临床病例中，败血症是最常见的症状（49%），其次为中枢神经系统感染（25%）。值得关注的是，我国零售食品中单核细胞增生李斯特菌的污染率相对较高（11.68%～39.8%），这提示我国人群感染李斯特菌的潜在风险较高。李斯特菌病在我国全年均有发生，但 3—5 月为人李斯特菌病发病高峰期，而反刍动物李斯特菌病则主要集中在 3—4 月。因此，我国加强了对动物源食品中的单核细胞增生李斯特菌的监测，以预防和控制食源性李斯特菌病的传播。

第二节　李斯特菌的危害

自 20 世纪 80 年代以来，国际上动物源性食品病原微生物引发的人类食物中毒和人兽共患病，危害范围广，经济损失大，其中重要食源性病原菌呈现全球大流行态势。另外，新出现的食源性致病菌问题日益突出，李斯特菌、空肠弯曲杆菌、大肠杆菌 O157 等又构成新的威胁，正在造成越来越多的损失。各国政府高度重视，强化了基础研究与应用研究的投入。国内食源性致病菌问题同样不容忽视，不仅造成人和动物病害，而且影响食品安全和公共卫生安全，并已严重影响我国食品的出口贸易。

一、对动物的危害

单核细胞增生李斯特菌能感染多种动物，导致李斯特菌病的散发或暴发流行。家畜中以羊、牛、猪发病较为多见，其中反刍动物是最易感的宿主，主要集中在早春季节，与动物食用单核细胞增生李斯特菌污染的贮存饲料有关。患病动物的临床症状包括脑炎、败血症和流产等，发病死亡率为 20%～100%。猪李斯特菌病呈现散发或地方流行性，发病死亡率为 10%～70%，各个年龄、品种的猪都会发病。家禽李斯特菌病呈现地方性流行，该病具有发病急、致死率高的特点，禽类李斯特菌病发病率为 20%～35%，死亡率为 15%～70%。此外，鹌鹑、猫头鹰、鹦鹉、金丝雀等其他禽类的李斯特菌病也有报道。动物李斯特菌病潜伏期一般为几天到数周，死亡率较高，影响了畜禽的生产性能，威胁畜禽养殖业的持续发展。

在畜禽养殖过程中，带菌动物通过粪便等排泄物将李斯特菌传播到养殖场环境中，污染养殖场土壤、饲草及周围环境，造成土壤和水资源的污染，对生态环境造成了破坏。动物源性产品存在广泛交叉污染，除了动物源性食品普遍污染外，还涉及生态链中各种植物性食品及果蔬的污染。另外，带菌动物在屠宰加工时对屠宰环境可能造成持续污染，李斯特菌的污染沿产业链逐级放大，最终危害人类健康，对公共卫生安全造成了严重威胁。1997 年 3 月和 8 月，在我国云南省某县境内先后两次发生牲畜和人类李斯特菌病暴发流行；牛发病率为 72.04%，猪发病率为 72.01%，羊发病率为 36.13%，人类发病率分别为 8.2% 和 8.6%，该动物源性疾病暴发流行给当地养殖业和人类健康造成了极大的威胁。致病性李斯特菌通过畜禽转移、饲草转移、候鸟迁徙、肉食品跨地域流通等方式跨地区传播，制约了全产业链的健康发展，影响了国际贸易，制约了经济发展。

二、对人的危害

单核细胞增生李斯特菌主要通过污染食物进入肠道继而引发宿主的感染，老人、孕妇、新生儿等身体免疫机能低下者为易感人群，感染后的临床症状主要表现为胃肠炎、败血症、脑膜炎、脑炎、流产等。李斯特菌病有两种主要类型：非侵袭性形式和侵袭性形式。非侵袭性感染一般潜伏期很短（几天），临床表现为发热性胃肠炎，出现发热、腹泻、呕吐、头痛、肌痛等症状；侵袭性感染的潜伏期会更长，在 20～70d，引起脑膜炎、脑炎、流产等临床症状，该菌是导致新生儿脑膜炎的三大主要病原菌之一。发达国家李斯特菌病的死亡率为 20%～30%。美国疾病控制与预防中心（CDC）、食品药品监督管理局（FDA）、美国农业部（USDA）发布《跨部门食品安全分析合作（IFSA）》也曾指出，李斯特菌为美国引起食源性疾病最常见的 4 种致病菌之一。美国每年有 2 500 例感染病例，其中约 500 例死亡。单核细胞增生李斯特菌被世界卫生组织列为必检的食源性致病菌之一，在制定的主要食源性疾病与标准中，将李斯特菌病排在第一位。

在我国，人类李斯特菌病以散发为主，暴发病例少见。1997 年云南省发生两次李斯特菌病暴发流行，2003 年浙江省台州市曾发生一起由带壳蛋的真空密封产品引起李斯特菌病暴发事件。人类李斯特菌病主要因摄入被污染的动物源食品引起，因此加强对家禽牲畜的防疫措施，加大对牲畜的屠宰、加工、贮存、运输、销售等环节的卫生监管力度，确保食品安全卫生，对于有效的预防和控制人类李斯特菌病具有重要作用。单核细胞增生李斯特菌对人类造成的危害已引起我国的重视，《食品中致病菌限量》（GB 29921—2013）中，规定限量即食肉制品中单核细胞增生李斯特菌不得检出。

三、对经济和社会的影响

食品安全与人民身体健康和生命安全、产业经济发展和社会和谐稳定息息相关，是影响国家兴旺发达的重大战略性问题。我国食品安全问题中病原微生物占 60%～70%，单核细胞增生李斯特菌等是引发食品安全问题的重要因素，其导致的食源性人兽共患病和食品安全问题是国内外高度关注的重大公共卫生问题。李斯特菌病对经济和社会造成了巨大的损失。

（一）李斯特菌病对养殖业造成的经济损失

动物李斯特菌病可引起畜禽生产性能下降或死亡，影响畜牧业发展，造成直接经济损失。同时，因李斯特菌病引起的间接损失更大，用于防控李斯特菌病及动物制品产业链李斯特菌污染的费用也大幅增加。

（二）李斯特菌病对公共卫生的影响

单核细胞增生李斯特菌对环境抵抗力强，能在 4℃生长繁殖，被称为"冰箱里的杀手"，是引起食源性疾病的重要的人兽共患病原菌。引起疫情暴发涉及的食物范围广，包括肉、鱼、蔬菜、水果、海鲜等，不仅引起巨大的经济损失，还严重危害国民健康。

（三）李斯特菌病对社会的影响

致病性李斯特菌宿主范围广、动物源食品中污染率高、感染后需住院治疗甚至导致死亡，死亡率高，社会影响大。致病性李斯特菌涉嫌污染食品的召回造成重大经济损失。

重视养殖环节畜禽群体中李斯特菌（病）源头防控，加强对动物源食品中的李斯特菌的监测和控制，有效防控食源性李斯特菌病的传播和发生，必须严抓共管、坚持不懈。

（焦新安）

参考文献 ●────────────────────────────────────

连凯，谈卫军，赵丹，等，2014. 2002—2012 年人和动物李斯特菌感染报告数据流行病学分析 ［J］. 人兽
　　共患病学报：30 （10）：1033-1037.

王国梁，殷月兰，焦库华，等，2013. 绵羊李斯特菌病病原诊断及其生物学特性研究 ［J］. 人兽共患病学
　　报：29 （7）：639-645.

肖义泽，任丽娟，王金玉，等，2000. 云南省首次动物源性李斯特菌病暴发的流行病学调查 ［J］. 中华流
　　行病学杂志：21 （3）：236.

Baba H, Kanamori H, Kakuta R, et al, 2021. Genomic characteristics of *Listeria monocytogenes* causing
　　invasive listeriosis in Japan ［J］. Diagn Microbiol Infect Dis, 99 （3）：115233.

Barbuddhe S B, Rawool D B, Doijad S P, et al, 2022. Ecology of *Listeria monocytogenes* and *Listeria*
　　species in India：the occurrence, resistance to biocides, genomic landscape and biocontrol ［J］. Environ
　　Microbiol, 24 （6）：2759-2780.

Chen S, Meng F, Sun X, et al, 2020. Epidemiology of human Listeriosis in China during 2008-2017 ［J］.
　　Foodborne Pathog Dis, 17 （2）：119-125.

Chen Y, Gonzalez-Escalona N, Hammack T S, et al, 2016. Core genome multilocus sequence typing for
　　identification of globally distributed clonal groups and differentiation of outbreak strains of *Listeria*
　　monocytogenes ［J］. Appl Environ Microbiol, 82 （20）：6258-6272.

Gaul L K, Farag N H, Shim T, et al, 2013. Hospital-acquired listeriosis outbreak caused by contaminated
　　diced celery—Texas, 2010 ［J］. Clin Infect Dis, 56 （1）：20-26.

Kaptchouang Tchatchouang C D, Fri J, De Santi M, et al, 2020. Listeriosis outbreak in South Africa：A
　　comparative analysis with previously reported cases worldwide ［J］. Microorganisms, 8 （1）：135.

Li W, Bai L, Fu P, et al, 2018. The Epidemiology of *Listeria monocytogenes* in China ［J］. Foodborne
　　Pathog Dis, 15 （8）：459-466.

Murray E G D, Webb R A, Swann M B R, et al, 1926. A disease of rabbits characterized by a large
　　mononuclear leucocytosis caused by a hitherto undescribed bacillus *Bacterium monocytogenes* （n. sp. ）
　　［J］. J Pathol Bacteriol, 29；407-439.

Nightingale K K, Schukken Y H, Nightingale C R, et al, 2004. Ecology and transmission of *Listeria monocytogenes*
　　infecting ruminants and in the farm environment ［J］. Appl Environ Microbiol, 70 （8）：4458-4467.

Orsi R H, Wiedmann M, 2016. Characteristics and distribution of *Listeria* spp. , including *Listeria* species
　　newly described since 2009 ［J］. Appl Microbiol Biotechnol, 100 （12）：5273-5287.

Pirie J H H, 1940. *Listeria*：change of name for a genus of bacteria ［J］. Nature, 145, 264.

Rothrock M J J, Davis M L, Locatelli A, et al, 2017. *Listeria* Occurrence in Poultry Flocks：Detection and
　　Potential Implications ［J］. Front Vet Sci, 4；125.

Schlech W F, Lavigne P M, Bortolussi R A, et al, 1983. Epidemic listeriosis—evidence for transmission by
　　food ［J］. N Engl J Med, 308 （4）：203-206.

Yin Y, Yao H, Doijad S, et al, 2019. A hybrid sub-lineage of *Listeria monocytogenes* comprising
　　hypervirulent isolates ［J］. Nat Commun, 10 （1）：4283.

第二章 · 病原学

第一节　分类和命名

一、李斯特菌属

李斯特菌属（*Listeria*）为细菌域（Bacteria）、厚壁菌门（Firmicutes）、芽孢杆菌纲（Bacilli）、芽孢杆菌目（Bacillales）、李斯特菌科（Listeriaceae）成员，为低 G＋C 含量的革兰氏阳性杆菌。本属菌需氧或兼性厌氧，无芽孢，不产生荚膜，20～25℃能运动，37℃不运动，过氧化氢酶阳性。DNA 的 G＋C 含量为 36％～42％。在本属菌中，只有单核细胞增生李斯特菌（*Listeria monocytogenes*，Lm）和伊氏李斯特菌（*L. ivanovii*）为兼性胞内寄生的致病种，所引起的李斯特菌病是重要的人兽共患传染病，而其余种为腐生性李斯特菌。

二、李斯特菌种和亚种

依据李斯特菌的基因组、致病力和分解糖类的能力等特征，将本属分为 29 个种，其中 Lm 是第一个被发现和命名的种，根据与 Lm 的亲缘关系，将其他 28 个种分为狭义李斯特菌群和广义李斯特菌群。

狭义李斯特菌群的李斯特菌具有以下共同表型特征：能在 4 ℃生长，在 30 ℃以下有运动力，过氧化氢酶阳性，无硝酸盐还原能力，伏普试验阳性，能发酵阿拉伯糖醇、α-甲基葡萄糖糖苷、纤维二醇、D-果糖、D-鼠李糖、N-乙酰葡萄糖胺、麦芽糖和乳糖，不发酵肌醇、L-阿拉伯糖和 D-甘露醇。狭义李斯特菌群由 6 个种构成：单核细胞增生李斯特菌、无害李斯特菌（*L. innocua*）、威氏李斯特菌（*L. welshimeri*）、塞氏李斯特菌（*L. seeligeri*）、默氏李斯特菌（*L. marthii*）、伊氏李斯特菌，其中伊氏李斯特菌又被分为伊氏李斯特菌伊氏亚种（*L. ivanovii* subsp. *Ivanovii*，Li）和伊氏李斯特菌伦敦亚种（*L. ivanovii* subsp. *Londoniensis*）。Lm 和伊氏李斯特菌为本属的主要致病种，Lm 是重要的人兽共患李斯特菌病的致病菌，除了能感染人类外，还能感染 60 余种动物（表 2-1）；伊氏李斯特菌主要引起动物的李斯特菌病，偶尔也引起人的李斯特菌病。

广义李斯特菌群的细菌不具有致病性，无运动特性，伏普试验阴性。广义李斯特菌群由23个种构成：*L. aquatica*、*L. booriae*、*L. cornellensis*、*L. cossartiae*、*L. costaricensis*、*L. farberi*、*L. fleischmannii*、*L. floridensis*、*L. goaensis*、*L. grandensis*、*L. ilorinensis*、*L. immobilis*、*L. kieliensis*、*L. newyorkensis*、*L. riparia*、*L. portnoyi*、*L. rocourtiae*、*L. rustica*、*L. swaminathanii*、*L. thailandensis*、*L. weihenstephanensis*、*L. welshimeri*、*L. valentina*。*L. fleischmannii* 又分为 *L. fleischmannii* subsp. *Coloradensis* 和 *L. fleischmannii* subsp. *Fleischmanii* 两个亚种。新命名的种 *L. rocourtiae*、*L. marthii*、*L. weihen stephanensis*、*L. fleischmannii* subsp. *Coloradensis*、*L. fleischmannii* subsp. *Fleischmanii* 和 *L. newyorkensis* 分布于自然环境中，比较罕见。*Listeria fleischmannii* 可从来自农场的初级产品及加工厂的土壤中分离提取。

表 2-1 单核细胞增生李斯特菌感染的宿主谱

动物种类	动物名称
哺乳动物	牛、猫、兔、羊、鹿、骆驼、山羊、浣熊、水牛、猪、大鼠、臭鼬、马、小鼠、水貂、犬、旅鼠、雪貂、狐狸、田鼠、驼鹿、人、猴、驼鹿、水獭、沙鼠、美洲狮、毛丝鼠、豚鼠
鸟类	金丝雀、鸭子、猫头鹰、雪鸮、鹦鹉、鸡、鹅、鹧鸪、鹤、鹰、雉鸡、白鹭鹦鹉、鸽子、海鸥、火鸡、小火鸡、白松鸡、澳洲鹦鹉、白喉莺、松鸡、苍头燕雀
其他动物	青蛙、蜗牛、蟑、鱼、蚂蚁、蝇类、甲壳类

三、李斯特菌属的血清型特征

基于菌体和鞭毛抗原（O/H）的血清学反应，李斯特菌属至少可分为17个血清型。其中 Lm 有 14 个血清型（1/2a、1/2b、1/2c、3a、3b、3c、4a、4b、4ab、4c、4d、4e、4h 和 7 型）（表 2-2）。其他李斯特菌种独有或与 Lm 共有的一些血清型，如伊氏李斯特菌血清型为 5，无害李斯特菌血清型为 4ab、4b、6a 和 6b，塞氏李斯特菌血清型为 1/2b、4c、4d 和 6b，威氏李斯特菌血清型为 6a 和 6b。

在 14 种血清型中，血清型 1/2a、1/2b 和 4b 菌株是引起人和动物李斯特菌病的优势血清型菌株，95%～98% 的人李斯特菌病病例是由这 3 个血清型的菌株所致。血清型 4b 的菌株与李斯特菌病暴发相关，有 49% 的李斯特菌病是由 4b 型菌株引起的。血清型 1/2a 和 1/2c 的菌株广泛分布于食品和环境中，其中血清型 1/2a 菌株的分离率超过50%。值得一提的是，新发现的血清型 4h 菌株是目前已知毒力最强的李斯特菌。此外，结合毒力基因等位分析及核糖体分型，可将 Lm 不同血清型归类为 4 个谱系。谱系 I 包括血清型 1/2b、3b、4b、4d、4e 和 7，谱系 II 包括血清型 1/2a、1/2c、3a、3c 和 4h，谱系 III 和谱系 IV 包括血清型 4a、4ab、4c 和一些非典型的 4b 菌株。大多数 Lm 分离株来自谱系Ⅰ和谱系Ⅱ。谱系Ⅲ和谱系Ⅳ的分离株较少，主要来自环境和动物，且几乎不能发病。

表 2-2　单核细胞增生李斯特菌菌体（O）抗原和鞭毛（H）抗原特征

血清型	O抗原	H抗原
1/2a	Ⅰ，Ⅱ，（Ⅲ）	AB
1/2b	Ⅰ，Ⅱ，（Ⅲ）	ABC
1/2c	Ⅰ，Ⅱ，（Ⅲ）	BD
3a	Ⅱ，（Ⅲ），Ⅳ	AB
3b	Ⅱ，（Ⅲ），Ⅳ，（Ⅻ），（ⅩⅢ）	ABC
3c	Ⅱ，（Ⅲ），Ⅳ，（Ⅻ），（ⅩⅢ）	BD
4a	（Ⅲ），（Ⅴ），Ⅶ，Ⅸ	ABC
4ab	（Ⅲ），Ⅴ，Ⅵ，Ⅶ，Ⅸ，Ⅹ	ABC
4b	（Ⅲ），Ⅴ，Ⅵ	ABC
4c	（Ⅲ），Ⅴ，Ⅶ	ABC
4d	（Ⅲ），（Ⅴ），Ⅵ，Ⅷ	ABC
4e	（Ⅲ），Ⅴ，Ⅵ，（Ⅷ），（Ⅸ）	ABC
4h	Ⅴ/Ⅵ，Ⅵ	AB
7	（Ⅲ），Ⅻ，ⅩⅢ	ABC

四、李斯特菌分子生物学分型

分子生物学分型是基于微生物基因序列特征，在分子水平上对种内或种间微生物进行分型的方法，主要用于研究菌株之间的克隆关系、确定感染源和感染途径，防止和控制病原菌的流行。分子分型技术在流行病学调查和溯源分析中具有重要作用。

微生物的分型方法可分为基于表型的分型方法和基于微生物基因的分型方法。表型分型方法包括传统细菌分类学的种属鉴定、血清型分型、噬菌体分型等。基于微生物基因的分型方法则是运用生物信息学技术，对基因组高通量测序数据进行比较分析。近年来随着基因组测序技术的成熟和完善，运用生物信息学技术，对高通量的基因组学数据进行比较分析，促使了多种分子分型方法的建立及应用，包括 CRISPR 分型、核心基因/全基因多位点序列分型（cg/wgMLST）、单核苷酸多态性（SNP）分析等。

传统的分子分型方法包括 PCR 分型、限制性片段长度多态性分型、多位点序列分型等。PCR 分型方法除了用于血清型分型以外，还用于包括多位点可变数目串联重复分析

（MLVA）等在内的基因型分型的方法，具有快速、简便等优点。脉冲场凝胶电泳（PFGE）是基于 RFLP 分型方法的代表，具有重复性好、分辨率高等优点，但是很难按要求在实验室之间进行比较。利用随机扩增多态性 DNA（RAPD）、核糖体分型（Ribotyping）、脉冲场凝胶电泳（PFGE）和扩增片段长度多态性（AFLP）都已被用于 Lm 的基因分型。

结合毒力基因等位分析及核糖体分型，Lm 被分为 4 个遗传谱系，谱系Ⅰ的菌株与李斯特菌病的暴发和流行密切相关；谱系Ⅱ的菌株主要引起散发病例，但由血清型 4h 构成的 HSL-Ⅱ菌株已经引起多次动物李斯特菌病的暴发；谱系Ⅲ和Ⅳ的菌株极少致病。不同谱系的菌株在生态分布、遗传特征及致病性之间存在明显的差异，而其血清型、谱系和致病性之间又存在着密切的联系。

采用多位点序列分型的方法（MLST）可进一步把上述李斯特菌分为多个克隆复合群（CCs），CCs 能很好地反映分离菌株的时间、地域分布规律及致病性规律。MLST 是一种基于核酸多位点序列测定的细菌分型方法，通过对 7 个看家基因（*abcZ*、*bglA*、*cat*、*dapE*、*dat*、*ldh*、*lhkA*）等位基因的差异进行分型，达到了高通量的要求，缩短了分析所需时间，且分型方案便于标准化和命名亚型，可通过全球网络数据库实现数据交换和比较，因此其作为分子分型的"金标准"被广泛用于 Lm 流行病学研究。利用 MLST 不仅可将 Lm 菌株分为不同 ST 型，还可定义出 48 种不同 CCs，其中与临床李斯特菌病暴发相关的分离株主要分布于 CC1、CC2、CC4 和 CC6 等。

基于高通量测序数据进行分析的核心基因/全基因多位点序列分型（cg/wgMLST）被广泛用于分子流行病学监测，其中 cgMLST 通过对数据库中所有菌株的高通量测序数据进行分析，筛选出所有菌株共有的且具有代表性的核心基因位点。Lm 的 cgMLST 方案包含 1 748 个核心基因位点；而 wgMLST 则包括了数据库中所有菌株共有的基因位点，用于 Lm 分析的 wgMLST 方案一般会包含 2 800～3 000 个全基因位点，wgMLST 能较好区分遗传距离比较近的分离株间的差异，如 wgMLST 可以区分 PFGE 无法区分的分离株。cgMLST 和 wgMLST 所得结果大致相同，但这两种方法的易用性并不相同，相较于 wgMLST 方案 cgMLST 考虑的基因组数少，因此对数据质量和阈值的要求较低，且能够满足分子流行病学研究的要求，更常用于分子流行病学研究。单核苷酸多态性（SNP）分析是基于细菌 WGS 数据的分型方法，具有分辨率高、覆盖基因组范围广等特点，广泛应用于李斯特菌系统发育分析、群体遗传学研究和疾病相关基因等研究。

CRISPR-Cas 系统是许多微生物中抵抗外源遗传物质入侵的一种获得性免疫系统，在不同物种之间存在差异。CRISPR-Cas 系统主要由 Cas 基因、前导序列和 CRISPR 三部分组成。结合 Cas 蛋白和 CRISPR 的结构及序列特征，建立 CRISPR-Cas 分型技术，利用该方法对遗传距离较近的李斯特菌进行进一步的区分，反映了其具有较高的分辨率。CRISPR-Cas 分型与其他分型方法结合应用，能弥补单一分型方法的不足，使分型结果更为合理和准确。

李斯特菌的多种分子分型方法不仅广泛应用于分子分型、溯源等系统发育相关研究，而且通过分析耐药基因、毒力基因、碱基对变化等基因组学信息，对其耐药特性、致病机制、分子进化速率等进行深入研究。随着分子流行病学的研究不断发展，该方法已经广泛应用于Lm 等流行性病原菌引发疾病的监测、预防和控制。

第二节　形态结构和抗原组成

一、形态结构

（一）菌体形态

Lm 为革兰染色阳性、两端钝圆的短杆菌（图 2-1），大小为（0.4～0.5）μm×（0.5～2）μm，不能形成芽孢，无荚膜，在 20～25℃培养可产生周生鞭毛，具有运动性，属兼性胞内寄生的病原菌。

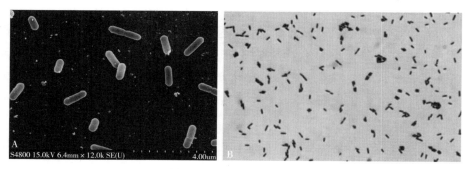

图 2-1　Lm 的显微照片
A. 电子显微镜照片　　B. 光学显微镜照片

（二）菌体结构

Lm 的细胞壁是一个复杂的网状结构，主要由肽聚糖（PG）骨架、酸性多糖构成的壁磷壁酸和膜磷壁酸以及表面蛋白组成。由于磷壁酸带负电荷，使得细胞表面整体带负电。同时，壁磷壁酸赋予了李斯特菌特异的表面抗原。

1. 肽聚糖　肽聚糖通常由双糖单位、四肽尾、肽桥聚合而成，其骨架为 N-乙酰胞壁酸和 N-乙酰葡萄糖胺通过 β-1,4 糖苷键交替相连形成的线状聚糖链。革兰氏阳性菌的四肽尾通常由 L-Ala→D-Glu→L-Lys→D-Ala 组成，但 Lm 的第三个氨基酸与革兰氏阴性菌相同为内消旋二氨基庚二酸，其结构的改变对于细菌的抗逆性和致病性是否有影响有待于揭示。Lm 的肽聚糖是一种高度动态且受细菌严格调控的大分子，在细胞生长和分裂的过程中，由多种肽聚糖水解酶参与其动态重塑，该过程主要包括 N-乙酰葡萄糖胺酶和 N-乙酰胞壁质酶、酰胺酶类、γ-D-谷氨酰-（L）-内消旋-二氨基庚二酸肽酶以及噬菌体内溶素。自溶素 Auto 和 MurA 具有 N-乙酰胺基葡萄糖苷酶活性，可水解 MurNAc 和 GlcNAc 之间的 β-1,4 糖苷键；Ami 是唯一报告具有自溶素活性的酰胺酶，可水解聚糖链和肽聚糖的肽侧链之间的键；自溶素 p60 和 P45 能水解细胞壁肽中 γ-D-谷氨酰-（L）-内消旋-二氨基庚二酸的连接。

肽聚糖作为细菌细胞壁的重要成分，在细菌的生理代谢中扮演着重要的角色，同时也是多种抗生素的靶标。Lm 的肽聚糖一方面为壁磷壁酸提供锚定位点，对于维持细菌形态及渗透压方面起着重要的作用，另一方面通过直接与毒力蛋白 InlA、InlH、ActA、Vip、p60 等结合，介导了细菌对宿主细胞的入侵。肽聚糖同样具有免疫原性，可被宿主细胞表面模式识别受体 TLR2、NOD1 以及 C 型凝集素 RegⅢγ 识别并诱导免疫反应，Lm 利用 N-去乙酰化酶 PgdA 使 GlcNAc 残基去乙酰化，O-乙酰转移酶 OatA 使 MurNAc 残基乙酰化来改变肽聚糖结构，从而巧妙逃避宿主的先天性免疫系统，为进一步感染宿主细胞奠定基础。

2. 磷壁酸 根据磷壁酸是与细胞壁还是细胞膜结合，把它分为壁磷壁酸（WTAs）和脂磷壁酸（LTA）。壁磷壁酸是含量比较高的细胞壁糖聚合物，约占李斯特菌细胞壁干重的60%，与肽聚糖共价连接并延伸到细胞壁外。壁磷壁酸在结构和组成上差异很大，是革兰氏阳性菌 O 抗原的结构基础。除了作为血清分型的主要抗原决定簇外，WTAs 还参与细菌的多种生理功能，如维持渗透压、抗生素耐药性、生物膜形成和噬菌体的相互作用，抵抗天然阳离子抗菌肽的杀伤。更为重要的是，磷壁酸也是细菌重要的毒力因子，参与细菌感染与致病过程。Lm 的 LTA 在结构上比较保守，由 Gal 和 D-丙氨酸修饰的甘油磷酸重复单位组成，埋藏在肽聚糖层中，与细菌的血清型无关。

壁磷壁酸由 20～40 个核糖醇磷酸重复单元（Rbo）组成，通过磷酸二酯键连接到肽聚糖的 N-乙酰胞壁酸（MurNAc）。核糖醇长链的糖基化或 O-乙酰化，统称为"修饰"，根据核糖醇重复单元上各种糖苷的修饰，把 Lm 的壁磷壁酸分为两类：一类是以血清型 1/2、3 和 7 为代表的鼠李糖糖基修饰的 Ⅰ 型壁磷壁酸，另一类是以血清型 4、5 和 6 为代表的葡萄糖和半乳糖糖基修饰的 Ⅱ 型壁磷壁酸。

脂磷壁酸（LTA）是一类附着于细菌细胞膜上的两性离子糖聚合物。与壁磷壁酸结构明显不同，所有血清型菌株的膜磷壁酸结构相对保守，由 10～20 个 1-3-连接的聚甘油磷酸盐的重复单位组成，dltABCD 操纵子或 GtlB 分别负责其骨架链上 D-丙氨酸或半乳糖糖基修饰。LTA 在细菌生长和细胞分裂中发挥着重要的作用，其结构上的 D-丙氨酸修饰对于细菌的毒力也必不可少。LTA 同样具有免疫原性，可被巨噬细胞的清道夫受体识别，同时也可结合并激活炎性小体 NLRP6，从而促进该菌的感染。

3. 细胞壁表面蛋白 Lm 的大多数毒力因子位于细胞表面，这些胞质外定位的表面蛋白可以直接与宿主细胞靶标相互作用，诱导建立细菌的持续感染。血清型 1/2a 的国际标准株 EGD-e 中存在 133 个编码表面蛋白的基因，占整个基因组基因的近 5%。将它与系统发育相近但不致病的无害李斯特菌的基因组进行比较，显示编码表面毒力蛋白基因的数量在这两个菌株之间存在较大差异，表明表面毒力蛋白在李斯特菌致病过程中发挥重要作用。Lm 在进化中形成复杂的调控网络，协调表面相关毒力因子的时空表达，将细胞生长、细胞壁动态、细胞壁蛋白锚定和对环境条件的响应联系起来。进一步深入研究这些锚定在细胞壁上的表面蛋白的功能，有利于阐明 Lm 感染和致病的分子机制。

Lm 大量的表面蛋白参与了细菌对宿主细胞的感染和细胞间的扩散。其中一些表面蛋白通过分选酶 A（SrtA）识别 LPXTG 基序，在苏氨酸和肽聚糖的 N-乙酰胞壁酸残基之间形成酰胺键。另外，分选酶 B（SrtB）通过识别 NAKTN/NPKSS 基序将血红蛋白等表面蛋白锚定在细胞壁上进行铁离子转运。还有一些表面蛋白富含 LysM 和 SH3b 重复基序，介导蛋白与细胞壁之间的非共价结合。大多数李斯特菌表面蛋白沿着细胞侧壁定位，而当特定的通路被激活时，它们可以转移到两端极点。总之，Lm 能根据环境的变化重组其表面毒力因子的空间定位，以适应感染宿主过程各个阶段的特定条件。

（1）SrtA 对 LPXTG 基序蛋白锚定于肽聚糖的作用机制　Lm 共编码了 41 种蛋白质，是含有 LPXTG 基序蛋白数量比较多的物种，其中 7 种已被证实为细菌的毒力因子。分选酶 A（SrtA）在含有 LPXTG 结构的表面蛋白锚定中发挥了极为重要的作用。SrtA 依靠 N 末端疏水残基锚定在细胞壁上，C 末端识别 LPXTG 基序，通过 SrtA 的加工，在苏氨酸和肽聚糖的 N-乙酰胞壁酸残基之间形成酰胺键，从而使具有 LPXTG 结构域的表面蛋白锚定在细胞壁的肽聚糖上。其中 InlA、InlF、InlH、InlJ 和 InlK 均通过相同的机制锚定在细胞壁上，使 Lm 在侵染宿主细胞和免疫逃避中发挥作用。还有一些非内化素蛋白 Vip 和 LapB，也是与 SrtA 连接，在细菌侵染细胞过程中发挥重要作用。通过解析 SrtA 与细胞壁结合的毒力蛋白功能，有利于对李斯特菌毒力机制的深入研究。

（2）SrtB 对 NXXTX 基序蛋白锚定于肽聚糖的作用机制　分选酶 SrtB 与 SrtA 的序列只有 23% 的同源性，锚定机制与 SrtA 不同，SrtA 将 LPXTG 蛋白连接到肽聚糖前体脂质 Ⅱ，而 SrtB 识别带有 NXXTX 基序的蛋白质，直接将底物锚定到成熟的肽聚糖上，这表明 Lm 使用不同的分选酶将蛋白质锚定到细菌表面的不同位置。

分选酶 B 通过识别 NAKTN/NPKSS 基序将血红蛋白（Hbp1、Hbp2 和 IsdC）锚定在细胞壁上进行铁离子转运。另外，SvpA 是一种细菌表面蛋白，对李斯特菌摄取小鼠脏器中的铁起着极为重要的作用，该蛋白所具有的 NXXTX 基序能被 SrtB 识别，锚定于细菌两极，在铁浓度低的时候，被分泌在隔膜之外。这表明 Lm 可以根据环境的变化重组其表面毒力因子的空间定位，以适应感染过程不同阶段的宿主环境。另一个 SrtB 底物是 Lmo2186，它具有 NKVTN 和 NPKSS 两个假定的分选基序，但只有后者是表面锚定所必需的。最近有研究表明，SrtB 更倾向于专门锚定铁稳态所需的蛋白质。Lm 的 SrtA 突变体的毒力明显降低，而 SrtB 的失活不会产生明显影响，经 SrtB 处理的蛋白的作用机制还有待深入探究。

（3）磷壁酸调控 GW 蛋白与细胞壁结合　许多表面蛋白通过含有数量可变的甘氨酸（G）-色氨酸（W）二肽重复序列的结构域与细胞壁非共价结合，这种含有甘氨酸（G）-色氨酸（W）二肽的基序称为 GW 结构域。内化素家族蛋白 InlB C 末端区域存在 3 个 GW 结构域，可以促进其与糖基化的壁磷壁酸的结合，还有利于与存在于宿主细胞表面的糖胺聚糖和补体 C1q 球状部分的受体（gC1q-R）结合，显著增强 InlB 介导的侵袭。血清型为 1/2a 的李斯特菌中脂磷壁酸参与 InlB 的表面锚定，而在血清型 4b 的菌株中，壁磷壁酸发挥更为显著的作用。含有 8 个 GW 结构域的 Ami 是一种具有自溶活性的蛋白，参与了李斯特菌对小鼠肝细胞的黏附、内化，以及裂解菌体、释放细胞壁免疫活性物质等过程，从而增加 IL-6 和 TNF-α 的释放，在该菌感染早期促进宿主的炎性应答。通过比较 InlB 和 Ami 的表面结合水平，提示含有 GW 结构域的数量与蛋白质之间的结合强度成正比。

Lm 还有另外 7 个 GW 蛋白，都具有与 Ami 相同的酰胺酶结构域，暗示它们也可能具有自溶功能。其中 Auto 是自溶素，但其他的 GW 蛋白由于 GW 模块的残缺，并没有表现出与 Ami、InlB 和 Auto 相似的功能及相应的锚定细胞壁的能力。除李斯特菌外，其他革兰氏阳性菌中也存在类似的 GW 结构，如葡萄球菌自溶素也通过类似李斯特菌 GW 结构基序锚定于细菌表面，这表明自溶素蛋白质依赖于其 GW 结构域与细胞壁结合的方式在革兰氏阳性菌中具有普遍性。GW 结构域在不同菌株和不同血清型中结合位点的特异性，还需要进一步研究。

（4）LysM 蛋白与肽聚糖结合作用机制　LysM 结构域最初发现于细菌和噬菌体中，其特征是 LysM 基序介于 40～80 个残基重复序列，间隔着富含丝氨酸、苏氨酸和天冬酰胺的肽段。该结构域在大多数表达细胞壁降解活性的蛋白质中存在，表明 LysM 结构域对于将这些酶保留在肽聚糖中是必要的。随着研究的深入，发现 LysM 结构域存在于多种生物的蛋白质中，如植物、真菌、细菌和病毒。进一步研究发现 LysM 与肽聚糖 N-乙酰葡萄糖胺（GlcNAc）部分结合，但许多含有 LysM 的蛋白质不是均匀的表面分布，而是定位于某些特定的位点。

在 Lm 中已经发现了多个表面蛋白具有 LysM 结构域，其中 p60 和 MurA 与细菌感染密切相关。p60 作为 Lm 表面的毒力因子，N 末端存在两个 LysM 基序，介导蛋白质与肽聚糖的结合。p60 的 C 末端具有 NlpC/p60 结构域，是进入非吞噬细胞所必需的。p60 的缺失导致隔膜异常、细菌不能分裂。MurA 含有 4 个 LysM 重复序列，以不同于 p60 的方式定位催化位点。MurA 是细菌生长过程中子代细胞分离所必需的，MurA 突变体不能很好地分离并在体内呈现丝状生长，它的缺失会导致细菌的毒力缺陷，降低细菌进入非吞噬细胞和在小鼠、豚鼠体内定植的过程。EGD-e 中的溶菌酶 Lmo2522 是李斯特菌复苏促进因子，对启动休眠细菌生长起重要作用。其他含有 LysM 结构域的蛋白具体功能还有待研究。

（5）蛋白的疏水残基与细胞膜结合机制　表面蛋白也可以通过由疏水残基组成的 N 端或 C 端尾巴与细胞膜结合，在转位过程中，疏水残基跨越并稳定地将蛋白质插入脂质双层中。大多数与细胞壁新陈代谢和表面蛋白结合有关的酶，如 Srt、信号肽酶和青霉素通过其 N 末端疏水残基锚定在细胞膜上。

在预测的 10 个 C 端具有假定疏水残基的 Lm 表面蛋白中，肌动蛋白聚集因子 ActA 的研究相对比较深入。ActA 在 Lm 表面呈极性分布，随着细菌生长的过程进行移动。ActA 通过触发宿主细胞肌动蛋白聚合成彗星状的肌动蛋白尾巴，推动细菌穿过细胞质，进入邻近细胞，从而促进细菌在细胞内的运动和细胞间的传播，对 Lm 在宿主细胞质中的存活起着关键作用。ActA 还参与协助 Lm 逃逸自噬。总之，该蛋白在避免细菌暴露于体液免疫、保持细菌持久存在于宿主内和使细菌从宿主回到环境等方面发挥关键作用。

（6）蛋白的脂盒基序与脂溶性质膜结合的机制　未成熟的脂蛋白多肽通过 N 末端信号肽远端部分的特定基序添加脂质部分来转化为前脂蛋白，这个基序被称为脂盒，其特征是含有 4 个半胱氨酸构成的基序。细菌脂蛋白参与细菌重要的生理作用，如与底物结合和运输、耐药性和信号传递，还在黏附、侵袭和免疫调节等毒力相关过程中发挥重要作用。

在 Lm 中，基于 N 末端脂盒的结构特征，将 133 个表面蛋白中的 68 个预测为脂蛋白，脂蛋白在表面蛋白质组中约占 51%，提示它们在细胞壁结构与功能中发挥极为重要的作用。近一半的李斯特菌脂蛋白被预测为 ABC 转运蛋白系统的底物结合成分，执行与革兰氏阴性菌的周质溶质结合蛋白相同的功能。参与寡肽摄取的脂蛋白 OppA，也参与锰离子 ABC 转运蛋白系统的毒力作用；另一种携带底物的脂蛋白 OpuC 作用于 L-肉碱的运输，L-肉碱对细菌渗透耐受性很重要，有利于 Lm 持续存在于小鼠器官中。LpeA N 末端脂质基团插入脂溶性质膜中，保留在细胞表面。

（7）锚定序列未知的表面蛋白　Lm 分泌的多种蛋白质缺乏可识别的表面靶向序列，尽管没有预测的表面结合结构域，但它们中的一些与细胞膜结合，说明它们利用一种非经典类型的表面结合机制。FbpA 是 Lm 表面纤连蛋白结合蛋白 A，缺乏所有经典的细胞表面分选和锚定序列，亚细胞分离后在细菌质膜中检测到 FbpA 的存在。研究表明，它可以促进细菌体外黏附肝细胞，并促进小鼠的肝脏感染。细胞分裂起始因子（DivIVA）是该菌中高度保守的膜结合蛋白，在形成生物膜、宿主细胞侵袭和毒力中发挥作用。DivIVA 被证明影响Sec 系统替代 ATPase SecA2 的活性，导致细胞外自溶蛋白 p60 和 MurA 水平降低，并诱导明显的连锁表型。膜蛋白 MprF 参与 Lm 中肽聚糖的合成，从而赋予细菌对抗菌肽的耐药性。重要的是，在没有 MprF 的情况下，细菌进入上皮细胞的水平和小鼠体内毒力显著降低，证实了这种表面修饰蛋白在李斯特菌感染和抵抗宿主抗菌肽的过程中发挥作用。

（三）鞭毛

Lm 的鞭毛结构主要分为三部分：鞭毛丝、基座和胞内游离鞭毛相关蛋白，鞭毛相关蛋白主要存在于基座和胞质中。鞭毛基座的主要组件有 MotA、MotB、FliE、FlgB、FlgC、FliG、FliM、FliN、FliH、FliI、FliO、FliP、FliQ、FliR、FlhA 和 FlhB，且均属于细胞膜结构。胞质内游离的鞭毛相关蛋白主要为 FliS，其作用是作为分子伴侣来协助细菌效应蛋白及鞭毛结构蛋白的转运，并协调转运蛋白之间的互作以达到平衡系统转运机制。Lm 中存在12 种蛋白质与鞭毛的形态发生有关，包括杆状的 FlgB、FlgC、FliE、FlgG 和 WcaA，钩状的 FliK、FlgD、FlgE、FlgK 和 FlgL，丝状的 FlaA 和 FliD。这些蛋白质作为鞭毛钩状物、杆状物和细丝的组成部分，均缺乏一个假定的信号肽。尤为重要的是，组成 Lm 鞭毛细丝的鞭毛蛋白 FlaA（鞭毛 A）已被证明具有一定的水解活性。

Lm 的鞭毛表达与环境温度有关，当温度为 20℃时，鞭毛蛋白在细胞表面产生和组装，但在 37℃时鞭毛蛋白的产生明显减少，这一特性可能与 37℃时毒力基因的转录激活因子正调控因子 A（PrfA）下调与鞭毛运动相关基因表达有关。此外，拓扑异构酶 FlaR（鞭毛 R）会负向调节自身和鞭毛蛋白的表达，鞭毛运动受到运动基因转录抑制子（MogR）和反应调节子降解酶 U（DegU）的调节。Lm 鞭毛基因的转录受 MogR 转录阻遏物和双功能鞭毛抗阻遏物/糖基转移酶 GmaR 的双重调控。当环境温度低于37℃时，抗阻遏物 GmaR 与 MogR 结合，从而拮抗 MogR 的抑制作用，细菌鞭毛基因转录被激活。抗阻遏物 GmaR 对温度敏感，当环境温度处于宿主生理温度（37℃）时，GmaR 的构象发生改变，MogR/GmaR 复合物不稳定，释放 MogR 从而抑制 gmaR 基因及其他鞭毛运动基因的转录。因此，Lm 鞭毛组装和运动的调控极具复杂性。

除了细胞的运动性和趋化性外，Lm 鞭毛在细胞最初附着到非生物载体以及宿主细胞入侵和细菌毒力方面发挥关键作用。在革兰氏阴性菌中发现的 9 种 FEA 成分中，有 7 种已经在李斯特菌中鉴定出来；而编码 FlhA、FlhB、FliP、FliQ、FliR、FliI 和 FliH 的基因存在于编码与鞭毛运动相关蛋白的 41 个基因簇中。此外，Lm 的鞭毛还通过促进细胞附着、宿主入侵和生物膜的形成等方式在细菌毒力中发挥关键作用。

二、抗原

（一）菌体 O 抗原

Lm 的菌体抗原（O 抗原）由壁磷壁酸的结构决定，而壁磷壁酸结构的多样性不仅与 GlcNAc 和核糖醇残基连接的碳位相关，也与鼠李糖、葡萄糖和半乳糖结合的碳位有关。根据壁磷壁酸结构的多样性，将其分为 I 型壁磷壁酸和 II 型壁磷壁酸两种类型（图 2-2），两者之间结构差异比较大，I 型壁磷壁酸的结构相对简单，而 II 型壁磷壁酸的结构呈现复杂性和多样性。

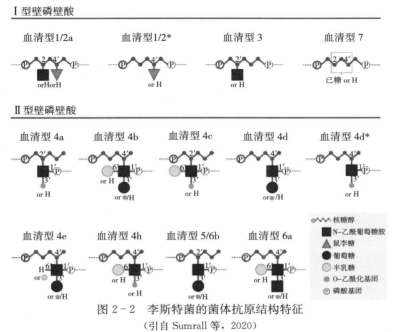

图 2-2 李斯特菌的菌体抗原结构特征

（引自 Sumrall 等，2020）

Ⅰ型壁磷壁酸中〔5〕-Rbo-1-P-（O→〕n 作为重复单元，Rbo 单元通过 C-1 位和 C-5 位之间的磷酸二酯键直接相互连接，可以在末端以鼠李糖（Rha）或 N-乙酰葡萄糖胺（GlcNAc）修饰。在血清型为 1/2 的李斯特菌壁磷壁酸中，含有分别连接在核糖醇-磷酸单体的 C-2 位的 GlcNAc 和 C-4 位的鼠李糖取代基。在血清型为 3 的李斯特菌壁磷壁酸中，仅在 C-2 位有 GlcNAc 残基，而鼠李糖缺失。在血清型 7 中，在核糖醇单元上没有糖苷成分。

Ⅱ型壁磷壁酸中〔4〕-GlcNAc-（β1→2/4）-Rbo-1-P-（O→〕n 作为重复单元，其上整合的 N-乙酰葡萄糖胺可进一步用葡萄糖（Glc）和半乳糖（Gal）进行修饰。除血清型 4a、4c、和 5/6b 的 GlcNAc 与核糖醇主链的 C-2 位结合之外，血清型 4b、4d、4e、4h 和 6a 菌株均与核糖醇主链的 C-4 位结合。另外，血清型 4b、4c、4h 和 6a 菌株都有半乳糖糖基与 GlcNAc 的 C-6 位结合，而血清型 4b、4d、4e、5/6b 菌株存在葡萄糖基与 GlcNAc 的 C-3 位结合。4b 和 6a 型菌株同时存在半乳糖和葡萄糖共同修饰 GlcNAc。

（二）鞭毛 H 抗原

Lm 每个细胞有 4～6 根鞭毛，鞭毛蛋白单体通过 β-O-糖基化修饰。根据鞭毛抗原（H 抗原）结构的差异，将其分为 A、B、C、D 四个类型。H 抗原类型的鉴定基于四种多价抗血清（A、AB、C 和 D）的凝集谱差异进行鉴定，根据细菌与这四种抗血清的凝聚结果，组合为 AB、ABC 和 BD 三种抗原反应特征。例如，血清型分别为 4b 和 1/2b 的菌株，均与鞭毛抗血清 A、AB 和 C 凝集，而 1/2a 血清型仅与 A 和 AB 抗血清凝集。相较于 O 抗原 15 个血清型所具有的热稳定性，Lm 的 H 抗原热稳定性较差，但 Lm 与其亲缘关系较近的种间的 H 抗原具有高度的属特异性，且少见其与其他细菌抗体发生交叉反应。

（三）其他抗原

一些特异性毒力标记和候选蛋白在感染过程中能够引起宿主的抗体反应，更适合作为致病性李斯特菌的血清诊断抗原，如李斯特菌溶血素 LLO、内化素家族蛋白、肌动蛋白聚集因子 ActA、两种磷脂酶（PI-PLC 和 PC-PLC）以及自溶素蛋白 p60 等。

李斯特菌溶血素 O（listeriolysion O，LLO）是 Lm 的标志性毒力因子，富含 B 细胞和 T 细胞表位，国内外学者以 LLO 为免疫原制备了多种高亲和力的单克隆抗体，为进一步建立高效检测 Lm 提供技术支撑。内化素家族蛋白 A（InlA）是 Lm 侵入一些细胞包括人上皮细胞时所必需的蛋白。InlA 是最早鉴定出与细菌侵袭有关的毒力因子，为 Lm 所特有的表面蛋白，不存在于其他非致病性李斯特菌的表面，因此 InlA 蛋白是检测 Lm 的优势靶点。肌动蛋白聚集因子 ActA 是该菌独有的表面蛋白，是检测 Lm 的优势抗原。董慧等成功研制了 ActA 的单克隆抗体，为研究李斯特菌的致病作用及临床检查技术的建立奠定了基础。

由于 Lm 表面抗原丰富且易与属内外细菌存在交叉反应，使得用全菌免疫制备的 Lm 特异性抗体存在不足。因此目前国内外很多学者致力于 Lm 特异性表面蛋白的鉴定和表达，并以这些重组表达蛋白为免疫原，获取高特异性的 Lm 单克隆抗体，以期在感染和致病机制的研究及李斯特菌病的诊断中进行应用。

第三节 培养特性和理化特性

单核细胞增生李斯特菌为革兰氏阳性杆菌，需氧或兼性厌氧，20～25℃能运动，37℃不运动，在含七叶苷的琼脂培养基（如 PALCAM）上生长形成的菌落呈黑色，在柯玛嘉培养基上生长的菌落呈蓝色，菌落周围有白色晕环。李斯特菌在营养方面要求不高，在许多非选择性微生物培养基上生长良好，如胰蛋白胨大豆肉汤和脑心浸液（BHI）肉汤，生物素、核黄素、硫胺素、硫辛酸、半胱氨酸、谷氨酰胺、异亮氨酸、亮氨酸、缬氨酸以及碳水化合物（如葡萄糖）有助于它们的生长。Lm 能发酵葡萄糖、水杨苷，24h 即产酸，能利用鼠李糖；不能发酵甘露醇，7d 内不发酵蔗糖和乳糖，不能利用木糖，不产硫化氢，吲哚试验阴性，不能还原硝酸盐，不能利用枸橼酸盐，具有鞘磷脂特异性的磷脂酶活性。新发现的血清型 4h 单核细胞增生李斯特菌不能利用鼠李糖。

Lm 在实验室琼脂培养基（如血液琼脂或脑心浸液琼脂）上培养 24～48h 后形成菌落，直径为 0.5～1.5mm，呈圆形、半透明、低凸状、表面光滑、中心呈结晶状。培养 3～7d 后，菌落变大（直径 3～5mm），通常表现出更不透明的外观。长时间培养后，偶尔会出现一些中心凹陷的粗糙菌落；而一些旧培养基的李斯特菌在进行革兰氏染色时可能无法显示出特征性的紫色。李斯特菌的最佳生长温度为 30～37℃；在 20～28℃时，李斯特菌可通过周生鞭毛运动，但在 37℃时不能运动。由于其嗜冷特性，李斯特菌能够在 0℃以下存活和生长。就其 pH 耐受性而言，李斯特菌在 pH 6～9 生长良好，并且在 pH 3 和 pH 12.5 时用 100mmol/L Tris 缓冲液处理后表现出显著的恢复能力。此外，李斯特菌可以耐受一定范围的渗透压，如可在较高盐浓度（10%的 NaCl 溶液）下生存。

李斯特菌属细菌对环境耐受性极强，是无芽孢细菌中抵抗力最强的细菌之一。Lm 对环境耐受性强，可在较高的盐浓度以及宽泛的 pH 和温度范围内生长，对于低温具有极强的耐受性，是冷藏食品威胁人类健康的主要病原菌之一；耐热性较强，经巴氏消毒后，部分细菌仍能存活；可抵抗反复冻融、阳光、紫外线的作用。因此该菌广泛分布于自然环境中，并容易污染肉类、蛋类、奶制品及海产品等食物。

Lm 对理化因素抵抗力较强，由于不具有芽孢，常规消毒和灭菌方法可以有效杀灭该菌，70%酒精（5min）、2.5%石炭酸、2.5%氢氧化钠、2.5%福尔马林（20min）可杀死该菌；湿热灭菌（121℃，至少 15min）和干热灭菌（160～170℃，至少 1h）也可杀灭该菌。

第四节 实验室宿主系统

单核细胞增生李斯特菌最早于 1926 年被确定为兔单核细胞增多症的病原菌，多年来一直被认为是兽医病原菌。直至 20 世纪 80 年代，人李斯特菌病暴发的报道，才认识到该病原菌是一种食源性的人兽共患致病菌。作为食源性致病菌，Lm 所引发的感染具有较高的致死率，对人类健康造成极大的威胁，阐明其感染和致病机制，有利于李斯特菌病的预防和控制。目前主要在绵羊和其他反刍动物中发现了自然发生的李斯特菌病，研究者用大蜡螟、斑马鱼、小鼠、豚鼠、沙鼠、鸡、火鸡、兔、羊和猴子作为李斯特菌病的感染模型，已经开展了李斯特菌感染和免疫机制及潜在疫苗的免疫保护效力评价等研究工作。

一、小鼠、沙鼠、豚鼠

小鼠为小型啮齿哺乳动物，与人类在基因水平上高度同源，是研究多种致病菌感染机制的良好模型。前期研究者模拟口服细菌的感染途径下研究李斯特菌的感染特征，发现野生小鼠不是李斯特菌的自然易感宿主，在突破人类肠道屏障中发挥关键作用的内化素 InlA 蛋白在该菌口服感染小鼠时不发挥内化作用。Lecuit 等人将人源的 E-cad（E-钙黏蛋白，hE-cad）在小鼠中重组表达获得转基因小鼠后，转基因小鼠口服感染 Lm 实验显示，内化素蛋白 InlA 可以作用于 hE-cad，进而导致细菌对转基因小鼠肠道细胞的内化作用。内化素 InlA 蛋白不能作用于小鼠的 E-cad 却可以与豚鼠和兔子的 E-cad 受体结合。Sahu 等人的研究报道显示，内化素 InlB 蛋白不能作用于豚鼠 Met 受体。沙鼠是一种既存在 InlA 受体也存在 InlB 受体的动物模型，将该菌口服感染沙鼠后，其小肠和大肠均出现明显的细菌定植；对孕鼠的感染率为 100%；通过中耳感染 Lm 后，沙鼠可以持续地产生与人中枢神经系统感染类似的脑干脑炎等症状，但是沙鼠特异性抗体的缺乏限制了这一模型在 Lm 致病机制方面的研究。此外，Lemoy 等人将非人灵长类动物用于研究 Lm 引发脑膜脑炎及流产的致病机制，其感染 Lm 后的临床症状与人类极为相近，但由于价格、数量等原因无法在正式实验中广泛应用。

理想的李斯特菌病的动物模型应该模拟人类李斯特菌病发生的所有阶段，而 InlA 和 InlB 与不同动物模型的特异性存在差异，这导致一些动物模型的使用受到限制，如小鼠模型的主要限制是 InlA 不能与小鼠 E-cad 相互作用，这影响了 Lm 的肠道感染过程，因此找到一种适合的动物模型十分重要。

（一）小鼠

长期以来，小鼠是建立李斯特菌病口服模型最常用的物种，由于 InlA 不与小鼠的 E-cad 相互作用，因此小鼠并不是通过口服感染 Lm 的易感模型，通常需要较高的剂量（＞10^8 CFU）才能引起感染，因此不能确定人类通过食物感染该菌的致死剂量与小鼠研究的相关性。由于饲喂受污染食物的方式不利于控制接种剂量，大多数研究人员采用了口服灌胃的方式，直接将接种物灌入动物胃中。一些研究人员发现 Lm 在灌胃 4h 后就会传播到脾脏和肝脏，而另一些研究人员则发现该菌在灌胃 48h 后才会系统性传播。这说明灌胃接种会因操作者的操作原因使试验结果难以重复。另一种控制剂量的方法是直接将细菌溶液混在食物中。实验动物经口服接种，会引起全身的细菌感染，可以作为李斯特菌病感染模型，对受感染的器官进行细菌计数。

除口服感染外，还可以通过注射途径进行感染，包括肌内注射、皮内注射、静脉注射、腹腔注射、皮下注射、胸腺内注射和足垫注射等。通过上述感染途径，已经用于揭示 Lm 感染和免疫的致病机制。其中，小鼠静脉感染途径被广泛应用于 Lm 的细胞免疫研究。相较于口服感染，静脉注射模型具有高度可重复性，但缺陷是该菌绕过了肠道感染阶段。在口服感染 Lm 后，肠道黏膜作为一道屏障可以限制和减缓细菌向周边组织的扩散，而静脉注射后 Lm 在几分钟内就可以进入脾脏和肝脏。因此，静脉注射的感染途径更易产生致死性感染，研究者往往通过评估 LD_{50} 或细菌载量来比较各种突变株的毒力，这是鉴定李斯特菌毒力基因的重要方法。此外，不同品系的小鼠对 Lm 感染的敏感性差异巨大，不同小鼠品系与感染途径得到的 LD_{50} 往往相差几个数量级，这使得不同试验的结果难以相互比较，如 A/J 品系和 BALB/c 品系的小鼠比 C57BL/6 品系的小鼠更易受到胃内、静脉和腹腔感染，C57BL/6 品系对李斯特菌的感染具有更强的抵抗力。

目前已经有了两种方法解决 InlA 不能与小鼠 E-cad 相互作用的问题。第一种方法是 Lecuit 等人构建的 E-钙黏蛋白人源化小鼠，通过转入人 E-cad 的基因和改造小鼠 E-cad 的基因，使小鼠能够表达人 E-cad。第二种方法是 Wollert 等人构建的一株适用于小鼠的 Lm 菌株，将 InlA 的 192 位丝氨酸突变为天冬氨酸，369 位的酪氨酸突变为丝氨酸，从而使细菌表达修饰的 InlA 蛋白（InlA^m），其与小鼠 E-cad 的亲和力与天然 InlA 与人 E-cad 的亲和力相似。通过这两种方法，使李斯特菌的 InlB 与小鼠的 Met 进行相互作用的同时，InlA 也能与小鼠的 E-cad 发生相互作用。

（二）沙鼠

与人类和 E-cad 人源化小鼠相似，沙鼠同时具有 InlA 和 InlB 的受体，同时沙鼠也是 Lm 的天然宿主，因此沙鼠是研究 InlA 和 InlB 在体内作用的首选小动物模型。通过口服途径接种，发现 Lm 在沙鼠的小肠和大肠中都存在显著的定植，而当感染怀孕的雌性沙鼠时，胎儿致死率为 100％。Blanot 等人研究还表明，沙鼠可以持续表现出与人脑感染非常相似的菱脑炎。虽然沙鼠是一种非常合适的 Lm 实验动物模型，但由于目前缺乏专门针对沙鼠的免疫相关试剂，目前尚未有商业化的 SPF 系沙鼠，限制了人们在研究中使用沙鼠模型。

（三）豚鼠

豚鼠的 E-cad 可以与 InlA 相互作用，而豚鼠的 Met 蛋白与人类的 Met 蛋白不同，不能与 InlB 形成良好的相互作用。尽管存在着这样的限制，豚鼠仍一直用于研究 Lm 的母婴传播，因为其他啮齿类动物的胎盘与人类的胎盘结构不同，而豚鼠和人类都属于血绒毛膜胎盘，在妊娠后期只有一层滋养层分离母体和胎儿的血液供应。研究表明，怀孕豚鼠在口服 $10^4 \sim 10^8$ CFU 的 Lm 后会导致约一半的胎儿组织受到感染。然而，目前可用于豚鼠免疫应答研究试剂匮乏，而且豚鼠比小鼠和沙鼠需要更多的饲养空间，尤其是怀孕豚鼠。这些现状限制了豚鼠模型的使用。

二、羊

反刍动物是 Lm 的易感宿主，其中绵羊最易感，尤其是 18～24 月龄的羔羊更易感。绵羊和山羊李斯特菌病在国内外时有报道，病羊表现为体温升高、共济失调、精神沉郁、做转圈运动等临床症状。但用羊作为感染模型的研究报道并不多，可能由于羊个体较大，作为反刍动物需要饲喂青饲料，对饲养环境有一定的要求。

K. Linde 等研究者对研制的血清型 1/2a 和血清型 4b 减毒李斯特菌双价疫苗进行了保护效力的评价，他们对绵羊和羔羊皮下接种疫苗，16d 后分别以 5×10^{10} CFU 和 1.7×10^9 CFU 的剂量进行静脉攻毒试验，双价疫苗的保护率分别为 71.9% 和 75%，而对照组的保护率为 28.1%，表明该双价疫苗能有效保护羊李斯特菌病。朱腾飞等构建了 NTSN$\Delta actA / plcB / orfX$ 减毒活疫苗，以湖羊为感染模型，开展了安全性、保护性应答特性及 DIVA 特性研究，试验结果表明该疫苗候选株具有较高的安全性，可以较好地免疫保护相同血清型野生毒株的感染，是一种符合 DIVA 计划的李斯特菌疫苗候选株。孟凡增等针对超强毒力 4h 菌株 Lm XYSN 制备了 ISA61VG 佐剂增强型灭活疫苗，该疫苗能刺激小鼠产生较好的体液免疫和细胞免疫应答，对 4 种不同血清型 Lm 攻毒能提供比较好的交叉免疫保护能力。接种该疫苗 4 个月后仍能诱导高水平的 IgG 抗体，诱导的免疫应答能力显著优于氢氧化铝佐剂灭活疫苗。此外，该灭活疫苗对绵羊具有良好的安全性，并能产生较高的抗体水平，该疫苗候选株有潜力成为一种新型的兽医疫苗，在保护公共卫生方面发挥重要作用。

三、鸡

鸡是 Lm 的易感动物之一，所引起的鸡李斯特菌病也被称为禽单核细胞增多症，该病的流行特点是呈现散发性，有时会呈现地方性流行，发病率较低，但死亡率较高。不同日龄的鸡都对其具有易感性，其中以 3～5 日龄的雏鸡多发，且通常发病较急，表现脑膜脑炎、心肌炎以及坏死性肝炎等临床症状。科研人员已利用鸡胚、鸡或者火鸡作为感染模型，开展了李斯特菌感染和免疫等相关研究。

J. S. Bailey 等人通过给 1、14 和 35 日龄肉鸡口服 10^2 CFU 或 10^6 CFU 剂量的 Lm，攻毒 7d 后对鸡盲肠、十二指肠、脾脏等脏器中李斯特菌的载量进行测定，研究该菌的定植与鸡的年龄、攻毒剂量和定植器官的关联性。结果显示攻毒剂量越高，在雏鸡体内检测到的细菌载量越高；且该菌在盲肠、脾脏和泄殖腔的定植量高于十二指肠和肝脏。Yin 等以 9 日龄商品鸡为试验材料，对减毒重组李斯特菌 LM4$\Delta actA / plcB$ 的免疫保护力和安全性进行了系统研究，发现重组菌免疫组对野生强毒株的攻毒具有较好的免疫保护力，清除细菌的速度显著快于空白组，对增重不造成影响。Deng 等研究了添加乳酸菌对 1～14 日龄肉鸡 Lm 载量的影响，表明饲喂乳酸菌能降低李斯特菌感染后所造成的肠道定植和传播能力，降低炎症反应。

火鸡也是 Lm 的易感宿主，所暴发的李斯特菌病曾被多次报道，作为感染模型，研究者已经开展了病原学和病理学等研究工作。研究人员比较了李斯特菌 Scott A 菌株经口和经眼感染途径对 1 日龄火鸡致病性的影响，在接种 200μL 的 Lm（10^7 CFU/mL）后，发现经眼感染途径具有更高的死亡率。还有研究证明，用 Lm Scott A 菌株对火鸡幼禽进行气囊接种，能导致呼吸道疾病、败血症、法氏囊萎缩以及器官和关节的细菌定植，死亡率较高。

鸡胚是一种可靠、廉价和易于建立的感染模型，已被应用于研究 Lm 的致病机理。Quereda 等在评估 Lm 磷脂酶、李斯特菌素 O 和李斯特菌素 S 毒力作用的实验中，在构建相应缺失株的基础上，将鸡胚接种 500 CFU 的突变株和野生株，通过鸡胚的存活状态，研究 3 种毒力因子对李斯特菌 F2365 菌株的致病作用。Yin 等人利用鸡胚建立感染模型，研究李斯特菌突变株与野生型亲本菌株的毒力。许多研究还利用鸡胚研究了临床和环境分离得到的 Lm 的致病潜力。

四、家兔

除反刍动物和禽类之外，家兔也能感染 Lm，往往导致败血症、神经症状或者流产，各个年龄都能发病，但是幼兔和妊娠母兔更敏感。家兔通常在动物实验中被用来制备抗 Lm 的抗体，以及研究对 Lm 感染的免疫反应，如以家兔作为模型，研究重组蛋白 p60 和 LLO 增强 Lm 灭活疫苗疗效。家兔有时也被用来评估李斯特菌性脑膜炎的治疗方法。

第五节　基因组结构和功能

微生物全基因组测序技术的快速发展，加速了我们对病原微生物从单个基因功能的认识到基因组整体水平的认知。李斯特菌属的基因组测序工作也正在进行。在构成李斯特菌属的 30 个种中，狭义李斯特菌群的所有种均有菌株完成基因组测序，获得了全基因组圈图。而广义李斯特菌群也有 13 个种已经获得了全基因组圈图。全基因组序列系统的深入解析，对于理解李斯特菌的致病机制、遗传演化规律，新型疫苗和药物的研发以及李斯特菌病的预防和控制都具有重要的意义。

一、李斯特菌基因组的大小与特征

（一）李斯特菌基因组测序的研究历程

2001 年，由法国巴斯德研究所、德国吉森大学和西班牙康普顿斯大学等 9 个研究机构的科学家，首次联手对 Lm EGD-e 和无害李斯特菌 CLIP 11262 完成了全基因组测序，揭示了李斯特菌的毒力受到表面蛋白、适应系统等多种基因的影响。2004 年美国 Fraser 教授完成了对血清型 4b 菌株 F2365 的全基因组测序。德国吉森大学的 Chakraborty 和 Hain 教授分别在 2006 年和 2010 年首次完成了威氏李斯特菌 SLCC5334 和塞氏李斯特菌 SLCC3954 的全基因组测序，这两株细菌基因组大小略小于 Lm 的。法国巴斯德研究所的 Glaser 教授在 2010 年率先完成了伊氏李斯特菌 PAM 55 的全基因组测序，基因组大小为 2.93Mb。在 2013 年，中国扬州大学完成了新命名血清型 4h 菌株 Lm XYSN 的全基因组测序。随着三代基因组测序技术的建立与发展，李斯特菌基因组测序也进入了快速发展时期，为解析李斯特菌的遗传演化规律及分子致病机制奠定了坚实的基础。

（二）狭义李斯特菌菌群基因组特征

狭义李斯特菌菌群的基因组具有很多共同的特征，G＋C 含量低（34.6％～41.6％），基因组的大小为 2.8～3.2Mb，种间基因组具有比较高的共线性。狭义李斯特菌菌群的泛基因组预计有 6 500 个基因，17％的基因参与核酸代谢，14％的基因参与细胞大分子代谢，10％的基因参与蛋白质代谢。此外，数量较多的内化素家族蛋白是该群的一个重要特征。

（三）广义李斯特菌菌群基因组特征

广义李斯特菌菌群的 G＋C 含量（38.3％～42.8％）略高于狭义李斯特菌菌群，基因组大小为 2.60～3.52Mb。该菌群缺少由毒力基因 $prfA$、$plcA$、hly、mpl、$actA$ 和 $plcB$ 构成李斯特菌毒力岛 1、内化素基因 $inlA$ 和 $inlB$。除格氏李斯特菌（$L. grayi$）外，该群其他种都不携带编码鞭毛蛋白的基因，提示它们对哺乳动物不具有致病力。

（四）Lm 基因组特征

目前，GenBank 数据库中已经进行组装的 Lm 菌株数量为 41 195 株，完成全基因组测序的已经达到 335 个。该种的基因组大小为 2.80～3.0Mb，G＋C 含量低（36.4％～41.5％），有 2 800～3 000 个编码基因。

EGD 菌株是英国南非裔科学家穆里 1926 年从实验室暴发李斯特菌病的兔子和豚鼠体内首次发现的。德国科学家 Chakraborty 在 1986 年将 EGD 在小鼠体内传代复壮后，命名为 EGD-e，成为国际上开展李斯特菌感染与致病机制研究的标准株。2001 年法国巴斯德研究所 Cossart 和德国吉森大学 Chakraborty、Hain 等科学家对 EGD-e 菌株进行了全基因组测序。EGD-e 菌株基因组全长为 944 528bp，G＋C 含量为 39％，编码 2 853 个基因，有 6 个基因编码 5S-16S-23S rRNA，67 个基因编码 tRNA，含有一个由 60 个基因构成的 41.6 kb 的前噬菌体，同时携带有 1 个与 Tn916 相似的转座子。基因组中含有 209 个调控因子，6 个蛋白家族的细胞壁表面蛋白，其中 41 个蛋白含有 Leu-Pro-X-Thr-Gly（LPXTG）基序结构。共有 19 个内化素家族蛋白，包括含有亮氨酸重复结构域 LRR 的 InlB 蛋白，分泌蛋白 InlC，还有 5

个同时含有 LRR 结构域以及 LPXTG 基序的表面蛋白，19 个内化素蛋白中有 11 个在无害李斯特菌中不存在。此外，还有 ActA、p60、LLO、PlcA、PlcB 和 InlC 等细胞壁表面蛋白。作为一种兼性寄生菌，有 331 个基因编码碳水化合物转运的蛋白（11.6％），其中 88 个基因是由磷酸烯醇丙酮酸依赖的磷酸转运酶来进行转运功能。通过对李斯特菌 EGD-e 菌株基因组测序，发现表面蛋白及转运蛋白等适应性系统，为揭示 Lm 在腐生环境和感染宿主中生存机制的后基因组学分析开辟了新途径。

除 Lm EGD-e 菌株之外，其他重要 Lm 也相继完成了全基因组测序，其中具有独特进化地位的新发现强毒力菌株 Lm XYSN 在 2013 年全基因组测序完成。Lm XYSN 是扬州大学人兽共患病学实验室在 2012 年从暴发李斯特菌病的羊脑中首次发现，在小鼠体内脏器的定植能力比国际强毒株高 200～400 倍，口服感染途径下毒力比 EGD-e 菌株高 10 000 倍。该菌株不能利用鼠李糖，传统的生化鉴定方法以及国际上通用的血清型鉴定方法均不能对其进行有效鉴别。在 2013 年，该实验室在南方基因公司通过 Roche 454 和 Sanger 法测序技术，完成了 XYSN 的全基因组测序工作。全基因组注释分析结果显示，XYSN 基因组全长 2 994 702bp，G＋C 含量为 37.95％，编码 2 933 个蛋白预测基因，编码区占整个基因组的 88.3％，含有 67 个 tRNA 以及 18 个 rRNA（图 2-3）。在基因组和基因注释的基础上，运

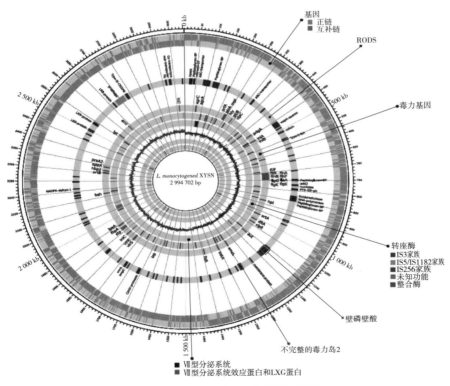

图 2-3　Lm XYSN 的基因组图谱

（引自 Yin Y 等，2019）

用生物信息学软件和数据库进行预测分析，发现该菌株携带有 1 个 CPRISPR-Cas 系统、7 个前噬菌体、8 个基因组岛、14 对双组分调控元件以及 19 个内化素蛋白。与其他 Lm 菌株相比，XYSN 的内化素数量差异较大，其中存在于基因组岛中的 *i-inlF*、*i-inlE* 和 *Lm xysn _ 2611* 均来自伊氏李斯特菌，而内化素 *Lm xysn _ 2611* 存在于前噬菌体中。XYSN 基因组中存在 867 个假定蛋白、90 个转座酶基因和 102 个潜在毒力相关基因。XYSN 基因组中存在毒力基因缺失、其他属特有毒力基因获得以及共有毒力基因突变的现象。来源于伊氏李斯特菌的 3 个基因簇，以及来源于血清型 4b 菌株的参与壁磷壁酸糖基化修饰的 1095 基因簇是其毒力增强的重要遗传因素。基因突变、缺失和水平转移有力推动了 XYSN 的进化进程，使其成为谱系 Ⅱ 的一个独特的进化分支，命名为 HSL-Ⅱ（图 2-4）。

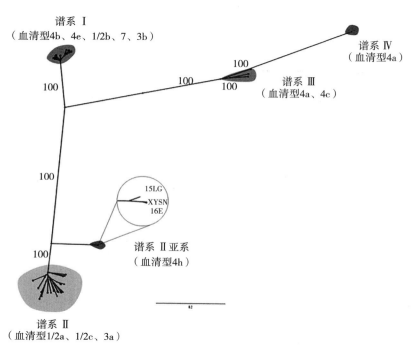

图 2-4　Lm 基因组聚类图
（引自 Yin Y 等，2019）

（五）其他李斯特菌种的基因组特征

法国、德国和西班牙的科学家们早在 2001 年完成了对无害李斯特菌 CLIP 11262 菌株的全基因组测序，基因组全长 3 011 209bp，G＋C 含量为 37％，编码 2 973 个基因，其中有 149 个特有基因。威氏李斯特菌 SLCC 5334 基因组大小为 2 814 130bp，编码 2 780 个基因，G＋C 含量为 38％；塞氏李斯特菌 SLCC 3954 基因组大小为 2 797 636bp，编码 2 662 个基因，G＋C 含量为 37.4％。法国巴斯德研究所的 Glaser 教授在 2010 年率先完成了伊氏李斯特菌 PAM 55 的全基因组测序，基因组大小为 2.93Mb，编码 2 734 个基因，G＋C 含量为 37.1％。

二、Lm 的附属基因组

单核细胞增生李斯特菌基因的数量、多样性及基因组大小差异主要取决于附属基因的含量。相较于核心基因组，Lm 的附属基因含量相对较少，仅占该菌基因组的 $12\%\sim23\%$，且附属基因的含量可作为评估菌株适应性的标准。由于选择压力不同，不同环境下菌株附属基因组存在较大差异。研究表明，附属基因主要通过可移动元件引入基因组中，且附属基因通常位于染色体的特定区域。常见的可移动元件包括基因组岛、质粒、CRISPR-Cas 系统、前噬菌体和转座子。

（一）基因组岛

细菌基因组岛是细菌基因组上的特定区域，具有特殊的结构和功能，往往与水平基因转移现象（horizontal gene transfer，HGT）密切相关，是发现和鉴别毒力岛、代谢岛和共生岛等功能性岛的基础和源泉。病原菌中基因组岛的相关研究是目前微生物研究领域的热点问题之一，研究发现致病菌的基因组岛可以通过水平基因转移方式进行跨种属传播，对于细菌致病性和耐药性等新表型的获得和遗传进化以及新病原亚种的形成具有重要意义。

根据基因组岛编码蛋白功能的不同，可分为毒力岛、耐药岛、代谢岛和共生岛等。病原菌中基因组岛的功能相关研究始于对毒力岛的发现和探究，毒力岛是携带有毒力相关基因的基因组岛。到目前为止，在致病性李斯特菌中，4 个与李斯特菌感染和致病相关的毒力岛先后被发现。耐药岛是携带有抗生素抗性基因的基因组岛，Kovačević 等在 3 株 1/2a 型李斯特菌中发现了携带有对头孢西丁和萘啶酸具有耐药性的 50kb 的基因组岛 LGI1；Lee 等在一个 4b 型克隆复合群中发现了一个对砷和镉具有抗性的 35kb 的基因组岛；Yin 等对谱系 Ⅱ 的强毒力李斯特菌 XYSN 研究发现，该菌株在进化过程中从谱系 Ⅰ 的 4b 型菌株中获得了 1095 基因簇，该基因簇参与李斯特菌的壁磷壁酸中半乳糖基的转运及修饰，是与壁磷壁酸合成相关的代谢岛。在其他病原菌中也发现一些代谢岛，如山夫登堡沙门菌（*Salmonella senftenberg*）可在葡萄糖为唯一碳源的情况下生存，主要是由于携带有相关代谢基因的代谢岛 CTnscr 94，该岛对于增加细菌环境适应性具有重要意义。

（二）质粒

质粒作为 Lm 基因组之外的水平移动元件之一，对其快速适应改变的环境条件至关重要。质粒能在同种或非同种细菌之间进行转移，细菌所处的应激源、消毒剂和抗生素等生存环境，影响其携带或丢失质粒。目前 Lm 已经完成测序和注释的质粒有 64 种，功能各异，其中部分质粒见表 2 - 3。耐药质粒 pLM78 能够转移至链球菌，耐药质粒 pIP811 可转移到粪肠球菌，同时链球菌的质粒 pAMbeta1 和 pIP501 可以转移到 Lm 中，并且可以稳定复制。pLM1686 质粒也具有接合转移性，在我国不同类型菌株中均有报道。总之，质粒是影响李斯特菌遗传变异的重要因素。

表 2-3 李斯特菌部分质粒功能

质粒类型	大小	相关因子	功能
pLM6179	62 206bp	CadA/C, ClpL	重金属抗性、抗热性
pLMR479a	86 652bp	CadA/C, GbuC, MCO, Npx	重金属抗性、抗渗透压、铜稳态、抗氧化应激
pLM33	32 307bp	CadA/C	重金属抗性
pLM80	81 588bp	BcrABC, CadA/C	消毒剂抗性、重金属抗性
pLMST6	4 378bp	EmrC	消毒剂抗性
pLMIV	77 825bp	InlP	细胞侵袭
pLMG1-1	25 605bp	CadA/C, MCO	重金属抗性、铜稳态
pLMG1-9	62 258bp	CadA/C, ClpL, MCO	重金属抗性、抗热性、铜稳态
pLMG1-12	78 240bp 78 245bp	CadA/C, ClpL, MCO, Npx	重金属抗性、抗热性、铜稳态、抗氧化应激
pLMG2-1	55 472bp	AidA, CadA/C	黏附素、重金属抗性
pLM5578	77 054bp	BcrABC, CadA/C	消毒剂抗性、重金属抗性
pLI100	81 905bp	ArsA	重金属抗性
p4KSM	90.51kb	BcrABC, CadA/C, ClpB, GbuC, Npx	消毒剂抗性、重金属抗性、抗热性、抗渗透压、抗氧化应激

AidA：黏附素 A；ArsA：砷抗性蛋白；BcrABC、EmrC：苯扎氯铵耐药蛋白；CadA/C：镉抗性蛋白；ClpL、ClpB：热休克蛋白；GbuC：甘氨酸甜菜碱转运结合蛋白；InlP：内化素蛋白 P；MCO：多铜氧化酶；Npx：NADH 过氧化物酶。

引自 Kuenne C 等，2010；Lee S 等，2013；Rychli K 等，2014；Hingston P 等，2019；Naditz A L 等，2019；Palma F 等，2022。

质粒在 Lm 中相对比较常见，通常有 1/3～1/2 的菌株携带质粒，尤其在食品加工过程中的 Lm 更为常见。因此，质粒的存在对宿主菌适应环境有着不可忽视的作用。不同 ST 型的 Lm 质粒的携带率因 ST 型、血清型和谱系而异。ST121 的菌株质粒携带率最高，为 92%；次之为 ST5、ST8、ST3 和 ST204 的菌株，质粒携带率分别为 88%、79%、78% 和 71%。45.3% 的谱系 I 菌株和 61% 的谱系 II 菌株含有质粒。研究发现，李斯特菌质粒中都包含一个相似的最小复制子，它是 θ 复制质粒的 pAMbeta1 家族成员，由复制区域（repA）和分区（repB、repC）3 个基因组成，同时还包括复制起点和编码 DNA 聚合酶IV的基因。

目前对于李斯特菌质粒尚无统一的分类标准。Hingston 等在 93 个质粒序列中，检测到 26 种独特的质粒类型，并根据 repA 基因特性分为 G1 质粒和 G2 质粒，G1 质粒（26～88kb）比 G2 质粒（55～107kb）小很多。其中，G1 质粒主要来自血清型 1/2a、1/2b、1/2c

和 4b 的分离株，包含 29～113 个预测基因，携带较多的可移动遗传元件，如前噬菌体、转座子、插入序列等；而 G2 质粒主要来自 1/2a、1/2b、1/2c 和 3a 血清型分离株，编码63～120 个基因，G2 质粒的独特之处在于存在编码毒力相关蛋白的预测基因以及细胞表面蛋白、分泌蛋白 E 和膜结合蛋白酶等。两组质粒的 G＋C 含量也略有不同，G1 的 G＋C 含量为34.4％～36.9％，G2 的 G＋C 含量略高，为 36.6％～37.7％。

李斯特菌携带的质粒种类众多，质粒上所分布的基因有利于其适应特定的不利环境。所携带的功能基因分别与重金属抗性、消毒剂抗性、氧化应激抗性、热抗性、盐抗性、毒力和耐药性等相关，目前研究最广泛的是耐药质粒。耐药质粒携带多种抗性基因，包括 *bcrABC*、*cadA/C*、*clpL*、*gbuC*、*npr*、*mco* 和 *tmr* 等，其中对李斯特菌质粒携带的 *bcrABC* 基因介导苯扎溴铵抗性的研究较多，有研究报道 95％的质粒对有毒性的金属镉产生了抗药性，且携带镉耐药性的质粒同时存在 *cadA3* 或 *cadA4* 基因，表明镉的耐药性也与苯扎溴铵的耐药性有关。除此之外质粒 pLM58 是在 ST9 菌株中发现的一种质粒，可增强其耐热性。质粒 pLI56 不编码任何已知特性的基因（如碳水化合物发酵，对抗生素、重金属或消毒剂的抗性，低 pH 生长，耐 NaCl 或巴氏杀菌热灭活），但它也是唯一一个不会被限制性内切酶 *Pst* Ⅰ酶切的质粒。质粒 pLM1686 在营养不良、耐重金属和盐度等恶劣环境中对 Lm的生物膜形成、细胞侵袭、细胞毒性和抗性起重要作用。在 Lm 中已经鉴定出携带与应激生存相关基因的小质粒（<10kb），如质粒 pIP823 和质粒 pDB2011 编码抗生素基因。

有些质粒与 Lm 的毒力相关，如从山羊来源的菌株中分离的 pLMIV 质粒，含有几个属于毒力相关的 Lm 内源性蛋白家族，如 InlA 和 InlC2/H。InlA 蛋白是内化素家族的重要成员，在李斯特菌黏附侵袭进入细胞过程中起着重要的作用。

（三）CRISPR-Cas 系统

CRISPR（clustered regularly interspaced short palindromic repeats）是由成簇的、有规律间隔的短回文重复序列构成，与周围相应的辅助蛋白（Cas）共同构成 CRISPR-Cas 系统。CRISPR-Cas 系统是许多原核微生物的适应性免疫系统，它们赋予水平移动元件防御能力，并显示不同物种的变化，对 Lm 的病致性、耐药性及新陈代谢具有重要作用。CRISPR 系统在分离自食品的菌株中较为常见，与菌株的毒力和耐药性相关，同时可能参与调节环境适应性相关代谢，包括基因重组、生物被膜的形成等。

科研者基于 CRISPR 的基因已经开发了一些分型软并获得应用，目前 CRISPR-Cas 系统被分为 2 大类、6 个型和 33 个亚型。Lm 中含有多种类型的 CRISPR-Cas 系统，主要有Ⅰ B1（Cas1、Cas2、Cas3、Cas4、Cas5、Cas6、Cas7、Cas8），ⅡA（Cas1、Cas2、Cas9、Csn2）和ⅥA（Cas13），最近又发现 CRISPR/PNPase 系统的存在。Sesto 等研究者在李斯特菌EGD-e 菌株中发现一个缺乏 Cas 蛋白的特殊 CRISPR 元件 RliB，具有内源性多核苷酸的底物磷酸化酶功能（PNPase）。无 Cas 蛋白的 RliB-CRISPR 降低了获得质粒的频率，PNPase是 RliB-CRISPR 介导的 DNA 干扰所必需的，其加工和活动都依赖于 PNPase。

噬菌体为了能实现在李斯特菌中的感染和复制，通过表达特定的蛋白，与 Cas 蛋白靶向结合并进行水解，从而保护其基因组不被降解。Osnua 研究发现，溶原性李斯特菌中的噬菌体 crIIA1 蛋白通过催化 HNH 结构域与 Cas9 高亲和力结合，导致 Cas9 降解，保护其溶原性的基因组。CRISPR RNA（crRNA）引导的核酸酶 Cas13 识别互补的病毒转录物，在Ⅵ型 CRISPR-Cas 抗病毒反应期间触发宿主和病毒 RNA 的降解；而 Meeske 发现，李斯特菌噬菌体 ΦLS46 能表达一种对抗 CRISPR 的蛋白 AcrVIA1，该蛋白通过遗传学、生物化学和结构生物学使塞氏李斯特菌的Ⅵ-a 型 CRISPR 系统失活。AcrVIA1 可与 Cas13a 的引导结构域相互作用，阻止核酸酶激活所需的构象变化。与 DNA 切割 Cas 核酸酶抑制剂不同，后者会导致有限的免疫抑制，需要多次感染才能绕过 CRISPR 防御，而单剂量的 AcrVIA1 通过单个病毒粒子传递完全破坏Ⅵ-a 型 CRISPR 介导的免疫。

由于部分 Lm 缺乏 CRISPR 结构，该系统在李斯特菌分型中的应用受到一定的限制，尤其是谱系Ⅰ菌株。Taylor 等人研究发现 CRISPR 分型无法提高暴发和散发 Lm 菌株的分辨率。Di 等人发现血清型 1/2a 和 1/2b 李斯特菌的 CRISPR 序列多样性程度较高，可用 CRISPR 序列差异进行分型，且分辨能力较 PFGE 更强。Wang 等结合了 Cas 蛋白的组合和 CRISPR 位点的排列，发现Ⅰ B 型、Ⅱ A 型和Ⅲ B 型在 Cas 蛋白和间隔序列中具有相应的独特特征，而且发现其他菌株中 Cas3 蛋白和 CRISPR 的构成也具有一定的规律。一些进化关系相近的菌株能被 CRISPR 准确分辨。因此，结合 Cas 蛋白和 CRISPR 位点结构和序列特征，能较好地区分亲缘关系接近的菌株。

CRISPR-Cas 系统在适应性免疫中发挥多重功能，如基因调控和毒力、DNA 修复，转座和质粒整合、细胞程序性死亡和信号转导等。探明 CRISPR-Cas 系统的结构和功能有助于开发防控病原菌感染的新技术，如新型的检测、鉴定和诊断技术，以及噬菌体载体和噬菌体制剂等。

（四）前噬菌体

前噬菌体（Prophage）也被称为原噬菌体，作为移动 DNA 元件，能介导外源基因的水平转移，是细菌染色体上重要的遗传元件。Yin 等通过生物信息学技术分析新现强毒菌株 Lm XYSN 的基因组，发现其携带 5 个前噬菌体，其中一个为完整的前噬菌体。纪顺师等对公共数据库 GenBank 中 275 株 Lm 携带的前噬菌体进行预测，发现 56.4％的细菌携带完整前噬菌体序列。前噬菌体是细菌获得外源性遗传物质（如毒力基因、抗性基因和耐药基因）的重要方式。前噬菌体整合于 Lm 基因组的不同位点，参与了细菌的生理、代谢和致病性。

目前大多数已经测序的 Lm 前噬菌体序列都是从各种自然环境中分离出来的，包括来自奶牛场样品的前噬菌体 LP-030-2 和 LP-101，以及来自蘑菇和蘑菇堆肥的前噬菌体 vB＿LmoS＿188 和 vB＿LmoS＿293，促进该病原体在环境中长期存活。有研究报道含有 comK 的前噬菌体促进 Lm 在食品和食品加工环境中存活 10 年以上，表明其对细菌的适应性生存发挥重要作用。此外，前噬菌体可以通过产生噬菌体编码的毒力因子，如霍乱弧菌噬菌体 CTXΦ 编码霍乱毒素 CTX、大肠埃希菌噬菌体 H19-B 编码志贺样毒素 Stx-1 和 Stx-2、白喉棒状杆菌 β 噬菌体编码 DT 毒素，来促进细菌对宿主的致病性。研究表明，某些前噬菌体可以帮助 Lm 从活化的巨噬细胞中逃逸，从而增强其感染与致病性。前噬菌体与整合之前的细菌基因组序列存在显著的差异，作为 Lm 的流行病学标志，现在已经将前噬菌体应用于 Lm 的分子分型。2008 年 Orsi 等人基于 42kb 前噬菌体序列插入 comK 基因的特征，揭示了引起李斯特菌病暴发的 F6854 菌株在食品加工厂持续存在了 12 年。

（五）转座子

转座子是一种可移动的基因元件，携带转座酶、抗生素和重金属耐受等基因，常与细菌耐药基因的传播相关。1998—1999 年引起美国暴发的李斯特菌病中发现了一种质粒介导的苯扎氯铵耐受的 IS1216 复合转座子。2013 年 Müller 等发现一个新的苯扎氯铵耐受相关转座子（Tn6188），该转座子长 5 117bp，整合在 radC 基因内，携带 3 个转座酶基因（tnpABC）、编码假定转录调节因子和一种多重耐药蛋白家族（small multidrug resistance protein family，SMR）转运蛋白 QacH 的基因。Lm 可以从包括肠球菌在内的其他细菌的转座子中获得转移耐药基因。转座子 Tn1545 长度为 25.3kb，携带卡那霉素 aph（A-3）、红霉素 erm（AM）和四环素 tet（M）耐药基因。Bertsch 等在一株临床菌株中检测到一个新的转座子 Tn6198，该转座子长 3.3kb，是一个携带四环素 tet（M）和甲氧苄啶 dfr（G）耐药基因的多重耐药转座子，使得 Lm 具有多重耐药的表型。

第六节　李斯特菌的遗传演变

一、狭义李斯特菌菌群的遗传进化

对狭义李斯特菌菌群进行比较基因组学研究发现，该群非致病种中关键致病基因存在丢失或失活现象，提示其非致病种是致病性的祖先通过丢失特定的致病基因进化而来的，由此推断该群的共同祖先具有致病性。狭义李斯特菌菌群的核心基因由 2 000 个基因构成，基因具有高度稳定性。基因获得和丢失虽会发生，但受到一定程度的限制（图 2-5），Lm 中变异频率高的基因通常发生在特定的高变基因组位点。

许多李斯特菌群体基因组特征与其在栖息地环境的差异呈正相关，表明泛基因组开放性是适应性进化过程的结果，使细菌能够在可变环境中适应性生存。正向选择在 Lm 不同谱系特异的核心基因组构成中更为明显，表明谱系特异性核心基因是适应的重要驱动因素，基因组的变异和重组是选择在可变环境中生存的结果。谱系Ⅰ和谱系Ⅲ的菌株失去了与碳水化合物代谢相关的基因，获得了编码表面相关蛋白的基因，这些蛋白与环境的相互作用，满足不同的营养需求。不同菌株整合外界环境遗传物质的能力不同，如不同谱系 Lm 株的基因组存在差异，其中谱系Ⅱ菌株的染色体具有更高的多样性，甚至是谱系Ⅰ菌株的 6 倍。

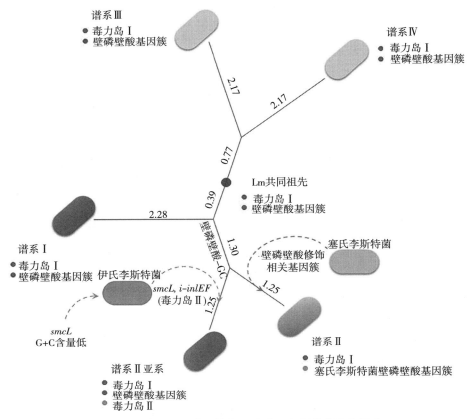

图 2-5　谱系Ⅱ亚谱系单核细胞增生李斯特菌演化模式
(引自 Yin Y 等，2019)

通过对分离时间跨度不同的 Lm 分离菌株基因组的分析，发现来自谱系Ⅰ和谱系Ⅱ的李斯特菌进化率较低，根据核心基因组推断，每年每个位点替换的频率约为 2.5×10^{-7}，从而推断主要亚系（"流行克隆"）至少有 50～150 年。重组在谱系Ⅱ中比谱系Ⅰ中更普遍，重组与点突变的相对发生率在谱系Ⅱ中约为谱系Ⅰ的 6 倍，这导致谱系Ⅱ的遗传变异性更高。与谱系Ⅰ不同，谱系Ⅱ代表了一个遗传异质性较高的群体，从外部来源遗传物质的比例（平均 30%）以及 Tajima'D 数据表明，谱系Ⅰ和Ⅱ都遭遇了种群瓶颈。

多年来对 Lm 系统基因组学研究表明，该物种具有高度稳定但不闭合的泛基因组，能够容纳较低程度的水平基因转移。李斯特菌基因组的进化是以有限基因的获得和缺失为特征的。细菌也可以通过质粒、前噬菌体、基因组岛、转座子等附属基因横向基因转移的方法，将新遗传片段引入基因组特定的区域，构成基因物种进化的主要位点。其中质粒在谱系Ⅱ中更为普遍，包括大量抵抗有毒金属、水平基因转移、氧化应激和小毒性肽的抗性基因。前噬菌体通常通过位点特异性重组插入与 tRNA 基因相邻的染色体位点，赋予细菌与环境适应相关的新性状。CRISPR-Cas 系统也影响基因组的多样性，部分菌株携带有ⅠB、ⅡA 和ⅢB型等 CRISPR-Cas 系统，其 Cas 蛋白的组合和 CRISPR 位点的排列具有明显规律性。CRISPR-Cas 代表了一种对噬菌体攻击的防御形式，该防线可通过水平基因转移获得。部分菌株中具有 CRISPR-Cas 系统，表明其基因组存在噬菌体的持续选择压力。

二、广义李斯特菌菌群的遗传进化

广义李斯特菌菌群不携带李斯特菌毒力岛 1 和毒力岛 2，其基因组大小和 dN/dS 比率之间呈显著的负相关，这表明遗传漂变率是进化动力学中可变性的组成要素。另外，横向基因转移是李斯特菌遗传演化的强大推动力，该群的鞭毛结构是由 $L. grayi$ 和狭义李斯特菌菌群菌种的共同祖先通过横向基因转移获得的，该祖先基因组中携带有一个毒力岛，参与钴胺素的合成，并能利用乙醇胺/丙二醇。此外，许多具有最高 dN/dS 值的基因（占所有基因的前 2%）参与了辅助因子钼蝶呤的合成，该因子能与钼结合并介导叶酸 18 的合成。

广义李斯特菌群中的 $L. floridensis$ FSL S10-1187 是从流水中分离到的，通过遗传漂变和横向基因转移，其基因组容量达到 3.52Mb，是目前李斯特菌属基因组最大的细菌。另外，对 $L. fleischmannii$ subsp. $coloradonensis$ 基因组进行研究发现，其携带一种来自芽孢杆菌的毒素 MTX2 的编码基因，提示该菌可能在非哺乳动物宿主（如昆虫）中引起疾病。

广义李斯特菌菌群特异核心基因的 dN/dS 和 r^2N/r^2S 值都比较高，且与优势的李斯特菌核心基因具有较高相关性。该群特异性核心基因可能与正向选择有关，许多正向选择下进化的群特异性核心基因参与营养物质运输、蛋白质运输和重组（DNA 修复），表明这些功能在对多变的环境中生存至关重要。这些群特异性核心基因经常通过等位基因替换进行更新。

第七节 致病性及其分子基础

单核细胞增生李斯特菌通过表达大量毒力因子参与细胞感染周期，在其多种毒力因子的作用下，能突破宿主的肠道屏障、血胎屏障和血脑屏障进行扩散传播。其中主要的毒力因子分布于菌体的表面，与宿主细胞的受体发生直接作用，诱导建立感染所必需的互作效应（图 2-6）。李斯特菌毒力岛 1（LIPI-1）和毒力岛 2（LIPI-2）的基因在该致病菌突破肠道屏障、血胎屏障和血脑屏障中均发挥极为重要的作用，毒力岛 3（LIPI-3）参与李斯特菌对抗肠道微生物，毒力岛 4（LIPI-4）的基因促进该菌突破血胎屏障和血脑屏障。除此之外，多种分泌系统、双组分系统、PTS 转运系统和 ABC 转运系统以及特异性糖基修饰的磷壁酸均在致病性李斯特菌感染和定植中发挥重要作用。

一、毒力岛

毒力岛又称致病岛（pathogenicity island，PAI），是编码细菌毒力基因簇的分子质量较

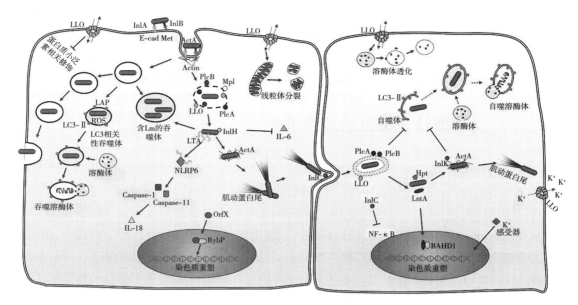

图 2-6 Lm 的感染周期及毒力因子介导的免疫逃逸

大的染色体 DNA 片段。在毒力岛形成过程中，质粒、噬菌体以及其他水平移动元件在基因的水平转移中发挥重要作用。

毒力岛具有以下特点：①是一个分子质量较大的染色体 DNA 片段；②一些毒力岛的两侧具有重复序列和插入元件，但也可以没有；③毒力岛通常位于细菌染色体的 tRNA 基因位点内，或者位于与噬菌体整合有关的位点；④毒力岛 DNA 片段的 G＋C 含量、密码使用和宿主细菌染色体有明显差异；⑤毒力岛编码的基因产物许多是分泌蛋白和细胞表面蛋白，如溶血素、菌毛和血红素结合因子，一些毒力岛编码细菌的分泌系统、信息传导系统和调节系统等；⑥一种病原菌可以有一个或几个毒力岛；⑦毒力岛可能与新发现的病原菌有关。随着对李斯特菌致病性研究的不断深入，毒力岛 1～4 被先后发现，在李斯特菌感染和致病、应对肠道菌群、突破肠道屏障、血胎屏障和血脑屏障中发挥重要作用。

（一）毒力岛 1

李斯特菌毒力岛 1（LIPI-1）由 6 个基因（*prfA*、*plcA*、*hly*、*mpl*、*actA* 和 *plcB*）组成，长度为 9kb，位于基因 *prs* 和 *orfX* 之间，主要介导细菌侵入细胞后，从吞噬泡中逃脱、在胞内复制增殖、胞内运动和胞间传播。由 *prfA* 基因编码的 PrfA 是 Lm 关键的毒力调控因子，它不仅调控 LIPI-1 上的基因，还调控李斯特菌基因组中 *inlA*、*inlB*、*hpt* 等其他毒力因子的表达，可以直接或间接调控大约 160 个基因的转录表达，该基因的缺失导致细菌毒力明显下降。

在内化素蛋白与细胞表面受体的相互作用下，细菌黏附于细胞表面，在网格蛋白作用下形成膜包裹的吞噬泡进入细胞。Lm 侵入细胞后，分泌溶血素（LLO）至吞噬泡中，通过抑制细胞小 GTP 酶 Rab5a 的活性延迟吞噬泡的成熟，在 LLO、磷脂酶 PlcA、PlcB、MPL 和

OrfX 的共同作用下裂解吞噬泡，使细菌释放到胞质中。葡萄糖-6-磷酸转位酶 Hpt 促进细菌在胞质中的快速增殖，细菌依赖 ActA 肌动蛋白的聚合作用在细胞之间进行传播。

（二）毒力岛 2

李斯特菌毒力岛 2（LIPI-2）也称为内化素小岛，于 2006 年首次在伊氏李斯特菌中发现，长度为 22kb，携带有 *smcL* 和 *i-inlFE* 等基因，特异性存在于伊氏李斯特菌中。伊氏李斯特菌的 LIPI-2 具有高度保守性，但其在体外遗传不稳定。LIPI-2 插入在 tRNA 位点，编码 10 个内化素蛋白。

伊氏李斯特菌的部分内化素基因如 *i-inlCD* 的两翼也曾发现 tRNA，这表明内化素基因在李斯特菌间的转移主要靠噬菌体。此外，毒力岛还能通过自身特定的重组酶或是在噬菌体的协助下来实现基因簇的转移。在大多数情况下，毒力岛会在宿主基因组内稳定下来，并逐渐丢失它们的移动元件。在 LIPI-2 的两侧没有发现重复序列或残余移动元件，暗示 LIPI-2 存在于伊氏李斯特菌中很长一段时间。研究表明 LIPI-2 是由 LIPI-1 进化形成的，例如，分析发现 LIPI-2 上大部分基因是受 LIPI-1 上的 PrfA 调控。有人推测李斯特菌属来源于同一个含有 LIPI-1 的祖先，随时间推移，LIPI-1 的丢失形成了无害李斯特菌（*L. innocua*）和威氏李斯特菌（*L. welshimeri*），LIPI-1 功能的丧失则形成塞氏李斯特菌（*L. seeligeri*）。该毒力岛可能是伊氏李斯特菌在反刍动物致病特性方面的关键因素。

LIPI-2 的内化素大多受 PrfA 调控，但同处该岛中受 PrfA 调控的 *smcL* 基因是 LIPI-2 中重要的毒力基因，5′端与 *i-inlFE* 基因簇相邻，编码中性鞘磷脂酶。*smcL* 的两侧为 14bp 重复序列且会形成发卡结构，这一结构会被重组酶识别。SmcL 为吞噬体破坏因子，伊氏李斯特菌缺失了 *smcL* 基因后，在牛肾上皮细胞 MDBK 中的增殖能力降低，感染小鼠的能力显著减弱。LIPI-2 中除 *smcL* 基因外，*i-inlFE* 也参与伊氏李斯特菌感染小鼠的过程。总之，LIPI-2 参与细菌诱导细胞凋亡，而细胞凋亡能促进抗原的递呈和细胞免疫反应，最终抑制感染的扩散。

（三）毒力岛 3

毒力岛 3（LIPI-3）是 Lm 中与细菌致病性相关的毒力因子簇，又称毒力岛 3，含有 8 个编码李斯特菌溶血素 S（LLS）基因，分别为 *llsA*、*llsG*、*llsH*、*llsX*、*llsB*、*llsY*、*llsD* 和 *llsP*。此外，在部分无毒李斯特菌中也存在该岛中相应的基因簇或部分序列。对 LIPI-3 进行流行病学调查，显示该毒力岛主要存在于谱系Ⅰ的引起李斯特菌病暴发的菌株中。LIPI-3 不仅仅分布于 Lm 中，Clayton 等发现在分离的 64 株无害李斯特菌中，有 11 株携带有毒力岛 3。

Clayton 等人的研究证实，该毒力岛表达的 LLS 具有溶血活性和细胞毒性，*llsA* 过表达会表现溶血现象；*llsB* 编码的转译修饰酶 LlsB 在李斯特菌脏器定植中发挥重要作用。另外，LLS 作为一种细菌素，对肠道中微生物具有杀伤作用，从而影响肠道微生物菌群的构成，促进李斯特菌在肠道中的定植。目前该毒力岛的功能还有待于深入研究。

（四）毒力岛 4

李斯特菌通过调控碳代谢而促进其毒力作用，Maury 等对 2 584 株临床分离株和 4 049 株食品源分离株进行比较基因组学分发现，在克隆复合群 4（CC4）中携带有毒力岛 4（LIPI-4），共有 19 个基因构成，其中 6 个基因（*Lm 4b 02324*、*Lm 4b 02325*、*Lm 4b 02326*、*Lm 4b 02327*、*Lm 4b 02328*、*Lm 4b 02329*）参与编码纤维二糖家族的磷酸转移酶系统（phosphotransferase，PTS），参与细菌对中枢神经系统及胎盘的感染，在李斯特菌突破血脑和血胎屏障中发挥重要作用。

二、分泌系统

致病菌感染宿主的过程中，各种毒力因子需要在细菌胞内被正确调控表达并经加工折叠后转运至细胞膜上定位或分泌至胞外。在 Lm 中涉及蛋白转运与分泌的系统主要包括 Sec 分泌系统、双精氨酸转运系统、ESX-1 分泌系统、鞭毛 III 型分泌系统、Com 转运系统、成孔素分泌系统。

（一）Sec 分泌系统

Sec 分泌系统是原核生物中经典且最重要的蛋白转运系统，该系统能识别并转运含氨基端转运信号肽的蛋白前体，利用信号肽酶 Lsp、SipXYZ 以及分选酶 SrtAB 实现对蛋白序列的修饰，将这些蛋白以共价或非共价的形式结合于细胞膜上构成细胞膜成分，或将其分泌至细胞外。革兰氏阳性菌的 Sec 分泌系统是在前体蛋白获得折叠结构之前将其从细胞质中转运出来。除少数蛋白转运或者分泌依赖于 SecA2 位点的蛋白质外，大多数 Sec 依赖性蛋白质在氨基末端含有经典的 Sec 信号序列。

与其他革兰阳性菌不同，李斯特菌中同时表达另一个 SecA 同源蛋白 SecA2。SecA2 与 SecA 功能相似，但却并非细菌生存所必需的。SecA2 可辅助增强 SecA 的功能，提高蛋白的整体转运效率、介导细菌毒力相关蛋白亚基的转运分泌。在 Lm 中，SecA2 涉及细胞壁水解酶 Iap、p60（侵袭相关蛋白）、NamA（N-乙酰胞壁质酶 A）、OppA（肽链 ABC 转运蛋白底物结合蛋白）以及 FbpA（纤维连接蛋白结合蛋白 A）的转运。此外，细菌胞质中无信号肽的 Sod（细菌宿主胞内生存相关）以及 LAP（与细菌宿主肠道黏附相关）也是 SecA2 的作用底物。

SecYEG 复合物是 Sec 系统的核心元件，由 *secA2* 基因编码蛋白 SecA2 及 3 个膜蛋白（SecY、SecE 和 SecG）构成，且该复合物构成了一个细胞膜通道。其中位于细胞质中的 SecA2 蛋白具有 ATP 酶的功能，通过与 ATP 结合，为易位提供能量，在与 ATP 结合和水解的重复循环中，构象发生变化，对 Sec 依赖的蛋白分泌至关重要。SecYEG 在细胞膜上形成一个蛋白转运通道，主要毒力因子溶血素 LLO、磷脂酶 PlcA 和 PlcB 等均通过该系统分泌。SecDF 则是 LLO、PlcA、PlcB 及 ActA 等蛋白分泌与优化活性必需的分子伴侣，相应 SecDF 的缺失则会引起 Lm 在吞噬体逃逸、巨噬细胞胞内生长能力受损及降低 Lm 对小鼠毒力。

　　Sec 转运系统转运的蛋白质前体在氨基末端有一个信号肽序列，该序列具有带正电荷的 N 结构域、疏水性 H 结构域和极性 C 结构域。信号肽序列裂解位点位于 C 结构域和成熟蛋白质之间的连接处，在穿过膜的运输时信号肽序列被信号肽酶从前体切割下来，由此折叠成其最终构象的成熟蛋白质。此外，Sec 转运系统输出的蛋白质可以通过跨膜段或 N-末端共价连接到细胞膜的长链脂肪酸，以松散或共价相互作用锚定到细胞膜中；一些缺少信号肽的蛋白质以 SecA2 依赖方式分泌到细胞外环境中。

　　有些 SecA2 易位蛋白包含经典的 Sec 信号肽序列，在 Lm 中具有过氧化氢酶-过氧化物酶的特性，通过对抗宿主细胞的氧化防御作用，从而促进细菌毒性。同时 SecA2 通过输出已知的毒力因子以及管家蛋白（转运到细胞表面或分泌时作为致病性蛋白）来促进细菌的毒力。SecA2 被认为是蛋白质分泌相关的 SecA 同源物，与致病性 Lm 毒力因子的分泌相关。李斯特菌黏附蛋白 LAP 的分泌是 SecA2 依赖性的，并在厌氧条件下其表达和分泌程度增强；而非致病性李斯特菌对细胞外环境分泌的 LAP 水平很低，表明在致病性和非致病性李斯特菌之间 SecA2 的功能可能不同。

（二）双精氨酸转运系统

　　双精氨酸（Tat）转运系统是一种将折叠的蛋白质跨膜运输的独特系统，在一些真细菌中是主要的蛋白转运系统。Lm 的 Tat 系统由底物识别所需的跨膜蛋白 TatC 以及 TatA 多聚体形成的环形复合物构成，形成由质子动力驱动蛋白质运输的跨膜通道。通过 Tat 系统途径转运的蛋白质前体具有一个 N 端信号肽，其含有一个双精氨酸序列（S/T）TRRXFLK，该序列横跨 N 结构域和疏水 H 结构域，具有通过细胞膜运输不同尺寸折叠蛋白质的功能，在蛋白输出前将其折叠。

　　Tat 转运系统在谱系 II 的 Lm 中普遍存在，但数量少于其他革兰氏阳性菌。有研究表明，铁离子抑制因子能与 Lm EGD-e 的 tatAC 操纵元的启动子结合，从而调控该 Tat 转运系统。另有研究显示，Tat 转运系统不是李斯特菌在宿主中感染和扩散所必需的。Lm EGD-e 两个基因 tatC（lmo0361）和 tatA（lmo0362）以双顺反子和生长相依赖的方式共转录，在固定相中被下调。Tat 途径对 Lm 的存活或生物膜形成能力也不是必需的。目前，Tat 转运系统在李斯特菌中的功能还有待于深入研究。

（三）ESX-1 分泌系统

　　ESX-1 也称为 WXG100，首次在结核分枝杆菌中发现，是 Sec 非依赖性分泌系统。该系统主要介导约 100 个氨基酸长度蛋白质的分泌，这些蛋白质均缺乏经典信号肽，但含有 Trp-X-Gly 基序（WXG100 蛋白质）。Lm EGD-e 利用该分泌系统分泌 EsxA 蛋白。

生物信息学分析发现，Lm EGD-e 存在 ESX-1 基因座，包含 2 个典型的 WXG100 底物同源序列 EsxA（Lmo0056）和 EsxB（Lmo0063），膜固定的 FtsK/SpoⅢE 型 ATP 酶 EssC（Lmo0061），含有 5 次跨膜结构的 EsaA（Lmo0057），一次跨膜结构的 EssA（Lmo0058）和 2 次跨膜结构的 EssB（Lmo0060），以及细胞质蛋白 EsaB（Lmo0059）和 Lmo0062。研究发现，ESX-1 系统的表达有利于 Lm EGD-e 在体内的感染和致病。此外，在 Lm EGD-e 基因组中还分布有 YukA/B 的同源基因。有研究认为 YukA/B 是一种新的蛋白分泌系统部分，通过细胞膜驱动 WXG100 蛋白分泌。在李斯特菌感染期间，可通过实时荧光定量 PCR 在感染小鼠的脾脏中检测到相应基因的转录表达，表明该蛋白可能在细菌复制和发病机制中发挥重要作用。

（四）鞭毛Ⅲ型分泌系统

鞭毛Ⅲ型分泌系统和与转运相关的细菌Ⅲ型分泌系统有共同的祖先，一旦该分泌系统核心结构在细胞膜上整合完成，即可介导所有鞭毛细胞外成分的转运，在致病菌侵染人类、动物和植物时均是必不可少的。鞭毛Ⅲ型分泌系统和细菌Ⅲ型分泌系统的结构具有高度相似性，鞭毛丝主要成分蛋白为 FliC，单体的鞭毛丝蛋白可以通过聚合作用形成鞭毛。鞭毛Ⅲ型分泌系统相关组分的装配需要 ATP 酶 FliI 的驱动。转运相关细菌Ⅲ型分泌系统和鞭毛Ⅲ型分泌系统可以通过伴侣蛋白和复合调控通路在不同阶段分别发生作用，二者有各自独特的功能去分泌不同的基质，确保在感染初期不能分泌鞭毛蛋白，从而避免过早激活免疫信号通路。

李斯特菌的 FEA 分泌系统涉及 12 种蛋白的转运，这些蛋白参与形成细菌表面钩状、棒状以及鞭毛结构。鞭毛生物合成蛋白 FlhA 是李斯特菌鞭毛输出装置的一个组成部分，而鞭毛运动蛋白 MotA 是一种跨膜质子通道，能够通过膜传递质子和利用质子产生旋转力转运膜内蛋白。Lm 的两个潜在鞭毛基因 lmo0713 和 lmo0716 分别编码一种类似于鞭毛基底体成分 FliF 的蛋白以及一种类似于 FliI 的蛋白，是激活鞭毛输出装置的同源 ATP 酶。FliH 复合物的组成元件 FliI 是胞质内 ATP 酶，该蛋白可将作用底物转运至蛋白输出通道口处。FliI 的失活虽不影响细菌在宿主胞内增殖以及小鼠脏器中的定植，但却导致李斯特菌无法合成鞭毛从而丧失运动能力，并显著降低细菌对上皮细胞与巨噬细胞的黏附侵袭能力。鞭毛结构已被证明在多种肠道病原体的毒力中发挥作用。

（五）Com 转运系统

Com 系统通过 DNA 转化的过程促进外源 DNA 跨细菌膜摄取。Lm 在感染过程中，Com 系统需要以独立于 DNA 摄取的方式促进细菌从巨噬细胞吞噬体逃逸。此外，Com 系统的调节依赖于通过原噬菌体切除形成功能性 comK 基因，首先一个小的肽信息素被输出到细菌外部，被双组分系统感知，激活 Com 转录激活因子 ComK，诱导晚期 com 基因的表达组成装置。

晚期 *com* 基因聚集在 3 个独立的操纵子（*comG*、*comE* 和 *comF*）中。*comG* 编码前菌毛素蛋白，组装成一个穿过细胞壁的假菌毛；*comGA* 编码一种与细胞膜内侧向外转运 ATP 酶，*comGB* 编码膜蛋白。*comE* 操纵子编码 ComEA，作为细胞外结合 DNA 的受体发挥作用；ComEB 功能尚不清楚；ComEC 是一种跨膜蛋白，形成膜转运通道。*comF* 操纵子编码 ComFA、ComFB 和 ComFC，是 DNA 转运所需的细胞内 DNA 解旋酶。

（六）成孔素分泌系统

成孔素（Holins）是一种分子质量比较小的疏水蛋白质，在噬菌体增殖结束时引起非特异性膜损伤，以促进肽聚糖水解酶作用于其底物。成孔素可以分为两类：Ⅰ类成孔素长度通常为 90～125 个残基，具有 3 个潜在的疏水域，作为跨膜螺旋。Ⅱ类成孔素只能形成两个跨膜结构域，长度为 57～185 个氨基酸。

由成孔素转运的蛋白质可分泌到细胞外或参与细胞膜的降解。成孔素在噬菌体的生命周期中起着至关重要的作用，噬菌体使用双蛋白策略进行细胞裂解。在某个特定的时间点，即每个成孔素的序列和结构所固有的时间点，启动膜通透性过程，使自溶素进入肽聚糖，导致细胞膜的降解。

三、磷壁酸

革兰氏阳性菌不同属甚至同种不同血清型之间的壁磷壁酸（wall teichoic acid，WTAs）糖基化修饰存在较大的差异，如在枯草芽孢杆菌和大部分金黄色葡萄球菌中，仅有 N-乙酰葡萄糖胺直接与 C-4 或 C-3 位的核糖醇结合。李斯特菌的 WTAs 结构为糖基化修饰的聚核糖醇磷酸（Rbo-P），目前糖基化修饰的结构解析研究得相对比较深入，但其 WTAs 的生物合成过程及其与肽聚糖的结合机制，目前还知之甚少。李斯特菌糖基化修饰比较复杂，由鼠李糖基、半乳糖基和葡萄糖基与 N-乙酰葡萄糖胺结合的碳位呈现多样性，而 N-乙酰葡萄糖胺与核糖醇结合的碳位也有多种。由于不同血清型李斯特菌壁磷壁酸糖基化修饰结构存在较大差异，它们在细胞稳态、黏附、定植、免疫调节中发挥的作用也不相同。

（一）对细胞形态发育的调控

与野生型细菌相比，缺乏 WTAs 的细菌生长速度较慢，同时表现异常形态，包括肽聚糖细胞壁不均匀增厚，细胞增大，隔膜位置以及数目缺陷。此外，Lm 由杆状变成球形，表明 WTAs 对于细胞壁伸长和分裂机制的正确定位、组装和激活是必需的。缺乏 WTAs 的李斯特菌突变体隔膜位置丧失且形态异常。血清型 1/2a 的 Lm EGD-e 菌株在 WTAs 的鼠李糖基缺失后，导致细胞膜通透性增强，细胞结构受到一定程度的影响。血清型 4h 菌株在缺失半乳糖基后，细胞壁结构发生改变，细胞分裂受到影响，细菌呈现链状排列。

（二）调控细胞离子稳态

壁磷壁酸结构中具有含量较高的磷酸基团和相应较高的电子密度，这使得 WTAs 具有很强的负电荷和显著的亲水性，有助于细菌阳离子的动态平衡，并有利于细菌生物膜的发育。目前认为 WTAs 可以通过延伸到肽聚糖层外结合胞外金属离子。由于 WTAs 对金属离子有很高的亲和力，在金属离子限制下，其生物合成被上调。WTAs 具有与质子结合的能力，缺乏 WTAs 的半乳糖基后，细胞的质子结合能力下降 23%。WTAs 离子结合也被认为可以使磷酸基团附近的排斥力最小化，这可能会影响聚合物结构和细胞壁的完整性。Yin 等对血清型 4h 的 Lm XYSN 以及血清型 1/2a 的 Lm EGD-e 研究发现，Lm XYSN 壁磷壁酸独有的半乳糖基和 Lm EGD-e 的壁磷壁酸鼠李糖基缺失后，均导致细菌细胞膜的渗透性增加。血清型 4b 李斯特菌的 WTAs 中缺失 N-乙酰葡萄糖胺后，细菌生物膜结构发生改变，对漂洗和清洁程序的耐受性下降。在 Lm 中，WTAs 结构的特殊性为 Lm 适应如严酷、富含离子和具有渗透挑战性的环境奠定基础。

WTAs 通过清除细胞外的金属离子来影响细胞壁的物理化学组成和完整性。WTAs 的质子结合可能引起 pH 的局部变化，间接调节某些酶的功能，并稳定细胞壁的渗透压；调节细胞壁完整性、密度和电荷，从而影响抗生素耐药性，WTAs 及其连接的取代基增加了细菌细胞壁表面的电荷和疏水性，进而影响胞外分子的结合。因此，通过影响细胞表面特性，WTAs 保护细菌免受大部分不利环境胁迫的作用。在没有 WTAs 的情况下，细菌对高温敏感，不能在高盐培养基中生长，表明 WTAs 参与了耐受高温和渗透胁迫。WTAs 缺失的细胞更容易受到人类抗菌脂肪酸的影响，这可能是因为疏水性抗菌脂肪酸更容易穿透亲水性较差的突变细胞壁，并更有效地与细胞膜结合，从而造成损害。

（三）介导细胞壁表面蛋白的锚定

WTAs 还参与了细胞壁相关毒力蛋白的表面锚定，包括自溶素和促进宿主细胞内化的内化素蛋白等。这些蛋白所具有的 GW 结构域是和细胞壁进行相互作用的基础。Marino 等人的研究证明拥有 GW 结构域的自溶素通过直接与糖基化的 WTAs 结合来介导它们的表面结合。血清型 4h 菌株半乳糖基修饰的 WTAs 参与 Ami、InlB 和 ActA 蛋白与细胞壁的锚定。血清型 1/2a 菌株的 WTAs 鼠李糖基和血清型 4b 菌株的 WTAs 半乳糖基被证明与 InlB 的表面结合有关。在血清型 1/2a 的 Lm EGD-e 中，LTAs 与含有 GW 结构域的蛋白结合，促进细菌感染。然而，有研究表明，在血清型 4b 菌株中，半乳糖基化的 WTAs 是 InlB 表面呈现和功能所必需的，与 LTAs 没有关系。

（四）促进李斯特菌的感染和致病

李斯特菌磷壁酸通过其表面蛋白参与了哺乳动物宿主细胞的黏附。Autret 等人研究表明血清型 1/2a 菌株 *gtcA* 基因敲除后，N-乙酰葡萄糖胺缺失导致突变株感染 HepG$_2$ 细胞的能力显著下降。Carvalho 将李斯特菌与 WTAs 的鼠李糖基修饰相关的基因簇 rmlACBD 敲除后，菌株在小鼠脾脏和肝脏中的定植能力显著减弱。Yin 等将 Lm XYSN 参与半乳糖基修饰的基因 galT 敲除以后，不影响细菌对人肠上皮细胞的黏附能力，但入侵能力显著下降，丧失了在肠道及肝脏和脾脏中定植的能力，感染和致病能力也大幅度下降。Sumrall 将 4b 菌株与壁磷壁酸半乳糖基修饰相关的基因 gttA 和 gttB 基因分别敲除后，细菌对肠上皮细胞和干细胞的侵袭能力也显著下降。Spears 把 4b 菌株参与半乳糖基修饰的基因 galU 和 glcV 分别敲除后，突变株在肝脏和脾脏中的定植能力大幅度下降，其中 glcV 基因的缺失导致细菌就完全丧失了在肝脏和脾脏中的定植能力。综上所述，一方面壁磷壁酸的糖基化修饰介导了李斯特菌的入侵和定植能力；另一方面，通过影响一些与侵袭和定植相关重要毒力因子与细胞壁的锚定，如 InlB、ActA 等表面蛋白，导致李斯特菌入侵能力减弱，肌动蛋白尾部聚集能力下降，从而共同影响了其对小鼠体内感染和致病能力。

（五）李斯特菌噬菌体与 WTAs 的相互作用及噬菌体疗法

大多数李斯特菌噬菌体特异性地吸附在 WTAs 结构上，而不是 LTA 结构，因此噬菌体抵抗力通常源于这些结构的改变，以阻止噬菌体结合。研究表明，噬菌体抗性可以通过 WTAs 修饰相关基因的突变导致血清型的改变，如在 SV 1/2 菌株中，噬菌体抗药性被发现是由 WTAs 核糖醇骨架的 rmlABCD（参与鼠李糖基化）和 lmo1079 或 lmo2549 或 lmo2550（对 GlcNAc 修饰）的点突变引起的。而最近发现的几个参与 WTAs 半乳糖化的 SV 4b 特异性基因（galU、gttA 和 galE），其缺失使细菌对 4b 特异性噬菌体产生抗性。综上所述，WTAs 结构和糖苷修饰的微小变化对其与噬菌体相互作用的能力和维持毒力的能力也有重大影响。WTAs 及其生物合成途径中的各种酶是潜在的治疗李斯特菌感染的药物靶标。除了靶向上游 WTAs 合成功能外，靶向下游因子，如糖基转移酶或差向异构酶，也是一种更有效的方法，为抗菌剂提供更高的特异性和更少的副作用。然而，寻找这种特定的抑制剂的研究仍处于初始阶段。

（六）膜磷壁酸介导的免疫逃逸

Lm 感染骨髓源巨噬细胞（BMDMs）后，其脂磷壁酸（LTA）结合并激活炎性小体 6（NLRP6），通过 ASC 蛋白招募 Caspase-11 和 Caspase-1，诱导 Caspase-11 的加工，从而促进巨噬细胞中的 Caspase-11 激活和 IL-1β/IL-18 成熟。敲除 Nlrp6$^{-/-}$ 和 Casp11$^{-/-}$ 的小鼠对 Lm 的易感性下降，IL-18 产生减弱，细菌载量降低。向 Nlrp6$^{-/-}$ 或 Casp11$^{-/-}$ 小鼠免疫 IL-18 后，恢复了突变小鼠对 Lm 感染的易感性。这些结果揭示了一种新的先天免疫途径，由细胞质中李斯特菌的 LTA 触发，通过激活 NLRP6 信号通路促进 IL-18 的表达，从而加剧全身性感染。

总之，LTAs 作为细胞壁表面重要结构成分，介导细菌多种生物学作用，如生长特性、免疫识别、抗生素抗性、毒力以及与宿主细胞和噬菌体的相互作用等。

四、毒素

Lm 是一种兼性胞内寄生的病原菌，能突破肠道屏障，并通过血液循环扩散至肝脏、脾脏，进一步突破血脑屏障和血胎屏障，导致患者胃肠炎、败血症、脑膜炎、流产等临床症状。在 Lm 感染宿主的过程中，多种毒力因子发挥着重要作用。

（一）黏附侵袭相关的主要毒力因子

Lm 可以侵入宿主不同类型的细胞，囊括了上皮细胞、内皮细胞、肝细胞和神经细胞等非吞噬功能的组织细胞以及巨噬细胞等具有吞噬功能的细胞。作为一种兼性胞内寄生的食源性致病菌，黏附后触发其对非吞噬细胞内化、侵入是李斯特菌建立感染的关键。

以 Lm 侵入非吞噬细胞为例，细菌主要通过表面蛋白 InlA 以及 InlB 的氨基端亮氨酸重复区（LRRs）与宿主细胞特异性受体结合介导细菌侵入非吞噬细胞。这两个毒力因子均属李斯特菌内化素家族。Lm 可通过 InlA 与上皮细胞的 E-cad 触发的"拉链机制"直接侵入上皮细胞。InlA 与受体蛋白的结合具有宿主特异性，其对人、兔和豚鼠的 E-cad 有较高的亲和性。研究表明，E-cad 第 16 位氨基酸是其与 InlA 识别的关键位点，该位点上氨基酸的差异是造成宿主特异性的重要原因。InlB 蛋白羧基端为 GW 起始的 80 个氨基酸的串联重复区，可介导蛋白以非共价键与磷壁酸连接并吸附至细菌表面。InlB 可与肝细胞生长因子受体（Met）、补体分子 Clp 以及黏多糖结合，介导细菌对宿主细胞的入侵。虽然 Met 是 InlB 的主要受体，但该蛋白并不与豚鼠或兔的 Met 相互作用。

除了 InlA 以及 InlB 在细菌入侵宿主细胞过程发挥主要作用外，Lm 中还有多个内化素家族成员参与了细菌的黏附与侵袭。但只有 InlA 和 InlB 可分别独立介导细菌的内化作用，而其他内化素包括 InlJ、InlC、InlF、InlE、InlG、InlH 和 InlI 等均不能独自介导哺乳动物细胞对 Lm 的吞噬作用，其中 InlJ、InlC 以及 InlF 只能在特定条件下起到辅助内化的作用，如 InlJ 可介导 Lm 黏附宿主上皮细胞，InlF 在脑内皮细胞的黏附中发挥关键作用。

除内化素家族外，还有与 Lm 细胞壁代谢相关的水解酶参与了该菌对宿主细胞的黏附与侵袭过程，其中自溶素是水解酶蛋白中研究报道相对较多。Lm 中有 p60、Auto 以及 Ami 等多个自溶素蛋白。p60 是最早被发现与该菌的黏附侵袭相关，由基因 *iap* 编码，包含两个 LysM 结构域、一个 SH3 结构域以及羧基端的 NLPC/p60 家族结构域。其中 LysM 结构域参与细菌细胞壁的水解，促进细菌分裂。Ami（酰胺酶）蛋白是具有 N-乙酰胞壁酰-L-丙氨酸酰胺酶活性的自溶素，可通过羧基端的细胞壁锚定区（CWA）使细菌黏附至多种人源细胞表面。Auto 由信号肽序列、氨基端自溶区以及羧基端 GW 结构域构成，4 个 GW 结构域与 WTAs 互作使其锚定在细胞壁上。以上蛋白的缺失导致 Lm 在小鼠模型毒力的降低。

细胞壁和细胞膜作为表面蛋白质的主要支架，对细胞壁表面蛋白的锚定和功能发挥重要作用，参与细胞壁和细胞膜合成相关的基因及其功能相继被揭示。GtcA 蛋白参与细胞壁磷壁酸的糖基化，*gtcA* 基因的缺失可导致细菌在胃肠道感染方式中毒力的下降。LpeA 蛋白作为李斯特菌中唯一已知涉及侵袭的脂蛋白，是 Lm 侵入鼠肝细胞和人上皮细胞所必需的。Lap 和半胱氨酸转运相关蛋白（CtaP）等因子亦可介导 Lm 黏附宿主上皮细胞。FbpA（纤维连接蛋白结合蛋白 A）可与人纤维连接蛋白结合，参与细菌与宿主细胞的黏附，侵入肝细胞和上皮细胞，同时也能作为分子伴侣维持毒力因子 LLO 与 InlB 的适当分泌。Vip 与 Gp96 蛋白能结合并激活单核细胞与中性粒细胞，涉及 Toll 样受体的亚细胞定位。肌动蛋白聚集蛋白（ActA）则在介导多种上皮细胞的同时，可抵抗宿主细胞自噬的识别并参与细菌的胞间传播。另外，一些毒力因子可能通过改变细菌表面的电荷分布直接或间接影响细菌的黏附能力，如 *dlt* 操纵子、Lgt 和 GtcA。

（二）胞内感染相关的毒力因子

细菌无论是主动还是被动侵入宿主细胞，仅是完成了感染模型建立的第一步。随后 Lm 需要启动初级吞噬体或次级吞噬体逃逸，否则将会被宿主细胞通过不同的方式降解并从机体中清除。在吞噬体逃逸过程中，主要涉及 *hly*、*plcB*、*plcA* 以及 *mpl* 等毒力基因。

Lm 一旦进入宿主细胞，由 *hly* 编码的 LLO 以水溶性的形式分泌到细菌胞外，与胆固醇丰富的细胞膜结合并形成大的穿孔复合物，促使细菌从初级和次级吞噬体中逃逸。Lm 产生的磷脂酰肌醇磷脂酶 C（PI-PLC）和磷脂酰胆碱磷脂酶 C（PC-PLC）协同作用促进该菌在吞噬泡中的逃逸。Lm 毒力岛中 *mpl* 基因编码的锌金属蛋白酶 Mpl 与 PlcB 均以未活化的酶原形式集聚在细胞膜-细胞壁表面，pH 的降低能引起 Mpl 激活 PlcB 前体，进而促进 PlcB 蛋白成熟，同时引起 Mpl 和 PlcB 快速穿越细胞壁进入吞噬体中，介导 Lm 从吞噬体中的逃逸。Mpl 还能与 ActA 的 207～238 位氨基酸残基位点结合，也参与 ActA 介导的胞间传播，促进 Lm 在宿主组织脏器中的扩散。

李斯特菌逃逸至宿主细胞的胞质后，利用各种策略降低被宿主免疫系统发现与清除可能性的同时，利用宿主胞内各种营养物质进行增殖。无机盐磷酸逆向转运体（OPA）家族的磷酸己糖转运蛋白（Hpt）是 Lm 中第一个被发现与胞内增殖相关的毒力因子，能协助该菌从宿主胞质中摄取对其生长代谢有利的物质。而 Lm 表达的硫辛酸蛋白连接酶（LplA1）是丙酮酸脱氢酶（PDH）E2 亚基的底物，能有效利用宿主胞内的硫辛酸。另有研究表明，位于 Lm 寡肽通透酶操纵子（*oppA*、*oppB*、*oppC*、*oppD* 和 *oppF*）中的 *oppA* 编码肽链 ABC 转运蛋白底物结合蛋白，涉及细菌在巨噬细胞胞质和感染动物脏器中的生存定植。

Lm 从宿主吞噬体中逃逸后仍未摆脱宿主免疫系统的监控，存在被宿主细胞自噬清除的风险。肌动蛋白聚集蛋白（ActA）是一种表面蛋白，赋予 Lm 基于肌动蛋白的运动能力以及从被感染的细胞直接侵入相邻细胞的能力。分泌蛋白 InlC 能破坏细胞表面原有的张力，帮助被感染细胞的细胞膜形成突起，避免该菌暴露在宿主胞外环境中被免疫系统清除。此外，内化素家族蛋白 InlK 也可介导自噬逃逸途径。InlC、GmaR、MogR 和 DegU 等毒力因子亦被证实可协助 ActA 介导 Lm 的细胞间迁移。总之，Lm 利用宿主细胞成分对自身细菌表面进行修饰以躲避宿主细胞自噬系统的识别。

（三）毒力相关基因表达的调控

作为食源性胞内兼性致病菌，Lm 既能以腐生生活方式生存，也可在宿主体内寄生生活，且在不同的生活环境中所面对的压力应激条件也不同。因此，Lm 必须感知所处生境，适时调控相应毒力基因的表达，以确保能在尽可能减少能量和资源浪费的条件下，适应不同生活环境，并同时成功转换自身角色。该致病菌中基因的调控任务绝大多数由 PrfA、SigB 等调控因子完成。

1. PrfA 调控因子　PrfA 作为 Crp/Fnr 转录调控家族成员之一，由 237 个氨基酸残基组成，是 Lm 中迄今为止发现最为重要的毒力调控因子。其包含与大肠杆菌 Crp 蛋白相似的三个结构域：氨基端的 β 卷曲和 α 螺旋，铰链区，羧基端的螺旋转螺旋 DNA 结合基序。与大肠杆菌 Crp 蛋白不同的是，李斯特菌 PrfA 蛋白羧基端多出 27 个氨基酸残基的延伸区用于 HTH 基序的稳定。PrfA 直接调控多个毒力基因，它们编码与李斯特菌感染相关毒力蛋白，包括促进宿主细胞黏附和入侵的 InlA 及 InlB 蛋白，吞噬泡逃逸相关的 LLO、PlcA、PlcB 和 Mpl 蛋白，实现胞间迁移的 ActA 和 InlC 蛋白，以及参与胞质内增殖的 Hpt 蛋白。除了核心调控基因之外，还有多达 145 个基因与 PrfA 的调控相关。

PrfA 主要通过自身构象的改变来实现对相关毒力基因的转录调控。在非感染条件下，PrfA 处于低活性状态；当细菌侵入宿主体内并感染宿主细胞时，PrfA 构想发生改变而被激活，与被调控基因的转录起始位点上游 41bp 处较为保守的回文序列结合，从而招募 RNA 聚合酶开始对被调控基因的转录。该保守的结合区域被称为 PrfA-Box，其与 PrfA 的有效结合是被调控基因表达的重要前提条件。相关研究推测 PrfA 的活化机制可能与 Crp 家族成员类似，即 PrfA 通过氨基端的 β 卷曲与小分子辅助因子结合改变蛋白自身的构象，从而增强 PrfA 蛋白与 HTH 基序以及启动子的亲和力。近年，Hamilton 等人证明谷胱甘肽可作为小分子辅助因子参与 PrfA 蛋白活化。同时研究发现 PrfA 的关键氨基酸位点突变会导致蛋白组成性活化，包括 Ile 45 Ser、Tyr 63 Cys、Glu 77 Lys、Leu 140 Phe、Gly 145 Ser、Ala 148 Thr、Gly 155 Ser 以及 Pro 219 Ser 突变，均可诱导 PrfA 调控依赖性基因体外组成性表达，不同程度上增强了蛋白与 PrfA-Box 的亲和力，从而使得受其调控的基因在体外正常培养条件下就能显著上调。

PrfA 自身的转录也受多种因素的调控，从而导致 PrfA 控制的相关毒力因子在外界环境和宿主体内的差异表达。PrfA 的转录一共受到 3 个启动子的调控：PrfA 的 5′-UTR 区域含有 P1 和 P2 两个启动子以及 PlcA 的启动子 PplcA。P1 与 P2 均受应激调控因子 SigA 的调控，而 P2 则受 SigA 和 SigB 的双重控制，其目的是保证 PrfA 的转录水平维持在可以控制的范围内。位于 plcA-prfA 上游的 PplcA 则构成 PrfA 的正反馈调节，通过显著提高 PrfA 的蛋白浓度以达到对 PrfA 亲和能力较弱的 PactA 启动子活化。此外 PrfA 的启动子 P1 区域含有一个与温度调控相关的温敏控件。温度低于 30℃ 时，该核苷酸区域可以通过自身的发夹式结构将 SD 序列隐藏而阻碍转录；而在温度升高至 37℃时，该发夹式结构会被打开而将其中的 SD 序列暴露出来，从而使得 prfA 可以正常转录。

2. SigB 调控因子　　*sigB* 编码的 SigB 是 Lm 中应对环境压力胁迫最主要的调控因子，其广泛存在于低 GC 含量的革兰氏阳性致病菌中。由 SigB 介导表达的大量基因（约有 200）参与了细菌在低 pH、氧化环境、高胆汁酸等条件下的新陈代谢，也与细菌致病能力紧密相关。例如，与盐耐受相关的 *opuC* 基因，与低 pH 耐受相关的 GAD 系统（*gadD1/D2/D3/DT1/T2*）、ADI 系统（*arc A/B/C*）基因，与盐胁迫相关的 *dtpT* 基因，与胆汁酸耐受相关的 *bilE* 基因，与糖代谢相关的 *hpt* 基因，与毒力相关的 *inlA*、*inlB*、*hly*、*plcA* 和 *plcB* 等基因，参与李斯特菌免疫逃逸的 *inlH* 基因，还有调控因子 *prfA*。由此可见，这两大转录调控因子存在协同作用。Ollinger 等人也发现并证明 SigB 可在宿主胞内微调 *prfA* 的表达，从而避免毒力因子的过表达。总之，SigB 调控因子在抗逆性、糖代谢、物质运输及感染和免疫逃逸中发挥极为重要的作用。

3. 其他调控因子　　除 PrfA、SigB 外，Lm 中还有多个调控基因参与调控其黏附、侵袭、胞内增殖和胞间传播等感染相关的毒力因子。应答调控因子 VirR 作为仅次于 PrfA 的第二大毒力调控因子，参与调控 *dltABCD* 与 *mprF* 在内的 12 个独立基因的表达，涉及细菌抵御人源或细菌源的阳离子抗菌肽。GmaR、DegU 以及 MogR 则是参与调控细菌鞭毛活动力相关基因。CtsR 参与Ⅲ型热应激相关基因调控，Hfq 参与细菌抗胁迫及毒力作用，Stp 参与该菌 MnSOD 酶的调控，Fur 参与铁摄入及储存相关基因的调控，PerR 参与活性氧防御相关基因的调控，LisRK 参与细菌抗渗透压系统的调控，AgrA 参与李斯特菌对宿主黏附作用相关基因调控等也通过各自途径保证各毒力因子在感染过程中发挥相应作用。Spx 家族转录调节蛋白在该致病菌中编码的 SpxA1 调控因子参与致病菌氧化应激反应及好氧条件下生长相关的基因的调控，缺失该基因的突变株不能在有氧条件下生长。这些调控因子通过各自不同的途径与主要调控因子形成的巨大网络相辅相成，保证了各毒力因子在感染过程中的诱导表达以及发挥相应的作用。

五、双组分系统

双组分调控系统（two-component regulatory system，TCS）是细菌中普遍存在的感知和响应各种环境刺激的调控系统，通过调控细菌的各种生命活动以应对体内外环境变化，从而适应环境并得以生存。双组分系统是于 1986 年由 Ninfa 和 Magasnik 两人在研究大肠杆菌氮调节蛋白系统（nitrogen regulatory protein，NR）时首次发现。随后研究表明，在所有已测序的基因组中几乎都存在着双组分系统通过多方面的作用，使细菌的生命活动得以有序进行，在调控细菌耐药性、释放毒素、基因遗传、物质合成和细胞运动等方面发挥重要作用。

（一）双组分系统的结构组成

双组分系统的结构基本一致，典型的双组分系统由两种不同的蛋白组成，分别为组氨酸激酶（histidine kinase，HK）和反应调控蛋白（response regulator，RR），HK 和 RR 之间通过磷酸基团的传递实现信号转导。HK 又称为传感器蛋白，是一个跨膜蛋白，由感受外界信号的感应功能区、组氨酸自身磷酸化位点的二聚体功能区以及 ATP 结合区三部分组成。RR 蛋白是一个胞质蛋白，包括能结合磷酸基团的 N 端和能特异性结合 DNA 序列的 C 端两个组成部分。

（二）双组分系统的调控机制

当外界环境发生变化时，HK 中感应功能区的膜外配体识别到外界信号后激活 ATP 结合部位，将 ATP 水解为 ADP 和磷酸基团，而后 ATP 的磷酸基团转移到 HK 的二聚体功能区，与该部位处的组氨酸位点结合，发生自磷酸化；随后，磷酸化的 HK 与 RR 蛋白的 N 端作用，将磷酸基团转移到 RR 蛋白 N 端的天冬氨酸残基位点，并激活 C 端的效应区，从而改变其构象，暴露出 DNA 结合位点，再与 DNA 序列进行特异性结合，进而调控相关基因和蛋白的转录与合成。

细菌中不同的双组分系统发挥的功能有较大差异，枯草芽孢杆菌的 WalKR 系统在协调细胞壁合成和细胞生长中发挥核心作用；沙门氏菌的 PhoPQ 双组分系统能够调控细胞镁离子浓度，PhoRP 系统参与抗生素负调控合成过程，PmrAB 系统利于细菌抵抗宿主抗菌肽；铜绿假单胞菌的 BmfSR 双组分系统可调控 PDA 蛋白产生，参与细胞膜形成；GacAS 系统能诱导毒力因子产生；大肠杆菌中存在的 AtoSC 双组分系统具有调控钙离子通道形成及其他生物合成的功能；另外还有鲍曼不动杆菌的 AdeRS 双组分系统、化脓性链球菌的 YvqE 双组分系统等，都对细菌具有不可或缺的功能。

（三）Lm 双组分系统的功能

迄今为止，在 Lm 中已经鉴定出了 16 个双组分调控系统，但有关这些双组分系统具体功能的研究并不深入，下面主要介绍 Lm 中研究较多的双组分系统的调控作用。

1. 对耐药性的调控 大量细菌都具有与耐药性相关的双组分系统，某些双组分系统可以协同激活生物膜成膜基因的表达，通过生物膜体系如 QS、胞外分泌物的产生等进一步增强自身的耐药性。到目前为止，Lm 的所有双组分系统中有 4 种（包括 LisR/K、CesR/K、LiaS/R 和 VirR/S）已被证明参与了抗生素耐受性的提高。

Hüsnü Aslan 等人的研究显示，双组分系统 LisR/K 的激活能促进 Lm LO28 菌株的细胞黏附和对氨苄西林耐受性。Lm 附着在宿主细胞表面并形成生物膜保护其免受环境压力，在一定程度上能耐受抗生素的胁迫，这也表明 LisR/K 双组分系统可以同时促进多种保护机制。Paul D. Cotter 等人的研究表明，LisK 缺失株较野生株对乳酸链球菌素的耐药性显著增强，对窄谱头孢菌素（头孢噻吩、头孢克洛和头孢拉定）具有更高的敏感性。毋庸置疑，LisR/K 系统与李斯特菌对食品和医药中使用的重要抗生素的耐受能力息息相关。CesR/K 双组分系统控制着几个细胞膜相关基因的转录，因此该系统的存在有助于提高 Lm 对细胞壁作用的抗生素如 β-内酰胺家族抗生素的内在耐药性。

2. 对耐寒性的调控 Lm 在冷藏温度下生长的能力对这种食源性病原菌的传播至关重要，很多研究从双组分系统的角度入手探究了该菌在低温下适应和生长的影响因素。Anna Pöntinen 等人鉴定了两个 HK 编码基因 yycG 和 LisK，发现它们对 Lm EGD-e 在 3℃下的生长和适应非常重要；此外，还有几个 HK 编码基因在 3℃或冷休克后表达上调，表明它们也可能在低温下发挥作用。在 Yvonne C. Chan 等人的研究中，他们评估了 15 个双组分反应调控因子对 Lm 冷适应和冷生长的作用，数据结果显示 3 个双组分反应调控因子（LisR、Lmo1172 和 Lmo1060）可能有助于冷适应，但对 4℃下 Lm 的生长作用有限。这些结果表明多种双组分系统可能在不同程度上提高了 Lm 在低温下的适应和生长能力。

3. 对毒力的调控 致病菌对宿主的致病性与多种影响因素密切相关，常与其抵抗宿主抗菌肽的侵袭、在巨噬细胞中存活、自身毒素释放等过程有关。TCS 作为调节蛋白，对细菌的致病过程及毒力均有调控作用。Paul D. Corrter 等人通过小鼠腹腔感染模型证实，LisR/K 双组分系统与 Lm 的毒力密切相关，LisK 缺失株相比野生株毒力显著下降。Birgitte H. Kallipolitis 等人在 Lm LO28 中鉴定了 7 个推测的 RR 基因，其中 3 个推测的 RR 基因（RR37、RR45 和 RR96）与细菌在小鼠中的致病性有关，在小鼠灌胃和腹腔感染模型中，RR 突变体相比于亲本株均显示出更低的致病性。总之，Lm 的双组分系统对细菌的毒力具有重要调控作用。

六、碳代谢与李斯特菌的毒力调控

在李斯特菌不同的生活周期中，细菌为应对生存环境的不断变化，演化出不同的适应机制，对可用碳源的适应性机制就是其中重要的组成部分。磷酸转移酶系统（carbohydrate phosphotransferase system，PTS）是细菌利用碳源的主要途径。其他途径包括 ABC 转运蛋白（ATP-binding cassette transporters，ABC）以及 GPH 转运蛋白（galactoside-pentose hexuronide translocators，GPH）也对碳源进行跨膜运输。在多种碳源同时出现时，细菌通过碳源降解无阻遏机制（carbon catabolite repression，CCR）优先利用最为有效的碳源。

李斯特菌常用 PTS 转运的糖一般需转化为 6-磷酸葡萄糖后才可被摄入细胞，随后在细菌胞内经磷酸戊糖途径（pentose phosphate pathway，PPP）分解形成戊二酸，从而顺利进入细菌的胞内碳代谢。2-酮戊二酸脱氢酶的缺少则导致琥珀酰辅酶 A（succinyl coenzyme A）的合成受阻。草酰乙酸以及其他四碳二元酸需要由丙酮酸羧化酶催化丙酮酸，经柠檬酸循环的还原反应过程被分别合成。草酰乙酸合成所需的 CO_2 并非来自糖酵解，而是由葡萄糖经 PPP 途径提供。丙酮酸则由 6-磷酸葡萄糖经糖酵解生成，其中间产物 PEP 可将自身的磷酸基团经 PTS 系统中酶的催化转移到 Hpr 上与 CcpA 一起调节 CCR。Lm 对于葡萄糖的摄取完全依赖于磷酸烯醇丙酮酸 PTS 介导的转运。Lm 因缺少乙醛酸循环而无法利用二碳化合物，但以甘油作为唯一碳源时却能有效生长。另外，细菌体外的糖代谢模式显著影响PrfA 的活性。当细菌以 PTS 糖（如葡萄糖、甘露糖）作为碳源时 PrfA 的活性比较低，尤其是纤维二糖作为碳源时 PrfA 的活性更低。相反，在利用非 PTS 糖（如甘油）作为碳源时，PrfA 被高水平表达。但 PrfA 的过表达会抑制细菌对葡萄糖的摄入，进而影响葡萄糖有效吸收相关基因的表达。此外，Herro 等人发现 PTS 糖中 Hpr 的磷酸化能抑制 PrfA 的活性。由此可见，PTS 糖抑制了 PrfA 的活性。在大多数革兰氏阳性菌中，CCR 受 CcpA 以及Hpr-Ser-P 的调控，但这两个蛋白在 Lm 中却并不直接调控 PrfA 的活性。

目前，对于 Lm 如何获得营养物质进行有效的宿主胞内复制，以及细菌为适应宿主胞内环境形成的特异性适应机制知之甚少。通过对 Lm 转录组测序以及转座突变体文库的研究发现，许多已知 CCR 控制的基因和操纵子在细菌胞内代谢过程中均上调表达。表明 PTS 介导的葡萄糖摄取不是细胞内生长必需碳源的主要途径。编码糖酵解过程主要酶相关基因的下调进一步证实了这一推断。甘油激酶和甘油-3-磷酸脱氢酶基因的上调表达，表明至少甘油在胞内糖代谢过程中起主要作用。此外，编码磷酸化己糖转运蛋白的 *hpt*（*uhpT*）基因显著上调表达，表明磷酸化葡萄糖可能是 Lm 在细胞内增殖过程中一种替代的碳源。磷酸己糖转运蛋白（Hpt）是 Lm 中第一个明确与胞内增殖相关的毒力因子，该蛋白效仿 G6PT 的作用机制，从宿主胞质中摄取自身生长代谢有利物质促进细菌胞内增殖。胞内生存的 Lm 为避免竞争使用宿主细胞的主要碳源和氮源（葡萄糖和谷氨酰胺），而是选择利用磷脂、糖原以及精氨酸等过量储存的替代碳氮源组分。

（殷月兰）

参考文献 ●━━━━━━━━━━━━━━━━━━━━━━━━━━━━━━━━━

冯有为，2021. 4h 型李斯特菌多重 PCR 检测方法的建立及 SmcL 单克隆抗体的研制与初步应用［M］. 扬州：扬州大学.

于金玲，刘孝刚，2009. 猪李氏杆菌病的病原分离与药敏试验［J］. 中国畜牧兽医，36（8）：138-139.

Alvarez D E，Agaisse H，2016. The metalloprotease Mpl supports *Listeria monocytogenes* dissemination through resolution of membrane protrusions into vacuoles［J］. Infect Immun，84（6）：1806-1814.

Bensing B A，Seepersaud R，Yen Y T，et al，2014. Selective transport by SecA2：an expanding family of customized motor proteins［J］. Biochim Biophys Acta，1843（8）：1674-1686.

Bierne H，Cossart P，2007. *Listeria monocytogenes* surface proteins：from genome predictions to function［J］. Microbiol Mol Biol Rev，71（2）：377-397.

Boneca I G，Dussurget O，Cabanes D，et al，2007. A critical role for peptidoglycan N-deacetylation in *Listeria* evasion from the host innate immune system［J］. Proc Natl Acad Sci U S A，104（3）：997-1002.

Brown S，Xia G，Luhachack L G，et al，2012. Methicillin resistance in *Staphylococcus aureus* requires glycosylated wall teichoic acids［J］. Proc Natl Acad Sci U S A，109（46）：18909-18914.

Burg-Golani T, Pozniak Y, Rabinovich L, et al, 2013. Membrane chaperone SecDF plays a role in the secretion of *Listeria monocytogenes* major virulence factors [J]. J Bacteriol, 195 (23): 5262-5272.

Carvalho F, Atilano M L, Pombinho R, et al, 2015. L-Rhamnosylation of *Listeria monocytogenes* wall teichoic acids promotes resistance to antimicrobial peptides by delaying interaction with the membrane [J]. PLoS Pathog, 11 (5): e1004919.

Cheng Y, Promadej N, Kim J W, et al, 2008. Teichoic acid glycosylation mediated by gtcA is required for phage adsorption and susceptibility of *Listeria monocytogenes* serotype 4b [J]. Appl Environ Microbiol, 74 (5): 1653-1655.

Chico-Calero I, Suárez M, González-Zorn B, et al, 2002. Hpt, a bacterial homologof the microsomal glucose-6-phosphate translocase, mediates rapid intracellular proliferation in *Listeria* [J]. Proc Natl Acad Sci U S A, 99 (1): 431-436.

Chong R, Swiss R, Briones G, et al, 2009. Regulatory mimicry in *Listeria monocytogenes* actin-based motility [J]. Cell Host Microbe, 6 (3): 268-278.

Cotter P D, Draper L A, Lawton E M, et al, 2008. Listeriolysin S, a novel peptide haemolysin associated with a subset of lineage I *Listeria monocytogenes* [J]. PLoS Pathog, 4 (9): e1000144.

den Bakker H C, Cummings C A, Ferreira V, et al, 2010. Comparative genomics of the bacterial genus *Listeria*: genome evolution is characterized by limited gene acquisition and limited gene loss [J]. BMC Genomics, 11: 688.

Deshayes C, Bielecka M K, Cain R J, et al, 2012. Allosteric mutants show that PrfA activation is dispensable for vacuole escape but required for efficient spread and *Listeria* survival in vivo [J]. Mol Microbiol, 85 (3): 461-477.

Disson O, Grayo S, Huillet E, et al, 2008. Conjugated action of two species-specific invasion proteins for fetoplacental listeriosis [J]. Nature, 455 (7216): 1114-1118.

Disson O, Nikitas G, Grayo S, et al, 2009. Modeling human listeriosis in natural and genetically engineered animals [J]. Nat Protoc, 4 (6): 799-810.

Dortet L, Mostowy S, Cossart P, 2012. *Listeria* and autophagy escape: involvement of InlK, an internalin-like protein [J]. Autophagy, 8 (1): 132.

Gerlach D, Guo Y, De Castro C, et al, 2018. Methicillin-resistant Staphylococcus aureus alters cell wall glycosylation to evade immunity [J]. Nature, 563 (7733): 705-709.

Glaser P, Frangeul L, Buchrieser C, et al, 2001. Comparative genomics of *Listeria* species [J]. Science, 294 (5543): 849-852.

Gouin E, Adib-Conquy M, Balestrino D, et al, 2010. The *Listeria monocytogenes* InlC protein interferes with innate immune responses by targeting the IκB kinase subunit IKKα [J]. Proc Natl Acad Sci U S A, 107 (40): 17333-17338.

Hamon M, Bierne H, Cossart P, 2006. *Listeria monocytogenes*: a multifaceted model [J]. Nat Rev Microbiol, 4 (6): 423-434.

Hara H, Seregin S S, Yang D, et al, 2018. The NLRP6 inflammasome recognizes lipoteichoic acid and regulates Gram-positive pathogen infection [J]. Cell, 175 (6): 1651-1664.

Hardy J，Francis K P，DeBoer M，et al，2004. Extracellular replication of *Listeria monocytogenes* in the murine gall bladder ［J］. Science，303 (5659)：851-853.

Impens F，Rolhion N，Radoshevich L，et al，2017. N-terminomics identifies Prli42 as a membrane miniprotein conserved in Firmicutes and critical for stressosome activation in *Listeria monocytogenes* ［J］. Nat Microbiol，2：17005.

Khelef N，Lecuit M，Bierne H，et al，2006. Species specificity of the *Listeria monocytogenes* InlB protein ［J］. Cell Microbiol，8 (3)：457-470.

Kuenne C，Billion A，Mraheil M A，et al，2013. Reassessment of the *Listeria monocytogenes* pan-genome reveals dynamic integration hotspots and mobile genetic elements as major components of the accessory genome ［J］. BMC Genomics，14：47.

Lecuit M，Vandormael-Pournin S，Lefort J，et al，2001. A transgenic model for listeriosis：role of internalin in crossing the intestinal barrier ［J］. Science，292 (5522)：1722-1725.

Li T，Kong L，Li X，et al，2021. *Listeria monocytogenes* upregulates mitochondrial calcium signalling to inhibit LC3-associated phagocytosis as a survival strategy ［J］. Nat Microbiol，6 (3)：366-379.

Liao J，Guo X，Weller D L，et al，2021. Nationwide genomic atlas of soil-dwelling *Listeria* reveals effects of selection and population ecology on pangenome evolution ［J］. Nat Microbiol，6 (8)：1021-1030.

Lüth S，Halbedel S，Rosner B，et al，2020. Backtracking and forward checking of human listeriosis clusters identified a multiclonal outbreak linked to *Listeria monocytogenes* in meat products of a single producer ［J］. Emerg Microbes Infect，9 (1)：1600-1608.

Martins M，Custódio R，Camejo A，et al，2012. *Listeria monocytogenes* triggers the cell surface expression of Gp96 protein and interacts with its N terminus to support cellular infection ［J］. J Biol Chem，287 (51)：43083-43093.

Maury M M，Bracq-Dieye H，Huang L，et al，2019. Hypervirulent *Listeria monocytogenes* clones' adaption to mammalian gut accounts for their association with dairy products ［J］. Nat Commun，10 (1)：2488.

Maury M M，Tsai Y H，Charlier C，et al，2016. Uncovering *Listeria monocytogenes* hypervirulence by harnessing its biodiversity ［J］. Nat Genet，48 (3)：308-313.

Mollerup M S，Ross J A，Helfer A C，et al，2016. Two novel members of the LhrC family of small RNAs in *Listeria monocytogenes* with overlapping regulatory functions but distinctive expression profiles ［J］. RNA Biol，13 (9)：895-915.

Monk I R，Casey P G，Hill C，et al，2010. Directed evolution and targeted mutagenesis to murinize *Listeria monocytogenes* internalin A for enhanced infectivity in the murine oral infection model ［J］. BMC Microbiol，10：318.

Moura A，Criscuolo A，Pouseele H，et al，2016. Whole genome-based population biology and epidemiological surveillance of *Listeria monocytogenes* ［J］. Nat Microbiol，2：16185.

Nelson K E，Fouts D E，Mongodin E F，et al，2004. Whole genome comparisons of serotype 4b and 1/2a strains of the food-borne pathogen *Listeria monocytogenes* reveal new insights into the core genome components of this species ［J］. Nucleic Acids Res，32 (8)：2386-2395.

Nguyen B N，Portnoy D A，2020. An inducible Cre-lox system to analyze the role of LLO in *Listeria monocytogenes* pathogenesis［J］. Toxins (Basel)，12 (1)：38.

Osanai A，Li S J，Asano K，et al，2013. Fibronectin - binding protein，FbpA，is the adhesin responsible for pathogenesis of *Listeria monocytogenes* infection［J］. Microbiol Immunol，57 (4)：253-262.

Osuna B A，Karambelkar S，Mahendra C，et al，2020. *Listeria* phages induce Cas9 degradation to protect lysogenic genomes［J］. Cell Host Microbe，28 (1)：31-40.

Pentecost M，Kumaran J，Ghosh P，et al，2010. *Listeria monocytogenes* internalin B activates junctional endocytosis to accelerate intestinal invasion［J］. PLoS Pathog，6 (5)：e1000900.

Personnic N，Bruck S，Nahori M A，et al，2010. The stress-induced virulence protein InlH controls interleukin-6 production during murine listeriosis［J］. Infect Immun. 78 (5)：1979-1989.

Quereda J J，Dussurget O，Nahori M A G，et al，2016. Bacteriocin from epidemic *Listeria* strains alters the host intestinal microbiota to favor infection［J］. Proc Natl Acad Sci U S A，113 (20)：5706 - 5711.

Quereda J J，Nahori M A，Meza-Torres J，et al，2017. Listeriolysin S is a streptolysin S-like virulence factor that targets exclusively prokaryotic cells in vivo［J］. mBio，8 (2)：e00259-17.

Rajabian T，Gavicherla B，Heisig M，et al，2009. The bacterial virulence factor InlC perturbs apical cell junctions and promotes cell-to-cell spread of *Listeria*［J］. Nat Cell Biol，11 (10)：1212-1218.

Reichmann N T，Gründling A，2011. Location，synthesis and function of glycolipids and polyglycerolphosphate lipoteichoic acid in Gram-positive bacteria of the phylum Firmicutes［J］. FEMS Microbiol Lett，319 (2)：97-105.

Roberts A，Nightingale K，Jeffers G，et al，2006. Genetic and phenotypic characterization of *Listeria monocytogenes* lineage III［J］. Microbiology，152 (3)：685-693.

Ruppitsch W，Pietzka A，Prior K，et al，2015. Defining and Evaluating a Core Genome Multilocus Sequence Typing Scheme for Whole-Genome Sequence-Based Typing of *Listeria monocytogenes*［J］. J Clin Microbiol，53 (9)：2869-2876.

Réglier-Poupet H，Pellegrini E，Charbit A，et al，2003. Identification of LpeA，a PsaA-like membrane protein that promotes cell entry by *Listeria monocytogenes*［J］. Infect Immun，71 (1)：474-482.

Sabet C，Lecuit M，Cabanes D，et al，2005. LPXTG protein InlJ，a newly identified internalin involved in *Listeria monocytogenes* virulence［J］. Infect Immun，73 (10)：6912-6922.

Schmitz-Esser S，Anast J M，Cortes B W，2021. A Large-Scale Sequencing-Basedsurvey of plasmids in *Listeria monocytogenes* reveals global dissemination of plasmids［J］. Front Microbiol，12：653155.

Schürch A C，Arredondo-Alonso S，Willems R J L，et al，2018. Whole genome sequencing options for bacterial strain typing and epidemiologic analysis based on single nucleotide polymorphism versus gene-by-gene-based approaches［J］. Clin Microbiol Infect，24 (4)：3503-3554.

Shen Y，Naujokas M，Park M，et al，2000. InlB-dependent internalization of *Listeria* is mediated by the Met receptor tyrosine kinase［J］. Cell，103 (3)：501-510.

Spears P A，Havell E A，Hamrick T S，et al，2016. *Listeria monocytogenes* wall teichoic acid decoration in virulence and cell-to-cell spread［J］. Mol Microbiol，101 (5)：714-730.

Stein H，Stessl B，Brunthaler R，et al，2018. Listeriosis in fattening pigs caused by poor quality silage - a case report［J］. BMC Vet Res，14 (1)：362.

Sumrall E T，Shen Y，Keller A P，et al，2019. Phage resistance at the cost of virulence：*Listeria monocytogenes serovar* 4b requires galactosylated teichoic acids for InlB-mediated invasion ［J］. PLoS Pathog，15 (10)：e1008032.

Vollmer W，2008. Structural variation in the glycan strands of bacterial peptidoglycan ［J］. FEMS Microbiol Rev，32 (2)：287-306.

Wang Y，Luo L，Li Q，et al，2019. Genomic dissection of the most prevalent *Listeria monocytogenes* clone，sequence type ST87，in China ［J］. BMC Genomics，20 (1)：1014.

Welter-Stahl L，Ojcius D M，Viala J，et al，2006. Stimulation of the cytosolic receptor for peptidoglycan，Nod1，by infection with *Chlamydia trachomatis* or *Chlamydia muridarum* ［J］. Cell Microbiol，8 (6)：1047-1057.

Wollert T，Pasche B，Rochon M，et al，2007. Extending the host range of *Listeria monocytogenes* by rational protein design ［J］. Cell，129 (5)：891-902.

Yin Y，Tian D，Jiao H，et al，2011. Pathogenicity and immunogenicity of a mutant strain of *Listeria monocytogenes* in the chicken infection model ［J］. Clin Vaccine Immunol，18 (3)：500-505.

Yin Y，Yao H，Doijad S，et al，2019. A hybrid sub-lineage of *Listeria monocytogenes* comprising hypervirulent isolates ［J］. Nat Commun，10 (1)：1-16.

Zhang Y，Yao Y，Qiu X，et al，2019. *Listeria* hijacks host mitophagy through a novel mitophagy receptor to evade killing ［J］. Nat Immunol，20 (4)：433-446.

第三章 · 抗李斯特菌感染免疫

第一节 李斯特菌感染过程

单核细胞增生李斯特菌（*Listeria monocytogenes*，Lm）是重要的人兽共患病——李斯特菌病的病原菌，主要通过污染的食物进入肠道继而引发宿主的感染。在多种毒力因子的作用下，Lm 能突破宿主的肠道屏障、血胎屏障和血脑屏障进行扩散和传播，感染后的临床症状主要表现为胃肠炎、脑膜炎、脑炎、流产等，所引发的感染具有较高的死亡率。本节重点针对 Lm 的感染途径和作用方式等进行阐述。

一、感染路径

Lm 能感染人类和多种动物，当该菌随污染的食物进入消化道后，通过特有的黏附和入侵机制突破肠道屏障，临床上通常表现为无症状或胃肠炎。随后，Lm 可以通过系统性传播，突破血脑和胎盘屏障，感染中枢神经和胎盘，引起脑膜炎和流产等临床症状。

（一）肠道屏障

Lm 主要通过胃肠道感染，能够耐受胃部的酸性环境以及肠道的弱碱性环境，抵抗蛋白酶、胆盐的同时还要对抗肠道微生物菌群产生的细菌素，进行竞争性生存。内化素 A（internalin A，InlA）是 Lm 表面蛋白家族的成员，其特征在于 N-末端富含亮氨酸的重复序列（leucine-rich repeats，LRR），介导与宿主细胞配体的相互作用。InlA 是 Lm 穿越肠道屏障的首要条件，其与受体钙黏蛋白（E-cadherin，E-cad）相互作用后，可移位从而躲避其分泌的黏液。除此之外，肠道的潘氏细胞（Paneth cell）和小肠上皮细胞（intestinal epithelial cells，IECs）也能产生抗菌肽，如 MyD88 依赖型抗菌凝集素 RegⅢγ和 NOD2 依赖型 α 防御素，这些肽类物质可以在肠黏液层集聚，从而杀死小肠绒毛表面的李斯特菌。同样，黏液会受天然免疫途径的影响，组成物理屏障阻止 Lm 到达肠细胞壁。3 型天然淋巴细胞（ILC3）通过淋巴毒素 β 向杯状细胞发出信号，通过分泌黏液保护上皮细胞。

Lm 进入肠道通常有两种途径：① 依赖于 InlA 与肠道 E-cad 相互作用激活途径，然后靶向杯状细胞（goblet cells，GCs）；② 通过肠道派氏结（Peyer's patches，PPs）中 M 细胞的吞噬活性。Lm 能够迅速穿越 GCs 或无法进入吞噬泡，这可能与李斯特菌溶血素 O（listeriolysin O，LLO）表达量太低或缺乏有关。同样，IFN-γ 含量较低不足以诱导溶酶体硫醇，进而不能激活 LLO，致使其表达量不足。由此可见，正是由于 Lm 缺乏 InlA 依赖的肠道应答致使模式识别受体（pattern recognition receptors，PRRs）无法激活而丧失胞内转运能力。此外，Lm 肽聚糖能被 N-脱乙酰酶（PgdA）去乙酰化，也会被 O-乙酰基转移酶（OatA）发生 O-乙酰化后介导细菌的耐受，同时 InlC 和 InlH 协同抑制 NF-κB 激活及 IL-6 分泌，达到免疫逃逸的目的。在感染过程中，宿主对 Lm 在肠道的应答完全依赖 PPs 感染，即主要以 LLO 依赖和 InlA 激活的方式，这些在参考李斯特菌菌株中均获得验证，然而在实际临床中的研究将更有利于解析人类李斯特菌病。

当 Lm 进入肠道后，通过 PPs 中 M 细胞进行转移，进而感染吞噬细胞，尤其是针对 CX3CR1$^+$ 巨噬细胞，Lm 能够通过 LLO 在细胞膜上打孔到达胞质。CX3CR1$^+$ 巨噬细胞激活后表达 IL-12，通过 STAT4 依赖方式使小肠 NK 细胞和 ILC1 细胞分泌 IFN-γ，同时还产生局部炎症应答并招募中性粒细胞和单核细胞进一步控制感染。CX3CR1$^+$ 细胞还能分泌 IL-23，进而刺激 ILC3 和 GP38$^+$ 基质细胞分别分泌 IL-22 和 IL-11。在肠上皮中，IFN-γ 刺激的 STAT1 和 IL-22 及 IL-11 激活的 STAT3 能使 IECs 重建以减少成熟的 GCs，从而制约了 InlA 依赖的 Lm 细胞转位，最后限制 Lm 的全身性感染。在 Lm 感染过程中，宿主需要合成 IL-22 和 IL-11 来对抗感染。IFN-γ 可以通过其他病原如沙门菌（*Salmonella*）和柠檬酸杆菌（*Citrobacter rodentium*）来控制黏液分泌物。然而，IFN-γ 同样也会以特异性效应阻止 Lm 进入宿主细胞，从而阻止其向肝脏、脾脏以及胎盘的进一步扩散。

（二）胎盘屏障

Lm 对孕期女性的危害需要特别注意，母婴李斯特菌病会给新生儿带来严重健康问题。李斯特菌病散发和暴发病例在欧美国家时有报道，但在有些国家也会因单一 Lm 污染而引起疾病暴发，这些国家往往都未将李斯特菌病列入监测范围。2017 年在南美暴发一起最大的李斯特菌病事件，500 多例胎盘感染病例（占李斯特菌病病例的 50%）被记录在案。Lm 感染可发生在孕妇怀孕的所有时期，在胎盘感染过程中，母体通常无明显症状，但大部分都是在孕中期和晚期才能确诊，导致流产、死产、早产或新生儿死亡。

胎盘由胚胎细胞组成，胚胎细胞能够形成选择性屏障，主动阻止或激活并运输胚胎组织生长所需的各种分子物质。胎盘能够阻止母体和胎儿细胞的混合交叉，并作为免疫屏障来确保胎儿的免疫耐受。母体的免疫细胞通常都会出现在母体与胎儿交界处的蜕膜，主要有 NK 细胞（约 70%）、巨噬细胞（约 20%）和 T 细胞。

在妊娠中期和晚期，母体和胚胎能够达到一种共生平衡状态。蜕膜免疫细胞在胎盘期间从炎症状态转变为妊娠期间的抗炎（TH2）状态。对于孕妇的健康而言，这种抗炎状态对抗炎至关重要，因为此时的炎症能够引起流产、死产和早产。对于胎盘感染，胎盘中的免疫细胞必须在预防感染过程中维持胎儿的耐受性。

作为兼性胞内菌，Lm 能够直接或通过循环中的髓样细胞进入胎盘。Lm 能够感染胎盘外膜中的合胞滋养层细胞，通过 InlA 和 InlB 的共轭作用穿过胎盘屏障，这在离体的胎盘外植体和啮齿动物模型中的体内试验均已证实。由此可见，在胎盘屏障中胞外 Lm 也可以与宿主细胞受体 E-cad 和酪氨酸激酶（Met）相互作用。InlA 介导的 Lm 内化需要细胞的三磷酸肌醇（PI3）激酶参与。滋养层细胞中，PI3K 的基础活性较低，而 InlB 与受体 Met 结合可激活 PI3K，允许 InlA 介导李斯特菌经合胞体滋养层入侵。相反，在肠道水平，GCs 表现出组成型 PI3K 活性，这表明体内 InlA 依赖性易位穿过 GCs 中缺乏 InlB 的作用。感染过程中，滋养层细胞产生集落刺激因子-1（CSF-1）和单核细胞趋化蛋白-1（MCP-1）用于招募母体中性粒细胞和巨噬细胞，但表达 CSF-1 和 MCP-1 的具体机制尚不明确。在脾脏中，Lm 诱导 MCP-1 需要以非 MyD88 依赖途径进入胞质（LLO 依赖性），胎盘中是否有类似的过程还不清楚。巨噬细胞通过 TNF-α 和 IL-12 向蜕膜 NK 细胞发出信号，使其产生 IFN-γ，从而增加其对 Lm 的杀菌活性。在蜕膜巨噬细胞中，Lm 感染诱导表达穿孔素-2（一种膜攻击复合物，含穿孔素的因子），介导胞质内细菌的杀灭，但也会引发流产。因此，穿孔素-2 有助于保护母体和胎儿感染，但在无法控制胎儿感染的情况下可触发胎儿排出，从而以流产的方式保护母体。受感染的胎盘细胞也产生 IL-1β 并激活体内炎症小体招募单核细胞，辅助清除细菌。Lm 感染培养的滋养细胞也能够诱导Ⅲ型干扰素的产生（IFN-λ）。在 KIE16P 小鼠的胎盘匀浆中 ifn-$λ2$ 和 ifn-$λ3$ 转录水平升高，同时激活干扰素刺激基因（ISG）的转录。IFITM 是一种干扰素刺激基因，其主要功能阻碍合胞滋养层的形成，破坏胎盘生长和功能，从而使胚胎生长迟缓和流产。然而，IFITM 在 Lm 感染胎盘使胎盘功能异常以及流产的作用仍未明确。蜕化的 NK 细胞可以分泌一种抗菌肽颗粒溶素，通过纳米管直接进入感染细胞，在不杀死感染细胞情况下直接杀死胞内的李斯特菌。因此，不改变胎盘屏障的前提下，天然免疫应答是可以控制感染的。在转基因小鼠中表达颗粒溶素后，胎盘中的细菌载量有所下降，并对 Lm 感染引发的流产产生一定的抵制作用。

（三）血脑屏障

在老年人以及免疫低下人群中，Lm 可以突破血脑屏障并诱发以脑膜脑炎为主要特征的李斯特菌病。在母婴感染中，神经性李斯特菌病并不常见，但死亡率很高，约 30%，其中 50% 以上存活患者都有神经系统疾病后遗症。患病率和中枢神经系统（central nervous system，CNS）疾病一样高。Lm 如何侵袭中枢神经系统及其作用特点和对免疫系统的影响仍不清楚。研究表明血源的 Lm 在血脑屏障中都在胞内。白细胞转移实验表明感染的单核细胞以 IFN-γ 依赖性靶向途径将 Lm 转移至中枢神经系统，并不通过趋化因子受体（CCR2）。一旦入侵内皮细胞层，Lm 将借助肌动蛋白 ActA 传播进入薄壁细胞层，或感染单核细胞并通过内皮屏障进行转移，但具体机制均不清楚。体外的组织切片和体内模型感染实验表明，

Lm 能够感染脑部常驻的巨噬细胞，即小胶质细胞，感染后的小胶质细胞能分泌炎症因子如 TNF-α 和 MCP-1。在肝脏，常驻的巨噬细胞如 Kupffer 细胞能够主动吞噬 Lm，杀死细菌并招募炎症单核细胞。肝脏的 Lm 感染首先受控于 M1 促炎症反应，随后是浸润的单核细胞 M2 极化，使其增殖和分化为巨噬细胞。在中枢神经系统中的神经性李斯特菌病是否有类似过程发生仍有待研究。中枢神经系统中的促炎信号对宿主是不利的，并且会诱导长期性神经损伤。同时，小胶质细胞的更新可能改变中枢神经系统中的免疫功能。

在实际研究中，实验室参考菌株很少具有神经侵袭特性，从而不能在体内研究阐释作用机制。CNS 感染仅出现在免疫低下动物或大剂量系统注射中。因此，这些实验研究并不能与临床分离株进行比较，从而无法解释神经性感染机制。

二、黏附与入侵

Lm 能够侵袭巨噬细胞和上皮中非吞噬性细胞并在胞内增殖。在进入非吞噬细胞过程中，细菌表面分子（内化素 InlA 和 InlB）与细胞受体相互作用，激活信号级联反应，最终产生膜结合的内化侵袭过程。Lm 进入细胞后会驻留在吞噬泡内，通常分泌 LLO 以及磷脂酶（PlcA 和 PlcB）来破坏吞噬泡膜，从而进入胞质。随后激活多条代谢通路，进而摄取细胞资源来维持自身增殖。同样，该菌也会通过多种方法逃避宿主免疫应答，包括利用表面蛋白 ActA 向邻近细胞传播。在次级感染细胞中，Lm 会驻留在双膜隔层中，进一步分泌酶来裂解内化的吞噬泡。Lm 转移至二次感染细胞的胞质后能够使细菌进入新的复制循环，从而进一步感染其他组织细胞。Lm 毒力因子在其独特的胞内生活史中发挥关键作用，使得该菌能够逃避宿主的防御，其中补体、抗体以及中性粒细胞群的游走都能影响 Lm 的免疫逃逸。

InlA 的 N 末端的 LRR 重复区与宿主细胞的受体相互作用。编码 InlA 和 InlB 的基因均分布在李斯特菌同一个毒力岛中，二者均是介导细菌进入细胞的主要表面分子。目前已鉴定超过 20 个内化素蛋白，但它们并非都与内化侵袭有关，如 InlH 和 InlF 还参与李斯特菌的免疫逃逸，InlK 介导该菌的抗自噬应答。

（一）InlA/E-cad 介导的入侵

InlA 的 LRR 结构域与细胞表面受体 E-cad 相互作用。E-cad 是一种跨膜糖蛋白，常分布于极化组织（如小肠和胎盘）黏膜处。E-cad 在组织稳定性中发挥关键作用，而其外部区域参与同型蛋白相互作用，细胞质结构域与肌动蛋白细胞骨架相互作用。Lm 通过破坏 E-cad 的生理功能，促进皮质肌动蛋白聚合和浆膜重排，推动其入侵和穿过肠道屏障和胎盘屏障。有报道称 Lm 是与肠绒毛底端凋亡细胞暴露的 E-cad 特异性结合，该受体蛋白第 16 位脯氨酸是其与 InlA 的特异性结合位点，而小鼠中该位点为谷氨酸，从而使 InlA 无法与小鼠 E-cad 结合。通过转基因鼠在肠道表达人源 E-cad，口服 Lm 后证明 InlA 能够在细菌突破肠道屏障中发挥重要作用。在体外极化的细胞系中，脂质筏在 InlA 和 E-cad 依赖性聚集中至关重要。InlA 与 E-cad 的相互作用促进胞质中两个蛋白的翻译后修饰，即宿主激酶 Src 磷酸化和泛素连接酶 Hakai 的泛素化，这些修饰对于适配体 Dab2 网格蛋白外壳的聚集至关重要。外壳的稳定性取决于网格蛋白重链的酪氨酸磷酸化，蛋白适配体 Hip 1R 的持续性募集用来协调肌动蛋白的聚集。肌球蛋白Ⅵ和非经典的肌球蛋白Ⅶa 能够发挥拉动作用促使细菌内化。有趣的是，在 Lm 感染和限制侵入过程中，非肌肉肌球蛋白重链ⅡA 主要靠 Src 磷酸化。一些分子在 InlA 依赖性侵袭中调节肌动蛋白与 E-cad 细胞质位点的关联：在细菌进入时，β 和 α 连环蛋白给 E-cad 与肌动蛋白提供物理性连接，而皮层肌动蛋白和 Src 参与激活主要的肌动蛋白成核的 Arp2/3 复合物。在肠道屏障，Lm 的进入需要不间断的 PI3 激酶活性来促使肌动蛋白的聚合。在胎盘，PI3 激酶活性并不持续，InlB 则需要激活 PI3 激酶以及 InlA 介导的细胞侵袭。

（二）InlB/Met 介导进入细胞

InlB 能够使细菌进入非极化的上皮细胞并且协同 InlA 进入胎盘。在非怀孕动物，肝脏及脾脏中坏死灶的增强与 InlB 表达相关。InlB 的 C 末端具有甘氨酸-色氨酸重复基序（glycine-tryptophan，GW）。在宿主细胞表面，GW 基序介导与补体成分 C1q 的球状部及糖胺聚糖受体结合。蛋白 N 端的 LRRs 在细胞侵袭和与肝细胞生子因子受体 Met 结合中起关键作用。Met 表达由上皮细胞角蛋白调控并推动 InlB 介导的上皮细胞感染。Met 是一种酪氨酸激酶受体，其与 InlB 的相互作用能够使 Met 磷酸化，激活 PI3 激酶，从而募集适配体 Gab1、Shc、Cbl 和 CrkⅡ。PI（3，4，5）P3 产物及其在脂质筏聚集能够激活 Rac1，募集 Ena/VASP、WAVE 和 N-WASP，激活 Arp2/3 复合物以调节肌动蛋白多聚化。丝氨酸/苏氨酸激酶 mTOR 和蛋白质激酶 C-α 还可以控制 InlB/Met 相互作用中下游肌动蛋白的聚合。宿主细胞的 5'-磷酸酶 OCRL 通过降低 PI（3，4，5）P3 的水平及在细菌入侵肌动蛋白的聚集来限制 Lm 的入侵。Ⅱ型 PI4 激酶产物 PI4P，四肽 CD81 下游同样在 Lm 进入宿主细胞中发挥关键作用。PI3 激酶适配体 Cbl 也具有泛素连接酶活性并促进 InlB 结合中的蛋氨酸泛素化，通过网格蛋白招募来调节肌动蛋白聚合。InlB 还调节细胞胞吐功能，有利于运送 GTPase 动力蛋白 2 到细菌入侵位点。最终，细胞骨架在 Lm 侵袭细胞过程中以 InlB 依赖的方式被招募，并控制 Met 在皮质肌动蛋白细胞骨架固定结合。

（三）其他黏附/入侵效应

Lm 的其他表面蛋白和分泌蛋白通过间接影响宿主细胞表面与 InlA 或 InlB 互作的受体，来调节黏附和侵入细胞。这些细菌的蛋白能直接和相应的细胞受体结合，或通过激活细胞受体导致肌动蛋白重排和细菌吞噬。例如，在 Caco-2 细胞中，内化素 InlE、InlG 和 InlH 促进 InlA 依赖的入侵途径，其主要是通过调节细菌的细胞壁成分，从而使 InlA 暴露，更易于与受体结合。另外，InlJ 在极化上皮细胞的特定亚群中有助于细菌黏附，但与侵袭无关。InlF 在细胞黏附和侵袭中仅有抑制 RhoA/Rho 激酶通路的功能。

一些 Lm 的自溶素能调节细胞黏附和侵入过程：Ami 参与黏附过程，Auto 促进细菌的入侵，而 IspC 在细胞系依赖型中与黏附和侵袭相关。在宿主细胞黏附和侵袭过程中，磷壁酸修饰蛋白 GtcA 和 DltA、脂质蛋白 LpeA、前脂质蛋白转移酶 Lgt 以及赖氨酰磷脂酰甘油合成酶 MprF 可通过调节细菌表面电荷或改变菌体表面组成来发挥作用。表面蛋白 ActA 与细胞肌动蛋白运动有关，通过与硫酸乙酰肝素相互作用来增强对宿主的侵袭能力。此外，还有其他表面黏附和侵袭蛋白，包括 Vip、Lap、LapB 和 FbpA，也在李斯特菌的黏附与入侵中发挥重要作用。

LLO 是一种分泌的胆固醇依赖性孔形成毒素，在 Lm 逃离吞噬泡中发挥极为重要的作用。胞外的细菌可分泌并且诱导其在细胞外 Ca^{2+} 的瞬间内流，从而增强侵袭能力。线粒体片段也与胞外 Ca^{2+} 内流有关，有研究表明 Lm 能调节休眠细胞的生物能状态并触发细胞侵袭。近期有研究推测 LLO 介导的 Lm 进入上皮细胞是以 Ca^{2+}/K^+、胆固醇、肌动蛋白、酪氨酸激酶和肌动蛋白依赖性的方式，而非 InlA/InlB 和网格蛋白依赖形式。对一种具有广宿主谱的磷脂酶 PlcB 研究显示其能诱导 Ca^{2+} 内流，促进 Lm 在巨噬细胞中的内化和入侵。

三、胞内生活史

胆固醇依赖性孔形成毒素 LLO 和两种细菌磷脂酶是 Lm 逃逸和滞留吞噬泡主要的效应因子。

（一）LLO 破坏囊泡作用途径

LLO 是一种孔形成性毒素，是 Lm 的关键毒力因子，由位于毒力岛 1 的 *hly* 基因编码。通过 *hly* 基因缺失发现，LLO 在 Lm 逃离吞噬泡的过程中是必需的。LLO 属于胆固醇依赖性溶细胞素，这类溶细胞素还包括产气荚膜梭菌（*Clostridium perfringens*）裂解素 O 和化脓链球菌（*Streptococcus pyogenes*）溶血素 O。裂解素 O 在 C 末端形成一个由 11 个氨基酸构成的苏氨酸-亮氨酸发夹结构，能与胆固醇结合。理论上预测由 20~80 个单体在细胞膜上形成一个大孔，但通过电子显微镜和原子力显微镜观察发现，低聚物实际上形成了线性的弧形结构，负责裂解吞噬泡膜最终破坏吞噬泡。LLO 形成的膜孔不仅有利于 Lm 易位到细胞质，还能控制囊泡的 pH 和钙浓度，从而延缓细胞中囊泡细菌间隔的成熟并抑制溶酶体的融合。

在 37℃中性 pH 条件下，LLO 会逐渐变性，但在酸性条件下能够稳定形成。在哺乳动物细胞中，LLO 成孔活性被分隔为弱酸的细菌隔室。胞质内 LLO 活性被翻译后的 LLO 合成和胞质 LLO 降解所调控。巨噬细胞里 IFN-γ 诱导的溶酶体硫醇还原酶主要负责激活 LLO。液泡中囊性纤维化跨膜传导调节增加的氯化物将加强 LLO 寡聚及 Lm 胞质逃逸。LLO 破坏囊泡激发蛋白激酶 C（protein kinase C，PKC），表明这些酶会参与损坏膜细胞器的识别。

（二）磷酸酶 PlcA/PlcB 与囊泡破坏

处于宿主细胞囊泡中的 Lm 能分泌两种磷脂酶，一种是磷脂酰肌醇特异性磷脂酶 C（PlcA），另一种是广宿主的鞘磷脂酶 C（PlcB），由金属蛋白酶激活。这两种酶在 Lm 逃逸初级和次级囊泡过程中发挥重要作用。

PlcA 是缺乏 Vb β 链的磷脂酰肌醇特异性磷脂酶 C，能增加糖基磷脂酰肌醇锚定蛋白的活性，当表达 Vb β 链时反而阻止 Lm 从吞噬泡中逃离及细胞间传播。PlcA 通过 LLO 形成的孔转运到宿主细胞的细胞质，将细胞内磷脂酰肌醇分解为磷酸肌醇和二酰甘油。二酰甘油同样可能以 LLO 依赖的信号通路激活宿主磷脂酶 C 和 D，形成 PKC βI 和 βII，其也是破坏囊泡的必要因素。

与 LLO 的激活相似，酸化的囊泡中 PlcB 的成熟和激活也需要金属酶 Mpl 协助进行，磷脂酶 C 对该菌在胞内的生存非常关键。在感染过程中，PlcA 和 PlcB 都能激活 NADPH 氧化酶，进而通过活性氧损伤内化的细菌。LLO 对囊泡的破坏也会受限于 NADPH 氧化酶。

（三）其他调节囊泡损伤通路

除上述经典机制外，还有一些 Lm 的蛋白参与其在宿主胞内定植。Lm 分泌一种外激素 pPplA，能够通过激活未知因子与 LLO 相互作用加速破坏囊泡。pPplA 的 N 端是加工过的脂质 PplA 分泌信号。pPplA 被分泌和聚积在囊泡中，随后被 CtaP 肽运输。胞质 PplA 诱导一种通过 LLO 介导的蛋白加速囊泡的破坏，但具体作用方式尚不清楚。

"可逆溶原"在细菌基因表达中被认为能够调节 Lm 逃离囊泡。前噬菌体 A118 能够整合在李斯特菌的 *comK* 基因编码区域，Lm 通常不表达主导基因的调节子。然而，在囊泡内 A118 被剪切需要该致病菌的 *comK* 再活化及主导元件的表达，通过未知的机制，促使细菌易位到宿主胞质中，在这一过程中，噬菌体能重新插入 *comK*。

Rab5a 是另一种限制细菌在囊泡中滞留的宿主因子，能控制吞噬 Lm 的囊泡成熟。Lmo2459 的基因产物连续诱导特异 ADP 使 Rab5a 核糖基化，抑制其激活并恢复抗菌功能。胞质半胱氨酸钙蛋白酶活性是 Lm 逃离囊泡所必需的，但蛋白酶的作用靶点仍不明确。

四、扩散和传播

（一）扩散至胞质时期

Lm 从囊泡中移位到胞质中，逃离了吞噬体对其的降解作用。另外，Lm 需要适应其在胞质中营养和代谢，并同时确保其能避免宿主天然免疫防御和自噬。磷酸己糖转运体 Hpt 和肌动蛋白聚合表面蛋白 ActA 在 Lm 胞质生存中起关键作用。

葡萄糖-1-磷酸是糖原代谢的初级降解产物，在哺乳动物细胞中广泛存在。Lm 利用葡萄糖-1-磷酸作为碳原以 Prf 依赖的方式在胞内生存，其中磷酸己糖可能是重要的胞内菌生长代谢底物。生物信息学分析发现 hpt 基因编码磷酸己糖转运蛋白主要负责摄入胞质中的葡萄糖-1-磷酸并与毒力相关。随后对细菌细胞内复制所需的额外基因鉴定筛选发现 lplA1 是一种脂酸蛋白连接酶，其可以利用宿主来源的硫辛酸来修饰细菌底物。随后对细菌细胞内复制所需的额外基因筛选鉴定发现，lplA1 是一种硫辛酸蛋白连接酶，可以利用宿主来源的硫辛酸促进细菌中丙酮酸脱氢酶（PDH）E2 亚基的硫辛酰化，有利于 Lm 在胞内的繁殖与毒力。遗传信息筛选发现甲喹酮合成中间体 1,4-二羟基-2-萘酸酯是 Lm 存活所需要的，但并不是全长的甲喹酮。

（二）胞质天然免疫应答

自噬是转运和去除异常或多余亚细胞成分的一种细胞机制。自噬能够破坏胞质和代谢对 Lm 的阻滞。Lm 通过自噬进行免疫逃逸的机制有多种：通过肌动蛋白聚合的表面蛋白 ActA 促使在胞质中极向移动并逃避自噬体；肌动蛋白聚集或 ActA 对 Arp2/3 的隔离能够组成物理屏障防止自噬激活信号分子的积聚。PlcA 和 PlcB 也与逃避自噬体有关，最近的研究表明，这些 Plcs 降低了胞质中 PI3P 的水平，导致自噬前体结构形成停滞，从而阻断自噬溶酶体途径，丧失了靶向杀伤胞质中细菌的能力。表面内化素 InlK 也被认为会招募主要的穹隆蛋白并防止胞质中 Lm 被自噬识别。

胞质中的 Lm 分泌小分子激活 IRF3 依赖的溶胞途径最终诱导 I 型干扰素，其中小分子 cyclic-di-AMP 能够在巨噬细胞中充分诱导 IFN-β。通过 RIG-I 致敏三磷酸化的 RNA 和 MAVS 依赖途径刺激上皮细胞产生 I 型干扰素。Lm 胞质 DNA 能够被 STING、TBK1、IFR3 和 IRF7 识别，使双泛素样蛋白 ISG15 和内质网 ISG 化以及 Golgi 蛋白均上调，从而增加细胞因子分泌抵制感染。此外，Lm 也可以激活 III 型干扰素信号通路。

（三）滞留菌

病原菌还有种特定的生存方式，即在宿主组织中以一种休眠的状态存活，称为滞留菌。滞留菌对抗生素具有耐受性从而引发继发感染。在重度联合免疫缺陷小鼠巨噬细胞中，Lm 能够以 LLO 依赖方式在含有吞噬体的大间隔（spacious *Listeria*-containing phagosomes，SLAPS）中滞留。LC3 相关的吞噬作用也被认为先于 SLAPS。在上皮细胞胞质中，液泡酸性环境使得细菌 ActA 蛋白合成受阻，这与经典的自噬体标志物无关，但会让 Lm 进入存活但不可繁殖状态。这些都表明 Lm 可以在不同宿主群中滞留，从而使大部分宿主以无症状携带为特征。

五、细胞间传播

肌动蛋白运动不仅能够帮助 Lm 逃离自噬，还能让其在感染组织向邻近细胞传播和扩散，从而能够逃避宿主体液免疫。极向移动的 Lm 首先在初次感染的细胞诱导膜凸出形成，同时伴随着相邻细胞的膜内化，使 Lm 陷入形成的双膜囊泡中。毒力因子包括 ActA、内化素 InlC、孔形成毒素 LLO、磷脂酶 PlcA 和 PlcB 等毒力因子均参与不同时期 Lm 的扩散。

（一）胞质蛋白移动

表面蛋白 ActA 能激发肌动蛋白在 Lm 表面的聚合。ActA 中心区域包括 4 个短的脯氨酸重复区域，能够结合启动/血管扩张剂刺激的磷蛋白（enabled/vasodilator-stimulated phosphoprotein，VASP）家庭成员。这些分子能够募集提供聚合肌动蛋白单体的抑制蛋白（profilin）来增强聚合力，从而调控细菌移动的速度。ActA 的 N 端区域募集 Arp2/3 复合物来驱动肌动蛋白成核。Arp2/3 复合物曾被认为是单一分子，但实际上由 7 个单体形成。全基因组小干扰 RNA（small interfering RNA，siRNA）筛选表明，不同 Arp2/3 复合物控制细胞侵袭和肌动蛋白移动，其中 Arp2、Arp3、ARPC2 和 ARPC3 亚单位相对保守，但 ARPC1B 亚单位对于肌动蛋白移动是必不可少的。ARPC4 亚单位对于细胞侵袭是必不可少的，然而细胞侵袭和肌动蛋白移动都依赖于 ARPC5 亚单位。肌动交联蛋白、肌动蛋白丝封盖或切断蛋白以及蛋白质支架被招募用于 Lm 肌动蛋白尾。通过冷冻电镜观察发现肌动蛋白尾交联对基于肌动蛋白的运动至关重要。

（二）皮质肌动蛋白重排与突起形成

在哺乳动物组织中，皮质膜张力对于运动的 Lm 来说是一种物理屏障，能够抑制浆膜形成突起。InlC 是一种分泌的内化素蛋白且无细胞锚定基序，通过与蛋白适配体 Tuba 相互作用干扰顶端细胞连接，抑制肌动调节蛋白 N-WAP 和 COPⅡ 蛋白的招募，因此有利于缓解皮质膜张力促使 Lm 形成突起。其他 Tuba 作用 Lm 小分子 GTPase 和 Cdc42 的下调也是膜突起形成中所需的。Arp2/3 驱动 Lm 近端的肌动蛋白聚合，但在远端招募 Rho-GTPases 激活透明相关的甲酸促进肌动蛋白无支链丝的形成。AIP1 依赖的肌动蛋白分解结构对肌动蛋白聚合的抑制以及金属蛋白酶 Mpl 加工的 ActA 被认为是在双膜囊泡中形成膜突起的主要机制。有效的细胞间传播可以通过突起顶端的磷脂酰丝氨酸的外露来实现，而这一过程是由 LLO 的成孔活性推动的，这样会导致巨噬细胞受体 TIM-4 与磷脂酰丝氨酸结合并使突起内化。

（三）次级囊泡的裂解

单核细胞增生李斯特菌内化诱导邻近细胞形成的突起位于双膜间隔中。早期研究表明，PlcA 和 PlcB 以及 LLO 有助于 Lm 在细胞间的传播，而 PlcB 还能够诱导双膜囊泡破裂。近期研究表明，PlcA 和 PlcB 主要破坏囊泡的内膜，而 LLO 则参与外膜的损伤。Lm 侵入邻近细胞胞质表明新的感染周期开始。

第二节　宿主抗感染的天然免疫

天然免疫是指机体先天具有的正常的生理防御功能，对各种不同病原微生物或异物的入侵都能做出相应的免疫应答。天然免疫往往发生在感染后数分钟至数小时内，能有效限制Lm 的指数生长，以及减少细菌扩散到继发感染部位。宿主的先天免疫缺陷不足以抑制体内该致病菌的指数增殖，是引起李斯特菌病的主要因素，同时，Lm 感染早期诱导的先天免疫应答在特异性免疫的启动和效应过程中也发挥重要作用。

一、天然免疫分子

天然免疫细胞通过细胞表面不同的模式识别受体（PRRs）识别微生物进而触发宿主的天然免疫。受体与抗原结合后启动级联信号表达细胞因子和趋化因子，进一步形成微环境并产生不同类型的免疫应答。PPRs 在各种细胞类型中差异表达，通常分布于宿主细胞的不同位置，如细胞表面、吞噬体膜上或胞质中。因此，Lm 的先天性免疫识别取决于细菌在感染各阶段相互作用的细胞类型。即使在单个细胞内，Lm 的双向识别也可能发生，因为胞外的细菌可快速被细胞表面的 PRRs 感知，而侵袭性细菌可能在数小时后才能触发胞质感受器。先天性免疫触发机制之间存在显著的冗余，多个受体可同时识别细胞表面的微生物配体。目前研究主要基于单个信号通路，而多个受体信号通路网络诱导的免疫应答机制尚不明确。

（一）细胞表面模式识别受体

细胞表面表达的 PRRs 主要家族是 Toll 样受体（Toll-like receptors，TLRs）和 C 型凝集素受体（C-type lectin receptors，CLRs），分别识别细菌中高度保守的微生物成分以及真菌的细胞壁组分。MyD88 是多个 TLR 蛋白的信号转导分子，给 MyD88$^{-/-}$ 缺陷型小鼠尾静脉注射 Lm 后，脏器中的细菌负荷相比野生型小鼠增加了 1 000 倍，表明 TLR 在识别 Lm以及抗感染中发挥重要作用。TLR 家族中 6 个成员 TLR1、TLR2、TLR4、TLR5、TLR6和 TLR11 都表达于细胞表面，但只有 TLR2 和 TLR5 参与识别 Lm。

TLR2 在多种细胞类型上表达，包括肠上皮细胞和 CD8$^+$ T 细胞，但在髓源性吞噬细胞上表达水平最高。TLR2 主要结合细菌细胞壁的脂磷壁酸（lipoteichoic acids）和脂蛋白（lipoprotein）。TLR2 与其他 TLR 蛋白能形成异二聚体从而识别脂蛋白的特定亚群，如TLR2-TLR1 复合物识别三酰化脂蛋白，TLR2-TLR6 结合二酰化脂蛋白。TLR 二聚体募集MyD88 和 TIRAP 接头，激活信号级联反应，导致核因子 κB（nuclear factor kappa-B，NF-κB）活化和促炎细胞因子的表达，如 IL-6、TNF-α 和 IL-12。因此，TLR 在早期 Lm 识别中发挥重要作用，但并不是全身性感染中清除细菌的必要因素。TLR2$^{-/-}$ 小鼠在感染 Lm 24h后血清中细胞因子水平显著降低。此外，TLR2 缺陷型巨噬细胞不能有效吞噬 Lm，且对随后扩散到胞质的细菌不具有杀菌活性。因此，TLR2 有助于宿主对 Lm 的早期识别，但在系统性全身感染过程中清除细菌并不是必需的。

TLR5 表达于肠上皮细胞的基底外侧面，主要结合细菌的鞭毛蛋白。在小鼠中，小肠 CD11b$^+$ DC 的一个亚群也表达高水平的 TLR5，但其他组织中的大多数髓源性吞噬细胞并不表达。在 37℃ 条件下 Lm 的鞭毛蛋白表达显著下调，但 Way 等研究表明在 37℃ 时参考菌株 10403S 和 20% 的临床菌株均能表达 FlaA，并可被转染 TLR5 的 Hela 细胞所识别。此外，小鼠口服感染 flaA 缺失株后，细菌在体内的增殖能力显著降低。因此，TLR5 可能有利于口腔感染后对 Lm 的早期识别以及肠道中由 MyD88 介导的 IL-6 和 TNF-α 的快速表达。

众所周知，C 型凝集素能靶向结合真菌表达的 β-葡聚糖，近期研究发现其也参与细菌和病毒的识别。Chen 等研究表明髓源性细胞表面的 C 型凝集素 CLEC5A 在抗李斯特菌天然免疫中发挥重要作用。Lm 感染 CLEC5A$^{-/-}$ 小鼠的骨髓源巨噬细胞后，IL-1β 分泌显著减少。此外 CLEC5A$^{-/-}$ 缺陷型中性粒细胞对 Lm 杀伤力明显降低。这些结果表明 Lm 可能同时与细胞表面的 TLR2 和 CLEC5A 相互作用，同时激活两种信号途径，增强促炎反应。

（二）胞内吞噬体中 LC3 相关的吞噬作用

Lm 在被巨噬细胞吞噬后，驻留于吞噬体中的细菌可诱导 LC3 相关的吞噬作用（LAP），LAP 是一种非典型性自噬作用，在防御致病菌感染中发挥不可忽视的作用。在 Lm 感染巨噬细胞的早期，胞内的 Lm 诱导了 LC3 相关吞噬作用。早在 Lm 感染巨噬细胞 1h 时，就能观察到 LLO 依赖性的 LC3 被招募至吞噬体，其中 35%～40% 的吞噬体能招募 LC3，增强与溶酶体的融合，但只有约 10% 的细菌被 LC3 介导的 LAP 清除，而绝大部分细菌能逃逸至细胞质中。在 Lm 逃离吞噬体并在细胞质中存活的过程中，表达多种毒力因子对抗宿主的防御和清除，但迄今为止，仅有 LLO 毒素被发现能诱导外周血巨噬细胞的异源自噬。Lm 分泌的 LLO 引起线粒体损伤后，促进线粒体自噬受体 NLRX1 多聚化并与自噬蛋白 LC3 结合，激活线粒体自噬通路，降低了线粒体 ROS 水平，促进李斯特菌在宿主体内的适应性生存。此外，科研人员对巨噬细胞激活自噬的调控蛋白方面开展了相关研究，发现巨噬细胞中 I 型干扰素调控因子 8（IRF8）能通过对自噬过程不同阶段的自噬相关蛋白进行调控，促进巨噬细胞对 Lm 的清除，TLR2 和 NO 蛋白通过激活下游的 ERK 通路在激活对 Lm 的自噬应答中发挥重要作用。总之，巨噬细胞通过 LAP 清除吞噬体中细菌的能力有限，绝大部分细菌能逃避吞噬溶酶体的杀伤逃逸至细胞质中，再通过表达多种分泌蛋白抑制异源自噬，促进其胞内生存。

（三）胞内炎症小体介导的抗感染免疫

进入宿主细胞质中的 Lm 可被多个炎症小体感知，其中 Nod 样受体（NOD like receptors，NLRs）能识别微生物细胞壁成分和表面蛋白。炎症小体是由胞质内 PRRs 参与组装的多蛋白复合物，是天然免疫系统的重要组成部分。目前已鉴定出 NLR 家族的 20 多个成员，胞质 Lm 能够被其中几种蛋白识别。尽管每种炎症小体被不同刺激物激活，但所有的炎症小体都招募和激活半胱天冬酶，从而切割 IL-1β 和 IL-18 的前体产生相应的成熟细胞因子，以及切割 Gasdermin 诱导细胞焦亡。在早期研究中，炎症小体在抗感染中并没有显示其重要性，但近期在骨髓源巨噬细胞和人外周血单核细胞中发现 Lm 能被 NLRP3 和 NLRC4 识别。分泌蛋白 p60 和 LLO 与 NLRP3 炎症小体激活相关，但 Lm 尾静脉感染 NLRP3 缺陷型小鼠 24 h 后，脾脏和肝脏中的载菌量并未增加。研究表明在胞质中分泌异型鞭毛蛋白的李斯特菌可激活 NLRC4 炎症小体，从而促进机体对细菌的免疫应答。

与其他炎症小体不同，NLRC5 激活后诱导主要组织相容性复合体 Ⅰ（MHC-Ⅰ）基因的高表达。Lm 感染 Nlrc5$^{-/-}$ 小鼠后，CD8$^+$ T 细胞应答降低，细菌载量相比野生型小鼠显著升高。李斯特菌感染 RAW264.7 细胞后，通过降低胞内 ATP 水平能间接激活 NLRP1B 炎症小体。在 Lm 感染过程中，染色体 DNA 被释放到宿主细胞的细胞质中，可以被 AIM2 样受体（AIM2-like receptor）识别。AIM2 的表达依赖于 Ⅰ 型干扰素信号通路而不是 TLR 或 NOD 介导的 NF-κB 信号通路。各种基因敲除小鼠的原代巨噬细胞研究表明，由半胱天冬酶介导的 IL-1β 分泌和细胞焦亡主要依赖于 AIM2 炎症小体，而不是 NLRP3 或 NLRC4。

此外，也有可能存在天然免疫识别的负调控因子，从而抑制炎症反应。Anand 等人表明 NLRP6 缺陷小鼠对 Lm 的致死性攻击具有高度抵抗力，腹腔接种后细菌负荷降低。NLRP6 缺陷小鼠中 Caspase-1 活化不受影响，但其血液中观察到循环多形核中性粒细胞（PMN）和单核细胞数量明显升高，表明 NLRP6 炎症小体的激活功能是抑制从骨髓中释放髓样吞噬细胞的促炎信号。也有研究表明 Lm 的膜磷壁酸可结合并激活胞质中 NLRP6，诱导 Caspase-11 的加工，促进巨噬细胞 Caspase-1 活化和成熟 IL-1β/IL-18 的分泌，加速全身的系统性感染。NLRP6 在中性粒细胞中高表达，但也存在于巨噬细胞、DC 和上皮细胞中。鉴于 NLR 家族的规模很大，有可能在未来的研究中鉴定出额外的负调控因子。

（四）宿主细胞对细菌核酸的识别和应答

Lm 在感染巨噬细胞 30min 后进入细胞质中，宿主对胞质中细菌核酸的识别通常导致 Ⅰ 型干扰素（IFN-α/β）的产生。环状 GMP-AMP 合酶（cGAS）/干扰素基因刺激物（STING）、AIM2 样受体［富含双链 DNA（dsDNA）］和维甲酸诱导基因 1（RIG-I）样受体均能识别核酸。在人类巨噬细胞中，李斯特菌 DNA 通过依赖于 DNA 传感器干扰素 γ 诱导蛋白 16（IFI16）和环状 GMP-AMP 合酶（cGAS）以及信号衔接分子 STING 的途径刺激 IFN 产生。

cGAS 是宿主细胞质中重要的 DNA 受体，能催化第二信使环状 GMP-AMP（2′, 3′-cGAMP）的形成，2′, 3′-cGAMP 与内质网（ER）中的接头蛋白 STING 结合，诱导 STING 二聚体的构象变化而被激活，使其从内质网重新定位到内质网-高尔基体中间区室（ERGIC），并与 TANK 结合激酶 1（TBK1）结合。这种相互作用促使 TBK1 将 STING 磷酸化，从而导致干扰素调节因子 3（IRF3）的募集、磷酸化和核易位，进而促进 IFN-β 的转录表达。干扰素 γ 诱导蛋白 16（IFI16）也是一种 DNA 传感器，在细胞核和胞质溶胶之间穿梭，但在稳态下主要是在细胞核中，IFI16 通过与 $2',3'$-cGAMP 协同促进 STING 的激活，紧密整合到 cGAS-cGAMP-STING 信号通路中。李斯特菌感染后，宿主将细菌 DNA 分选到细胞外囊泡（EV）中，并递送到相邻细胞以刺激 cGAS-STING 通路。因此，李斯特菌 DNA 是细胞中 IFN-β 表达的主要诱导因素，其激活依赖于 IFI16、cGAS 和 STING 的通路。IFI16 和 cGAS 在细胞质中的合成和细菌 DNA 相关，并且在 DNA 刺激或 Lm 感染后与 STING 发生共定位，从而激活下游信号通路的转导，导致 IFN-β 表达量升高，有利于宿主清除感染的李斯特菌。

二、天然免疫效应分子

先天性免疫信号通路的激活主要是炎症效应分子的表达和分泌，它们既可以局部发挥作用，也可以在血液中蓄积并作用于全身。趋化因子是诱导天然免疫细胞迁移和感染组织浸润的小化学引诱分子，细胞因子是改变免疫系统其他细胞行为的小蛋白。Lm 侵袭骨髓源巨噬细胞后诱导不同细胞因子的表达，在感染人肠上皮细胞 Caco-2 时与巨噬细胞相似。不同细胞因子表达触发不同类型的天然免疫应答，从而激活不同转录因子（如 NF-κB、IRF3 或 STAT3）。

（一）趋化因子

细菌感染过程中，天然免疫系统的关键功能是触发骨髓中粒细胞的释放，并引导中性粒细胞（PMN）向感染部位迁移。宿主细胞通过 TLRs 或 NODs 识别微生物并诱导 NF-κB 依赖性的 IL-6、CXCL2（又称 MIP-2）和 CXCL8（在人类中称为 IL-8，在小鼠中称为 KC）表达，同时这些分子都可作为中性粒细胞的化学诱导剂。研究表明肝细胞在感染 1~2h 后能够分泌 CXCL2 和 CXCL8，但通过中和抗体处理后可抑制肝脏中 PMN 的浸润。在人脐静脉内皮细胞或 HEK293 细胞感染过程中，诱导分泌 CXCL8 需要胞质侵袭。

IL-6 在细菌感染 0.5~3 h 内由髓源性吞噬细胞和上皮细胞共同产生，PMN、单核细胞、巨噬细胞、T 细胞和肝细胞表面 IL-6 受体表达水平最高。早期感染中 IL-6 非常重要，如果在感染前 4 h 给予重组 IL-6 可以保护小鼠抵御细菌的侵袭。缺乏 IL-6 的小鼠对 Lm 高度敏感，且不能触发中性粒细胞从骨髓释放到血液中。炎性单核细胞和巨噬细胞通过促进具有吞噬作用的表面蛋白 CD38 的表达，响应 IL-6 信号从而加强胞吞作用。然而，Lm 可能已经进化出限制体内 IL-6 表达的机制，如内化素 InlH 可能与先天性免疫细胞相互作用，抑制脾脏和肝脏中 IL-6 的分泌。

中性粒细胞浸润后不久，趋化因子配体 CCL2、CCL3 和 CCL7 可驱动单核细胞的募集。Lm 经尾静脉感染小鼠 1~3h 后，脾脏和肝脏中产生 CCL2（也称为 MCP-1）。在相似的时间范围内，血液、肝脏和肾脏中发现 CCL7（也称为 MCP-3），且在感染 48 h 后达到峰值水平。在这些研究中，只有主动分泌 LLO 的 Lm 诱导趋化因子表达；c-di-AMP 的胞质定位是可能的刺激因素，因为 STING 缺陷小鼠产生较少的 CCL2 和 CCL7。这两种趋化因子都与单核细胞上调表达的同一受体 CCR2 结合。缺乏 CCR2 的单核细胞仍然被隔离在骨髓中，不能迁移到感染部位。$CCL2^{-/-}$ 和 $CCL7^{-/-}$ 小鼠对 Lm 感染更敏感，但两种小鼠品系均不像受体缺陷（$CCR2^{-/-}$）小鼠那样易感，证明这两种趋化因子的重叠但非冗余功能。CCL3（又称 MIP-1α）可驱动多种白细胞类型，是趋化因子 C-C 亚家族的成员，具有共同的受体 CCR5。与野生型小鼠相比，$CCL3^{-/-}$ 和 $CCR5^{-/-}$ 小鼠对细菌的清除能力都没有受损，表明在初次感染过程中，趋化因子亚家族的感知可能不是必需的，也可能很容易被其他趋化因子补偿。然而，接受抗 CCL3 抗体治疗的小鼠更容易再次感染 Lm。也有研究表明在继发性感染期间，TNF-α 介导的活性氧依赖性炎性髓样吞噬细胞杀伤 Lm 间接需要记忆 T 细胞产生的 CCL3。

（二）细胞因子

1. Ⅰ型干扰素 Lm 经胞质侵袭后诱导宿主产生Ⅰ型干扰素，包括 IFN-α 和 IFN-β。Ⅰ型干扰素主要由巨噬细胞和树突状细胞产生，Lm 感染小鼠 24 h 后，在脾脏、肝脏和肠系膜淋巴结中Ⅰ型干扰素的浓度达到峰值。此外，分泌的 IFN-α 和 IFN-β 能够与Ⅰ型干扰素受体（IFNAR）结合。在 Lm 感染骨髓源性巨噬细胞 4~8h 后，细胞中 IFN-β 分泌量增加，进一步诱导大量干扰素刺激相关基因的表达，细菌感染小鼠的血液或脾脏中也能观察到类似现象。Lm 腹腔感染缺乏 IFNAR 的小鼠 24 h 后天然免疫细胞浸润失调，PMN 数量增加，单核细胞显著减少。

Ⅰ型干扰素最初被认为是抗病毒分子，分泌适量的 IFN-α/β 可能启动针对所有细胞内病原的免疫反应。然而，细菌感染小鼠期间Ⅰ型干扰素的过量产生可促进 T 细胞凋亡、TNF-α 产生减少、IFN-γR 下调以及 IL-10 分泌增加等作用。Kernbauer 等将 Lm 通过胃内接种 IFNAR 缺陷型 C57BL/6N 小鼠发现其对细菌的抵抗力明显降低。然而，也有研究发现 IFNAR 缺陷小鼠自然饲喂 Lm 后，与野生型小鼠相比脏器中细菌载量并无明显差异。食源性 Lm 的传播导致脾脏中 IFN-β 分泌显著减少，并未表现出抑炎效应。因此，IFN-α/β 产生的净效应可能取决于局部浓度和感知细胞因子的细胞环境，而先前在脾脏中观察到强烈的Ⅰ型干扰素应答可能是静脉注射模型的假象。

Ⅲ型干扰素（IFN-λ1、IFN-λ2、IFN-λ3 和 IFN-λ4）是最近发现的一个蛋白家族，可响应不同刺激物（TLR 配体）并结合不同的Ⅰ型 IFN 受体，但可诱导相似的干扰素刺激基因的表达。Lm 感染宿主 6 h 后，肠上皮细胞诱导 IFN-λ 表达。IFN-λ 可与由 IL-28Rα 和 IL-10β 链组成的异二聚体受体结合，但与 IFNAR 不同的是，该复合物主要存在于上皮细胞或肝细胞上。鉴于 IFN-λ 受体的细胞趋向性，推测Ⅲ型干扰素是黏膜表面组织特异性天然免疫的重要组成部分。然而，由于 IFN-λ 基因中有两个基因在小鼠体内是假基因，且 IFN-λ 受体基因在小鼠肝脏中低表达，继而限制了Ⅲ型干扰素在体内作用的研究。在细胞感染过程中，胞质 Lm 分泌的 LntA 进入宿主细胞核与染色质阻遏物 BAHD1 结合以防止干扰素刺激基因的沉默。尽管细胞内细菌促进天然免疫相关基因的表达似乎难以理解，但一种可能性是 IFN 信号也可导致细胞周期停滞，延长细胞内复制生态位。

2. IFN-γ IFN-γ 又称 II 型干扰素，是清除胞内病原菌的关键细胞因子。宿主细胞感知病原微生物后，通过 IFN-γ 受体信号激活 JAK-STAT 通路并诱导数百个干扰素调节基因转录表达。其中许多基因参与天然免疫，诱导多种杀菌效应，如吞噬作用、促炎性细胞因子的分泌以及活性氧和氮中间体的产生。除了增强吞噬细胞的杀伤能力外，IFN-γ 还能增加共刺激分子 MHC 的表达，从而增强 T 细胞活化。IFN-γ 的存在可以改变特定抗原表位免疫优势并加工和递呈给 T 细胞。缺乏 IFN-γ 的小鼠对 Lm 高度敏感，IFN-γR1 受体突变的个体容易反复感染 Lm 等胞内病原体。尽管 IFN-γ 可由多种细胞类型分泌，但根据细菌感染灶的定位，相关细胞来源在整个感染过程中很可能各不相同。

3. IL-12 和 IL-23 IL-12 和 IL-23 均是早期炎症反应中关键的免疫分子，在特定环境下，IL-23 直接拮抗 IL-12 并作为关键因子调节炎症反应。IL-12 基因家族由 5 种细胞因子亚基组成：p19、p28、p35、p40 和 EBI3。这些蛋白的异二聚体复合物形成生物活性细胞因子：IL-12（p35$^+$ p40）、IL-23（p19$^+$ p35）、IL-27（p28$^+$ EBI3）和 IL-35（p35$^+$ EBI3）。吞噬细胞表面的 TLR 识别活的或热灭活的 Lm 后，产生 IL-12，进而诱导自然杀伤（natural killer，NK）细胞、NKT 细胞和记忆 CD8$^+$ T 细胞表达 IFN-γ。Lm 感染 IFN-γ 受体缺陷型小鼠 24 h 内，CD8α$^+$ DCs 产生 IL-12，诱导脾脏中 IFN-γ 应答，随后大量浸润的 Ly6C^{hi} 单核细胞成为脾脏中 IL-12 的主要生产者。尽管 IL-12 在细菌感染 12 h 内达到峰值，但 3 d 内 IL-12 水平的改变并不影响脏器中的细菌负荷。由此可见，IL-12 依赖的 IFN-γ 产生对于形成继发性炎症反应和产生 Th1 型 T 细胞至关重要。

Lm 感染吞噬细胞后也分泌 IL-23，进而促进 Th17 细胞的产生。当 IL-12 和 I 型干扰素缺乏时，IL-23 也能诱导 CD8$^+$ T 细胞丧失细胞毒性作用并开始分泌 IL-17。Lm 经尾静脉感染 p19$^{-/-}$ 小鼠（无法产生 IL-23 但产生正常水平的 IL-12），其脾脏中单核细胞浸润降低，肝脏中性粒细胞减少，导致两个器官的细菌负荷增加。也有研究报道外源性 IL-23 处理的 p19$^{-/-}$ 小鼠脾脏细胞显示 IL-12 依赖性 IFN-γ 分泌显著减少，表明 IL-23 可能直接拮抗 IL-12，可作为调节 Th1 或 Th17 型炎症反应之间转换的关键因素。

4. TNF-α TNF-α 在宿主对 Lm 的清除中至关重要，缺乏细胞因子本身或其同源受体之一（TNFR1 也称为 p55；TNFR2 也称为 p75）的小鼠对系统性或口服 Lm 感染高度敏感。TNF-α 可以由多种细胞类型产生，如巨噬细胞、TNF 及产生一氧化氮合成酶的骨髓细胞亚群（称为"TipDC"）和效应 CD8$^+$ T 细胞。Lm 感染后通过触发 MyD88 依赖的 TLR 或趋化因子 IL-6 和 CCL3 进一步诱导分泌 TNF-α。Lm 感染小鼠 24 h 后即可在脾脏中检测到 TNF-α，其浓度在第 3 天达到峰值。TNF-α 信号转导与 IFN-γ 结合可激活巨噬细胞，促进其向炎性"M1"表型转换，同时抑制"M2"表型。活化的巨噬细胞产生活性氧和诱导型一氧化氮合酶增加，增强对胞内 Lm 的杀伤。虽然 TNF-α 是启动促炎和 Th1 型免疫应答的重要细胞因子，但过量表达可能对机体有害。Murapa 等研究表明当 Lm 感染热休克因子 1 缺陷小鼠时能产生更高水平的 TNF-α，并且比野生型小鼠更易感。

5. IL-1　IL-1 是首个被定义的细胞因子，主要归因于其在感染期间诱导发热。此外，IL-1 也参与调节中性粒细胞内流、前列腺素合成和 Th17 T 细胞应答。IL-1α 在许多细胞类型中组成型表达，不需要任何额外的加工即可与 IL-1 受体（IL-1R）结合。而 IL-1β 在髓样吞噬细胞中由 CLEC5A 和 TLR2 信号诱导表达，被 Caspase-1 切割后具有活性。IL-1β 没有经典的分泌信号，目前还不清楚它如何从细胞中释放。活化的 IL-1β 可能依赖于炎性半胱天冬酶激活 Gasdermin 介导细胞焦亡时形成的膜孔释放，但也有其他相关机制。与野生型小鼠相比，在耐药 C57BL/6 背景下产生的 IL-1β$^{-/-}$ 和 IL-1R$^{-/-}$ 小鼠均未表现出细菌负荷增加或存活率下降。然而，在 BALB/c 或 SCID 小鼠等易感品系中，IL-1 抗体介导的受体阻断减少了中性粒细胞内流，从而使细菌负荷增加了 50～100 倍。因此，IL-1 可以增强宿主对李斯特菌病的先天抵抗力，但并不是细菌清除的绝对必要条件。

6. IL-10　IL-10 是一种具有多效性的免疫抑制细胞因子，可以抑制 Th1 型炎症反应。许多类型细胞在 MyD88 或 TRIF 依赖的 PRRs 识别细菌基序后可以产生 IL-10，但 IL-10 表达的下游效应取决于细胞因子分泌的时间和地点。在感染后期，分泌的 IL-10 具有重要的调节功能，以限制过度炎症引起的病理损伤。例如，γδ T 细胞产生 IL-10 防止肝脏中免疫介导的组织损伤。在缺乏 γδ T 细胞的小鼠中，一旦 Lm 被清除，分泌 TNF-α 的效应 CD8$^+$ T 细胞在肝脏中持续存在导致肝脏坏死。在感染中期 NK 细胞也开始分泌 IL-10，但在感染早期 IL-10 的大量产生似乎是宿主对 Lm 先天耐药性的基础。Pasche 等人观察到在某些小鼠品系中，感染 3 d 后血清中 IL-10 浓度的性别特异性差异与雌性对 Lm 的易感性增强有关。与成人相比，新生儿在感染 Lm 后早期血清中 IL-10 也升高，这可能有助于解释与成人相比新生儿对 Lm 的易感性增强。在新生小鼠中，巨噬细胞和树突状细胞前体均迅速产生 IL-10。

IL-10 缺陷小鼠比野生型小鼠更为耐受，在 Lm 感染 2 d 后脾脏和肝脏中的细菌载量就出现差异。研究表明调节性 B 细胞亚群是 IL-10 的主要生产者，缺乏这些 B 细胞的小鼠脾脏中细菌载量明显减少。然而，这种早期的 IL-10 反应有可能是静脉注射模型的一个假象，它导致大量细菌在接种后几分钟内全部到达脾脏。Emil Unanue 等人发现 Lm 经尾静脉注射小鼠可诱导强烈的 I 型 IFN 反应，导致大量淋巴细胞凋亡，同时脾脏中吞噬细胞分泌的 IL-10 增加，表明 IL-10 的产生对于在脾脏中创造一个增殖微环境是不可或缺的，该微环境允许 Lm 在感染的最初几天呈指数增长。相反，Pitts 等人给小鼠口服感染 Lm 后，小鼠脾脏中未出现 T 细胞死亡的增加或 IL-10 分泌的增强，即使脾脏中的细菌载量与尾静脉感染途径相似，这表明口服途径下，Lm 在到达脾脏之前遇到几个瓶颈，并不触发吞噬细胞和 B 细胞快速产生 IL-10。此外，需要进一步的工作来确定在易感小鼠或人类自然食源性传播后，IL-10 的快速产生是否与年龄或性别有关。

（三）激活补体系统

补体系统是存在于血液和其他体液中可溶性蛋白质的复杂网络。补体级联反应的激活可以通过 3 种方式促进对 Lm 的先天性免疫应答：①通过生成过敏毒素 C3a 和 C5a，这是 PMN 的强化学诱导剂；②通过生成调理素 C3b 促进吞噬细胞对微生物的内化；③通过 C5b-9 膜攻击复合物直接杀伤病原体。Lm 等革兰氏阳性菌细胞壁较厚的肽聚糖层可以阻止 C5b-9 蛋白的插入，因此其对膜攻击复合物的裂解具有一定的抵抗力。然而，Lm 的细胞壁部分成分有可能通过替代途径激活补体，如果李斯特菌特异性抗体与细菌结合，经典途径也会被激活，导致产生许多裂解产物，包括 C3a、C3b 和 C5a。

在李斯特菌感染过程中研究最广泛的补体机制是促进髓样吞噬细胞的摄取。在小鼠血清中，富含 C3b 的细菌很容易被表达补体受体 CR3 的细胞摄取。CR3 介导的内化常发生在活化的巨噬细胞中，促进对细菌的杀伤能力。Lm 以亚致死剂量感染 CR3 特异性抗体预处理后的小鼠，各脏器中细菌载量增加并导致死亡。组织驻留的吞噬细胞如肝脏中的 Kupffer 细胞通常很少表达 CR3，但却表达丰富的免疫球蛋白超家族的补体受体（CRIg）。CRIg 结合 C3b 和 iC3b 片段介导血液中有害粒子的清除。CRIg 信号可促进巨噬细胞和一些 DC 的快速吞噬作用，并诱导随后自噬体的形成。因此，Lm 即使能从这些细胞的吞噬空泡中逃逸也可能被自噬杀死。事实上，Lm 感染 CRIg 缺陷型小鼠后其血液中循环的细菌相比野生型小鼠增加了 100 倍。

C3a 和 C5a 片段也可以通过替代途径激活后形成，尤其是在髓源性细胞（单核细胞、巨噬细胞、DC、中性粒细胞、嗜碱性粒细胞和嗜酸性粒细胞）中。C57BL/6 小鼠在缺乏这两种受体后对 Lm 更易感，具体表现为细菌载量升高、存活率降低。在缺乏补体 C5 组分的 A/J 小鼠对 Lm 也显示出一定的易感性。此外，Verschoor 等人发现补体在 Lm 感染中新的功能，C3 调理的 Lm 与血小板相关，它们与 CD8α+ DC 在脾脏中共定位。在肝脏中，Kupffer 细胞能够通过 CRIg 识别血小板结合细菌。由此可见，补体和血小板依赖性的清除机制速度远不如吞噬细胞利用清道夫受体介导细菌摄取的速度快。

三、天然免疫细胞

（一）中性粒细胞

中性粒细胞（neutrophils，PMNs）源于骨髓，胞质内含有髓过氧化物酶、酸性磷酸酶、吞噬素、溶菌酶等，与细胞的吞噬和消化功能有关。此外，PMNs 还具有很强的趋化作用，在 Lm 感染小鼠过程中，PMNs 下调保留在骨髓中受体 CXCR4 的表达，上调受体 CXCR2 的表达，CXCR2 可以感知趋化因子 CXCL1 和 CXCL2。C57BL/6 小鼠尾静脉接种该致病菌 30 min 后，血液循环中的 PMNs 就开始浸润被 Lm 感染的肝脏，并在感染 4 h 后达到峰值。PMNs 的快速招募部分依赖于甲酰肽受体（FPRs）。小鼠中性粒细胞对 fMet-Leu-Phe 的亲和力较低，原型甲酰化肽通常用于刺激人类中性粒细胞。然而，小鼠中性粒细胞对 Lm 中其他 N-甲酰化肽具有较强的亲和力。因此，尽管白三烯 B4 和补体成分 C5a 也可能在 PMNs 招募中发挥作用，但 Lm 蛋白 N 端的甲酰化肽驱动了 PMNs 向肝脏中的早期募集。感染早期 PMNs 在吞噬和杀伤细菌方面发挥重要作用，当用 Ly6G 特异性单克隆抗体（1A8）耗竭 PMNs 后，导致肝脏中 Lm 负荷增加。Lm 并不是一种专性的细胞内病原菌，但侵入宿主细胞并在细胞间扩散以避免细胞外免疫防御的能力被认为是感染哺乳动物宿主过程中的首要毒力策略。然而，在任何给定的时间点，组织中也存在大量的细胞外细菌，PMNs 在细菌还未进入细胞建立内化侵袭前直接将其杀死是限制 Lm 指数复制的关键。Pitts 等研究表明在易感 BALB/c 小鼠或耐药 C57BL/6 小鼠中，PMNs 利用氧化和非氧化机制杀死血清调理的 Lm 并无本质区别，但产生的细胞外超氧化物歧化酶水平似乎影响 PMNs 杀伤胞内细菌的能力。此外，PMNs 也参与早期感染中细胞因子应答，在 Lm 入侵小鼠 18 h 后脾脏中的一个中性粒细胞亚群可分泌 IFN-γ 来限制感染。中性粒细胞的耗竭可降低 CD8$^+$ T 细胞的活化，表明 PMNs 可作为抗原的来源被 CD8α$^+$ DC 交叉递呈。由此可见，中性粒细胞参与天然免疫并调节不同免疫细胞类型，在感染初期发挥重要作用。

（二）单核细胞

单核细胞在早期被认为是血液循环中组织巨噬细胞的前体，目前单核细胞有几种亚型，在细胞感染过程同时发挥免疫调节和抗菌功能。单核细胞的一种调节功能是抑制 PMNs 的过度激活以防止组织损伤增加。Boyartchuk 等研究显示 Lm 感染 24 h 后，易感 BALB/c 小鼠肝脏出现明显的中性粒细胞浸润，但耐受型 C57BL/6 小鼠的感染病灶被单核细胞包围。利用 anti-CR3b 抗体处理后，在肝脏中单核细胞不能形成肉芽肿样病灶且 Lm 负荷增加。Velásquez 等通过多光子活体显微镜观察显示，感染 3 d 后，肝脏中 Lm 病灶不再充血，但单核细胞仍能进入病灶，而其他细胞类型仅聚焦在周围。这些结果表明单核细胞的募集在消除炎症的过程中是非常重要的。

单核细胞在李斯特菌感染过程中分化为产生诱导型 NO 合酶（iNOS）和 TNF-α 的炎性单核细胞（CD11b$^+$Ly6C^{hi}）。炎性单核细胞表达高水平的趋化因子受体 CCR2，并在感染期间从骨髓中释放，以响应血液中的 CCL2、CCL7 和 CCL12。CCR2 缺陷小鼠在原发感染 Lm 期间更易感，并且产生的 TNF-α 和 iNOS 也较少。Shi 等研究表明炎性单核细胞从血液募集并转运到肝脏感染灶与趋化因子无关，而是依赖于与感染部位附近诱导的 CD11b、CD44 和 ICAM-1 的相互作用。STING 缺陷小鼠感染 Lm 时，血清中 CCL2 和 CCL12 蛋白水平降低，导致单核细胞向肝脏而不是脾脏的迁移减少。在脾脏中，Ly6C^{hi} 单核细胞的有效募集部分依赖于与 CX3CR1 的相互作用。随着感染的进行，单核细胞募集减少，可能是由于 NK 细胞产生的 IL-10 的负反馈调节。尽管先前研究中仅对少量表面标记细胞进行了研究，但单核细胞和单核细胞来源的效应细胞均具有清除 Lm 的功能。此外，单核细胞在细菌感染过程中的另一种功能可能是将微生物从身体的一个部位转运到另一个部位。已有研究表明一些单核细胞亚群可以通过组织迁移，并将抗原转运至引流淋巴结，而不会分化为组织驻留细胞。由此可见，单核细胞似乎是先天性免疫应答过程中与 Lm 相互作用的主要细胞类型。

（三）巨噬细胞

单核细胞来源和组织驻留的巨噬细胞都参与宿主对 Lm 的早期先天性免疫应答。常驻巨噬细胞被认为来源于发育过程组织中的胚胎祖细胞。它们有特定组织的特征，并在宿主的整个生命周期中自我更新。尽管单核细胞源性细胞在一定程度上可以获得组织常驻细胞的特性仍存在争议，但常驻巨噬细胞在表型和功能上与脾脏或淋巴结中发现的单核细胞来源的巨噬细胞不同。目前已在体外使用转化细胞系（如 J774 或 RAW264.7）或骨髓源巨噬细胞探究了 Lm 与巨噬细胞的相互作用。

随着天然免疫对感染的应答和高水平促炎因子的产生，巨噬细胞被活化并诱导对 Lm 的杀伤。在 IFN-γ 预处理的巨噬细胞中，Lm 在吞噬泡内被破坏从而无法逃逸到宿主细胞质中。然而，在继发感染期间，记忆性 T 细胞可以快速产生 CCL3，从而诱导吞噬细胞产生高水平的 TNF-α 和活性氧，并且不需要活性氮中间体。上皮细胞或中性粒细胞产生的抗菌肽也有助于巨噬细胞吞噬体杀伤 Lm，如吞噬过程中胞外 α-防御素进入细胞阻断 Lm 逃离吞噬体，限制巨噬细胞中 Lm 的增殖。脾脏边缘区的两种类型巨噬细胞（如高吞噬性 CD209b+ 边缘区巨噬细胞和 CD169+ 边缘嗜金属巨噬细胞）最先吞噬细菌，这两个细胞群似乎都限制了 Lm 在细胞内的生长。在边缘区之外，大多数巨噬细胞类似于单核细胞来源的 CD64+/F4/80+ 细胞，这些细胞很可能代表了脾脏中主要的细胞内生长微环境。在肝脏中，组织驻留的 Kupffer 细胞也能捕获血液中循环的 Lm，对于限制该菌在肝脏中的早期复制至关重要，但其机制可能不涉及细菌的内化。Gregory 等人提示 Lm 不侵入 Kupffer 细胞，但中性粒细胞在肝脏募集并杀死胞外黏附的细菌。最近，Blériot 证实暴露于 Lm 的 Kupffer 细胞通过坏死迅速死亡，触发 Th1 型炎症反应，募集单核细胞到感染的肝脏。肝脏中也存在不同于 Kupffer 细胞的 CX3CR1hi Tim4− 巨噬细胞群，这些细胞在肝脏内壁"巡逻"，可吞噬任何可能从腹腔播散的细菌。与其他组织一样，肠道也有特殊的巨噬细胞亚群，位于固有层或外肌层以及 CX3CR1int 髓样吞噬细胞群，称为 MPs，似乎具有功能可塑性。Disson 等人认为 InlA 依赖的肠道黏膜侵袭在免疫学上是"沉默的"，而通过 M 细胞的摄取可触发 CX3CR1int 髓样吞噬细胞产生 IL-23。如果 Lm 侵入大脑，它们会遇到被称为小胶质细胞的特殊驻留巨噬细胞。小胶质细胞允许 Lm 的细胞内复制，感染诱导 TNF-α 的高水平表达，但脑中其他炎症反应会受到抑制。

（四）DC 细胞

传统的 DC 细胞（conventional DCs，cDCs）来源于专一的骨髓前体，依赖于转录因子 Batf3 和生长因子 Flt3 配体使其最终分化。单核细胞也能分化出类似的 cDCs（如 CD11c+ 细胞），但关于单核细胞衍生细胞的命名仍存在争议。DCs 和巨噬细胞都能表达共刺激分子来激活幼稚 T 细胞应答，二者可以处理并递呈与 MHC-Ⅰ 或 MHC-Ⅱ 结合的多肽抗原，但 DCs 被认为是刺激初始 T 细胞应答的主要细胞类型。Waite 等研究发现 CD11c+ 细胞主动向细菌延伸树突，与 Lm 共定位。感染 9 h 后，Lm 相关的 DC 从脾脏边缘区向小动脉周围鞘移动。Verschoor 等研究表明与血流中血小板相关的 C3 调理的细菌是脾脏中 CD8α^+ cDC 优先靶向的微生物。与 cDC 的结合似乎是细菌在脾脏定植的关键步骤，因为去除 DC 的小鼠在感染 Lm 24 h、48 h 和 72 h 后的细菌负荷显著降低。Edelson 等发现在缺乏 CD8α^+ CD103$^+$ cDCs 的 Batf3 缺陷小鼠中，Lm 无法移动到脾脏白髓，表明留在边缘区的细菌很容易被巨噬细胞清除，并且在 cDC 将细菌转移至脾脏白髓之前，Lm 不呈指数级增长。DC 一旦存在，就会与脾脏中 T 细胞和 B 细胞区边缘的 T 细胞形成簇。Muraille 等人将热灭活的 Lm 通过尾静脉注射到小鼠体内，发现细菌被脾脏迅速过滤，但仍保留在边缘区和红髓，表明 DC 的主动侵袭和细菌的胞质逃逸可能是转运至白髓所必需的。不同研究表明很少有 DC 中含有活的胞内 Lm。然而，细菌感染后，小鼠的 MLN 中分离出 CD103$^+$ 和 CD103$^-$ cDC，随着时间的推移，庆大霉素耐药菌没有增加，相反，感染 8 h 后，细胞内活的 Lm 数量减少。在另一项研究中也发现 Lm 不能从骨髓来源的 CD11c^{hi} 细胞的吞噬体中逃逸。Lm 一旦达到脾脏白髓就开始指数增长，可能由于细胞内 Lm 可以从感染的 cDC 细胞中逃逸，或者可能是只有 DC 转运的细胞外细菌才能在白髓中复制。cDC 在"交叉启动"T 细胞方面比巨噬细胞更有效，在这个过程中死亡或濒死的细胞被吞噬，这些细胞内包含的抗原被处理并递呈给 T 细胞。因此，即使 cDC 本身不能被活菌有效感染，但 cDC 可以启动 T 细胞识别 Lm 表达的分泌或非分泌蛋白的表位。所有专职的抗原递呈细胞（包括 DCs）都可通过 DC 上表达的共刺激分子 CD40 和 T 细胞上表达的 CD40 配体（CD40L 或 CD154）之间的相互作用被辅助 CD4$^+$ T 细胞激活。然而，在 Lm 感染情况下，通过接触微生物相关分子模式（MAMP）直接激活 cDC 是足够的，不需要辅助 CD4$^+$ T 细胞刺激 cDC 启动 CD8$^+$ T 细胞反应。脾脏树突状细胞的共刺激分子表达达到峰值发生在 Lm 经尾静脉感染小鼠的 24～48 h 后。活化的 cDC 也可产生 IL-12、IL-18 等细胞因子促进宿主对细菌的清除。

（五）NK 细胞

活化的 NK 细胞能够分泌 IFN-γ 并直接裂解被感染的细胞，在机体抵御多种病原微生物的感染中发挥重要作用。Lm 分泌的自溶素 p60 通过与被感染 DC 接触和分泌的 IL-18 感知的机制间接促进 NK 细胞活化。很多研究表明在李斯特菌感染过程中，NK 细胞是宿主早期 IFN-γ 的主要来源。Perona Wright 等研究表明，在 Lm 或其他病原微生物引起全身系统性疾病过程中，NK 细胞具有重要的调节功能。在 IL-10 报告小鼠实验中，外周血循环的大约 80% NK 细胞在 Lm 感染后 4 d 开始表达 IL-10。此外，大多数 NK 细胞在感染较早期停止分泌 IFN-γ，反而开始分泌 IL-10。IL-10 缺陷小鼠中 NK 细胞的耗竭对脏器中细菌负荷没有影响，表明 NK 介导的易感性是由于这种免疫抑制细胞因子的分泌，而并非缺乏免疫刺激因子 IFN-γ。缺乏 NK 细胞的小鼠在感染细菌 24 h 后，血清中 IFN-γ 水平显著降低；然而，在感染前几天，有多种其他类型细胞可被诱导分泌 IFN-γ。早期 IFN-γ 水平在不同品系小鼠之间存在差异，与 NK 细胞产生的 IL-10 水平相比，这些其他类型细胞产生 IFN-γ 的平衡很可能在决定宿主对病原菌的易感性中发挥关键作用。

（六）淋巴细胞

在 Lm 感染中，两组不同的淋巴样细胞以抗原非依赖的方式产生免疫应答。第一组 T 淋巴细胞在没有遇到 T 细胞受体（TCR）识别的特异性抗原情况下获得记忆表型。第二组被称为天然淋巴细胞（ILCs），是在淋巴和非淋巴组织中发现的组织驻留细胞，与淋巴细胞相似但不表达功能性 T 细胞或 B 细胞受体。

记忆 T 细胞表达高水平的表面标记物 CD44 和 CD122，但它们都被发现于幼年甚至无菌动物中，这些动物之前没有暴露于已知的特定抗原下。Lm 感染后，T 细胞胞质中产生 IL-12 和 IL-18，用于活化 T 细胞并快速分泌 IFN-γ。Bou-Ghanem 等发现 85％的献血者血液中都有记忆型的 T 细胞，其与 Lm 共培养后能够快速产生 IFN-γ。高水平的 IFN-γ 通过激活吞噬细胞杀死内化的 Lm 来清除感染。然而，持续存在的先天性 T 细胞产生的 IFN-γ 能够刺激初始 T 细胞中程序性死亡配体-1 来促使其持续增殖。

ILC 分为三类：ILC1、ILC2 和 ILC3，通过暴露于 MAMP 和宿主细胞胞质释放的"危险"信号而被激活，并通过分泌特定细胞因子帮助协调先天免疫反应。当 Lm 通过肠道中的特殊 M 细胞移位触发 ILC3 分泌 IL-17，并诱导 ILC2 分泌 IL-22 时，这两种细胞因子同时存在能诱导间充质干细胞表达 IL-11。IL-11 在系统性李斯特菌病中没有显著作用，但在小肠环境中加入这种细胞因子引起上皮反应，从而降低可接触的 E-钙黏蛋白表达。由此可见，M 细胞和 ILCs 细胞共同提供哨兵功能，最终防止 Lm 在肠绒毛中的进一步侵袭。

NKT 细胞是 T 细胞的一个小亚群，参与 Lm 感染过程中的天然免疫应答，具有 NK 细胞和 T 细胞特征。与记忆性 T 细胞相似，NKT 细胞在 Lm 感染中也是分泌 IFN-γ 的重要来源。NKT 细胞可以表达 CD8，因此很可能被错误鉴定为 CD8$^+$ T 细胞。Lee 等研究表明 TNF-α 激活 NKT 细胞分泌 IFN-γ，从而引起 CD8α$^+$ cDC 分泌 IL-12。IL-12、IL-15 和 IL-18 都参与 NK 细胞和 NKT 细胞的激活。

（七）肥大细胞

肥大细胞是富含分泌颗粒的粒细胞，在过敏反应中的作用最为突出。肥大细胞可以被多种刺激物激活，导致脱颗粒和局部产生趋化因子和细胞因子，这可能有利于早期李斯特菌病期间 PMNs 的动员。研究显示 c-kit 特异性抗体介导的肥大细胞耗竭导致细菌感染后细菌负荷增加，小鼠脾脏和肝脏中 PMNs 浸润显著降低。肥大细胞也是体内 IL-6 的主要生产者并可能直接参与对 CD8$^+$ T 细胞的抗原递呈。在体外 HMC-1 细胞研究中发现 Lm 以 LLO 依赖方式激活肥大细胞。虽然细菌不容易被 HMC-1 细胞内化，但感染可引起活性氧的暴发和胞外 DNA 的释放。由此可见，肥大细胞在抗 Lm 天然免疫中也同样发挥重要作用。

第三节 宿主抗感染的获得性免疫

单核细胞增生李斯特菌作为食源性致病菌，主要通过污染的食物经胃肠道引起感染，侵入肠上皮细胞后被单核巨噬细胞吞噬，并随其扩散到局部淋巴结，最后到达内脏器官。Lm侵入机体后可以在专职和非专职吞噬细胞（肝细胞、内皮细胞、成纤维细胞、上皮细胞等）内存活并繁殖。其胞内感染的过程包括内化、逃离吞噬囊泡、肌动蛋白聚集、细胞间传播。Lm通过细胞间的直接扩散逃避宿主体液免疫应答。宿主感染病灶部位炎性单核细胞的募集与IL-12、IL-18、IFN-γ和TNF-α的激活产生对于控制李斯特菌早期感染有关键作用，同时CD8+ T细胞、CD4+ T细胞、γδ T细胞和其相应的记忆细胞协同作用，为抗李斯特菌感染提供免疫保护。

一、细胞免疫

（一）细胞免疫在抵抗李斯特菌感染中的作用

基于李斯特菌小鼠感染模型研究表明，宿主对抗李斯特菌的感染需要一系列先天免疫细胞参与，包括中性粒细胞、巨噬细胞和NK细胞等。这些先天免疫细胞可以产生IFN-γ和TNF-α等促炎细胞因子，在宿主早期清除李斯特菌及抗感染中发挥重要作用。此外，除天然免疫外，机体有效的保护性免疫高度依赖于CD4+ T细胞和CD8+ T细胞产生的免疫记忆效应，在彻底消灭病原体及防止再次感染中起关键作用。

Mackaness首先发现细胞免疫能保护机体抵抗李斯特菌的感染，这种免疫力可通过转移淋巴细胞获得，转移感染或免疫的动物血清则无效。李斯特菌作为一种兼性胞内菌，除了能刺激MHC-Ⅱ类CD4+ T细胞外，还可通过MHC-Ⅰ类抗原递呈途径诱发MHC-Ⅰ类限制的CD8+ T细胞应答。正是由于CD4+ T细胞激活的巨噬细胞和CD8+ CTL协同作用产生的细胞免疫效应，才使得体内的李斯特菌得以彻底清除。

Lm利用ActA肌动蛋白在宿主细胞间传播，以逃避细胞外环境的杀伤，因此CD8+ T细胞是清除该菌所需的关键淋巴细胞亚群。CD4+ T细胞和B细胞主要起辅助作用，可有效诱导记忆细胞生成树突状细胞、巨噬细胞等抗原递呈细胞介导上述过程并参与抗感染。Lm可激活多种宿主细胞死亡途径，包括细胞坏死、细胞凋亡和细胞焦亡等，但与大多数胞内病原菌一样，Lm已经进化出一系列策略，可最大限度减少宿主细胞死亡以促进其在体内的定植。高毒力菌株依赖于表面蛋白InlB通过c-Met-PI3Kα-FLIP保护受感染的单核细胞免受Fas介导的CD8+ T细胞杀伤，延长了该细胞的半衰期，从而有利于Lm在宿主内的持续存在以及向中枢神经系统的进一步侵袭。

（二）李斯特菌抗原的处理与递呈

1. 抗原递呈 抗原被抗原递呈细胞（APC）摄取，加工后以免疫原性肽的形式呈现于递呈细胞表面，最终被免疫细胞识别的过程称为抗原递呈。抗原递呈过程是获得性免疫反应的起始阶段，该过程涉及从抗原被递呈细胞摄取并消化成免疫原性肽，随后以 MHC-肽复合物的形式呈现于细胞表面，通过 TCR 激活 T 细胞，直至触发免疫应答的复杂过程。

（1）MHC-Ⅰ分子　MHC-Ⅰ类分子具有一个两段闭合的结合沟，因而它们所递呈的抗原肽必须与沟匹配并落在沟内。在所有真核细胞中，胞质蛋白被蛋白酶体切割成 8～11 个氨基酸大小的多肽分子，经 TAP 转运体运输到内质网，与新合成的 MHC-Ⅰa 蛋白的结合沟结合，然后易位到细胞表面。单核细胞增生李斯特菌作为胞内病原菌，能成功入侵多种类型细胞的胞质中，随后其分泌的任何蛋白质均能被 MHC-Ⅰa 类分子加工和递呈。BALB/c 小鼠表达 3 种 MHC-Ⅰa 蛋白（Kd、Dd 和 Ld），但 CD8$^+$ T 细胞识别的大多数表位似乎由 Kd 分子递呈。Lm 感染 BALB/c 小鼠期间诱导 Kd 限制性 T 细胞增殖的免疫显性表位来源于 LLO 的肽段（LLO$_{91\sim99}$），此外其他亚优势表位包括 p60$_{217\sim225}$、p60$_{449\sim457}$、p60$_{476\sim484}$ 和 MPL$_{84\sim92}$。

尽管在 T 细胞发育过程中，MHC-Ⅰa 缺陷小鼠的大多数 CD8$^+$ T 细胞在胸腺中被耗竭，但其仍可抵抗 Lm 的感染，表明 MHC-Ⅰb 限制性 CD8$^+$ T 细胞也可介导宿主对该致病菌的完全清除。与经典 MHC-Ⅰ不同，MHC-Ⅰb 蛋白在细胞表面表达水平相对较低，仅在一些组织中发现。李斯特菌病过程中最具特征性的 MHC-Ⅰb 分子是 M3，其在稳态下与线粒体蛋白衍生的短 N-甲酰化肽结合，或在感染过程中与甲酰化蛋氨酸启动的细菌蛋白 N 末端结合。目前在 Lm 感染中已知的由 M3 递呈的 3 种肽段分别为：fMIVIL、fMIGWII 和 fMIVTLF。LmΔfmt 缺失株感染不刺激 M3 限制性 T 细胞，但其免疫 MHC-Ⅰa 缺陷型小鼠后仍能提供针对 Lm 感染的保护性免疫。此外，Lm 感染 MHC-Ⅰa 和 M3 双缺陷型小鼠后，其 CD8$^+$ T 细胞同样具有保护作用。这些结果表明在 Lm 感染过程中还有其他 MHC-Ⅰb 蛋白可以激活幼稚 CD8$^+$ T 细胞。现已证明候选物 Qa-1 可与来源于李斯特菌的多肽结合并将其递呈。虽然在人类中并未发现 M3 和 Qa-1 的同系物，但人类的 CD1 分子亚型更为多样。因此，在这两个物种中均存在多种类型的 MHC-Ⅰb 限制性 T 细胞以应对微生物的感染。

（2）MHC-Ⅱ分子　MHC-Ⅱ蛋白仅由巨噬细胞、树突状细胞、B 细胞等专职 APC 表达，可结合来源于吞噬泡中加工的细胞外 13～25 个氨基酸大小的长肽抗原，其细胞表面表达水平通常在感染过程中增加。在 H-2k 单倍型小鼠中鉴定到的第一个来源于 Lm 与 MHC-Ⅱ结合的抗原表位是 LLO$_{215\sim226}$，而在 BALB/c（H-2d）小鼠中为 p60$_{301\sim312}$。一项特异性靶向这两种蛋白抗原研究在 BALB/c 小鼠中发现了 6 个额外的 CD4 表位，而在 C57BL/6（H-2b）小鼠中发现 5 个表位。在两种小鼠品系中，来源于 LLO 的多肽似乎都具有免疫原性，但 LLO 本身是一种溶血素，能够引起 APC 的细胞毒性；Carrero 等人研究发现毒性降低的 LLO 突变体仍然保留了较高的免疫原性。除 LLO 和 p60 外，最近一项研究表明 Lm 感染细胞呈现的 CD4 表位库具有多样性。Graham 等通过免疫共沉淀结合蛋白组学方法鉴定了 48 种 MHC-Ⅱ分子结合的 Lm 多肽。其中，大部分 Lm 抗原是分泌蛋白或细胞壁表面蛋白，与

MHC-Ⅰa 递呈的抗原相似。

2. 抗原递呈细胞 T 细胞只能识别由 MHC 分子递呈的同源抗原,从而激活 CTL 和 Th 细胞以行使其功能。目前,具备递呈功能的细胞仅有三类:激活的巨噬细胞、激活的树突状细胞和激活的 B 细胞。

(1) 巨噬细胞 巨噬细胞是守卫机体暴露于外界部位的哨兵细胞,主要通过产生活性氧 (ROS) 和促炎细胞因子抵御病原微生物的感染。巨噬细胞只有被促炎细胞因子如 IFN-γ 等激活后,才能表达高水平的 MHC 和共刺激分子,发挥其抗原递呈功能。单核细胞增生李斯特菌被巨噬细胞识别和吞噬后,巨噬细胞中的 NADPH 氧化酶和双重氧化酶随即诱导其他细胞和组织产生 ROS,ROS 通过激活与炎症反应相关的信号通路直接或间接杀死被吞噬的 Lm,以响应胞内感染。研究发现 FAF1(Fas 相关因子 1)是 Fas 死亡诱导信号复合体的成员,可直接与 p67phox 相互作用,从而增加吞噬细胞内 NADPH 氧化酶复合物的活性,促进 ROS 的产生并激活 NF-κB 信号通路、炎症反应和对 Lm 的抗菌活性。最终巨噬细胞被激活,通过 MHC-Ⅰ 途径(细胞质的细菌)和 MHC-Ⅱ 途径(吞噬空泡内被杀死的细菌)递呈细菌蛋白的肽表位抗原,从而响应 Lm 感染并将细菌清除。

(2) 树突状细胞 树突状细胞(DC)在机体抵抗 Lm 等多种胞内病原菌感染过程中发挥重要作用,是连接先天性免疫与适应性免疫的纽带。DC 可协调先天免疫细胞(如单核细胞和 NK 细胞),并与其他 APC 一起启动 T 细胞对 Lm 的免疫应答。Lm 最初可以侵入单核细胞、巨噬细胞和中性粒细胞触发先天免疫反应,这些受感染的细胞内抗原随后被 DCs 识别,再通过 $CD8\alpha^+$ DCs 交叉递呈而激活 $CD8^+$ T 细胞。小鼠感染模型研究表明,参与抗 Lm 感染的主要细胞亚群是 $CD8\alpha^+$ DC、$CD103^+$ DC、浆细胞样 DC(pDC)和 Tip DC。

① $CD8\alpha^+$ DC 在小鼠中,$CD8\alpha^+$ DC 在抗原交叉递呈方面相对高效,这是一个从吞噬途径(有时来自死亡细胞裂解)衍生的外源蛋白质被处理并通过 MHC-Ⅰ 类分子递呈给 $CD8^+$ T 细胞的过程。Lm 对 $CD8\alpha^+$ DC 的感染是动脉周围淋巴鞘(PALS)中细菌增殖暴发的关键环节。DC 特异性磷酸酶 Pten 缺失增加了脾脏 $CD8a^+$ DC 数量,进而导致小鼠对 Lm 的易感性增加,PALS 内的细菌增多,且缺乏 $CD8a^+$ DC 特异性趋化因子受体 Xcr1 的小鼠出现 $CD8^+$ T 细胞启动缺陷,表明 $CD8a^+$ DC 在 Lm 感染期间是特别有效的 APC。IL-12 通过诱导 IFN-γ 而成为抵抗 Lm 感染的关键细胞因子,单核细胞衍生 DC 主要依赖 MyD88 信号通路产生 IL-12。

② $CD103^+$ DC 口腔感染后,Lm 侵入肠道上皮细胞并扩散到引流肠系膜淋巴结 (MLN),这是 T 细胞启动以响应肠道病原体的主要部位。肠道 $CD103^+$ DC 和单核吞噬细胞 (MP) 可以从管腔中捕获抗原并以 C-X₃-C 基序趋化因子受体 1(CX₃CR1)和 CC 基序趋化因子受体 7(CCR7)依赖性方式迁移到 MLN。$CD103^+$ DC 迁移到肠上皮淋巴细胞以响应肠道病原体感染,也可捕获肠腔中的细菌,或通过杯状细胞相关抗原通道从小肠杯状细胞中获得低分子质量可溶性管腔抗原。$CD103^+$ DC 在 Lm 通过口腔黏膜侵入感染后,激活初始 T 细胞并产生肠道嗜性 $CD8^+$ T 细胞。

③ pDC　pDC 可以通过 TLR7 和 TLR9 识别病毒核酸，是多种病毒感染期间 I 型干扰素生成的主要来源。但与 I 型 IFN 的保护性抗病毒作用相反，在 Lm 感染期间 pDC 产生的内源性 I 型 IFN 导致宿主对 Lm 的易感性增加，因此 I 型 IFN 受体缺陷型小鼠对李斯特菌感染具有高度抗性。

④ Tip DC　炎性 DC 由活化的 $Ly6C^+$ 单核细胞发育而来，通常在 TLR 参与和 IFN-γ 刺激的情况下产生。对 Lm 的先天防御依赖于典型的炎性 DC（Tip DC），其由 TNF-α 和诱导型一氧化氮合酶（iNOS）诱导产生。I 型 IFN 主要由 Tip DC 产生，其中 IFN-β 是介导宿主抗 Lm 感染的关键细胞因子。

（3）B 细胞　初始 B 细胞仅表达低水平的 MHC 分子，不擅长抗原递呈，但在感染的后期或继发感染过程中，初始 B 细胞被激活，表达高水平的 MHC 分子，发挥抗原递呈功能。CD40 活化的 B 细胞可以直接将抗原递呈给初始 $CD8^+$ T 细胞，从而分泌细胞因子以杀死靶细胞和控制 Lm 感染后效应因子的产生。

（三）李斯特菌与 T 细胞亚群

1. $CD8^+$ T 细胞　单核细胞增生李斯特菌作为一种兼性胞内菌，可在 MHC-II 阳性专职巨噬细胞和 MHC-II 阴性非专职巨噬细胞中增殖，但非专职巨噬细胞不能将其清除，体内 Lm 的清除依赖于 MHC-I 限制性 $CD8^+$ T 细胞。$CD8^+$ T 细胞的重要作用已在许多实验中得到证实：抗 Lm 的特异性免疫可通过在体外或体内转移 $CD8^+$ T 细胞获得；特异性抗体处理使 $CD8^+$ T 细胞耗竭可增加小鼠对 Lm 初次和再次感染的易感性；与缺失 $CD4^+$ T 细胞相比，小鼠缺失 $CD8^+$ T 细胞对 Lm 更敏感。胞内 Lm 可将抗原释放到细胞质中，通过 APC 细胞刺激激活 $CD8^+$ CTL。Harty 认为 $CD8^+$ T 细胞在抗 Lm 感染中比 $CD4^+$ T 细胞更为重要，并且 $CD8^+$ T 细胞的保护性免疫不能被 IFN-γ 单克隆抗体阻断，因此 $CD8^+$ T 细胞的主要作用是靶向裂解被感染的宿主细胞，但这些作用机制还不明确。现已知 $CD8^+$ T 细胞介导的细胞毒作用有 3 种不同途径：Fas-FasL 介导的细胞凋亡、TNF-α 依赖性细胞凋亡和颗粒胞吐作用。在李斯特菌感染早期，大部分应答的抗原特异性 $CD8^+$ T 细胞具有裂解靶细胞的能力；然而，在 T 细胞扩增高峰期，只有约 50% 的细胞具有细胞毒性，这可能是限制宿主组织损伤的反馈机制。

Lm 经尾静脉接种小鼠 24 h 后，大多数细菌定植于脾脏的 T 细胞区，从而激活 T 细胞免疫。研究表明小鼠在感染 24 h 后用抗生素清除体内增殖的 Lm，检测 $CD8^+$ T 细胞的反应动力学与健康小鼠没有明显差异。尽管表达多种不同 TCR 的 T 细胞几乎都在这个阶段被激活，但只有具有高亲和力抗原肽-MHC 复合物的 T 细胞显著增殖。Lm 感染后引起宿主特异性 $CD8^+$ T 细胞增殖，初始细胞体积增大，下调表达 L-选择素（CD62L），并上调表达 CD11a、PD-1 和 CD69。高剂量 Lm 经尾静脉注射 BALB/c 小鼠 7 d 后，脾脏中大约 30% 的 $CD8^+$ T 细胞被激活，而在 CD11a 缺陷型小鼠中，Lm 感染后初级 $CD8^+$ T 细胞应答大幅降低。

Lm 特异性 CD8$^+$ T 细胞在感染 3～4 d 后增加至可检测水平，但 MHC-Ⅰa 限制性 CD8$^+$ T 细胞应答的峰值通常发生在尾静脉感染后 7～8 d。相比之下，M3 限制性 T 细胞的峰值产生更快，通常在感染后 5d 内出现，可能因为 T 细胞在胸腺中通过识别 M3 进行正向选择，成为部分激活的初始细胞。M3 限制性 T 细胞达到峰值的时间表明它们具有连接先天免疫和获得性免疫的过渡作用。Xu 等人研究表明，M3 限制性 T 细胞具有非冗余功能，不能被经典限制性（MHC-Ⅰa）CD8$^+$ T 细胞所补偿。M3 限制性 T 细胞分泌的早期细胞因子可能有助于 cDCs 的成熟，但目前对口服感染 Lm 后引起的 CD8$^+$ T 细胞应答的启动知之甚少。

大多数研究聚焦于主要组织相容性复合体 MHC-Ⅰa 类（H2-K）限制性 CD8$^+$ T 细胞，另一群 CD8$^+$ T 细胞可识别由非经典 MHC-Ⅰb 类分子递呈的细菌衍生的 N-甲酰化肽-H2-M3 从而有助于抗 Lm 感染。H2-M3 限制性 CD8$^+$ T 细胞能够形成独特的非经典 CD8$^+$ T 细胞群，其主要作用是在原发感染早期提供免疫保护，从而有足够的时间诱导具有长期保护性的 H2-K 限制性 CD8$^+$ T 细胞。然而，尚未有研究报道口服感染 Lm 后是否能诱导 H2-M3 限制性 CD8$^+$ T 细胞。

CD8$^+$ T 细胞对 Lm 感染的免疫应答主要通过几个阶段进行，树突状细胞识别 Lm 并将其抗原递呈给初始 CD8$^+$ T 细胞，活化的 CD8$^+$ T 细胞随后进行增殖和分化。CD8$^+$ T 细胞首先分化为早期效应细胞（EEC），其可能成为短寿命效应细胞（SLEC）或记忆前体效应细胞（MPEC）。效应 CD8$^+$ T 细胞主要在脾脏中分化为 SLEC，在肠道中则优先分化为 EEC 和 MPEC。宿主内病原体被清除后，大多数效应 CD8$^+$ T 细胞死亡。剩余的效应 T 细胞存活并形成一个长期的记忆群体，当同种病原体再次入侵时为机体提供有效保护。在增殖和分化过程中，效应 CD8$^+$ T 细胞迁移到肠道，在此它们将形成常驻记忆 CD8$^+$ T 细胞。

记忆 CD8$^+$ T 细胞是异质的，传统上根据其迁移模式分为中央记忆 T 细胞（TCM）和效应记忆 T 细胞（TEM）。TCM 细胞表达淋巴结归巢受体 CD62L 和 CCR7，并在血液和次级淋巴器官之间循环。TEM 细胞缺乏这些受体并通过血流、非淋巴组织和次级淋巴器官循环。Lm 感染后诱导 CD62L$^+$ TCM 细胞的快速形成，此外，TEM 和 TCM 细胞都能产生记忆反应并有助于生成特异性保护性免疫，其中 TEM 细胞保护效果更为明显。小鼠口服感染 Lm 后，肠道中 CD69$^+$ CD103$^+$ CD8$^+$ TEM 细胞的快速生成和维持均受到 TGF-β 信号传导的严格调控，在没有 TGF-β 时，抗原特异性 CD8$^+$ T 细胞虽然可以迁移到肠道，但不能成为 CD69$^+$ CD103$^+$ CD8$^+$ TEM 细胞且无法在肠道中长期存在。

2. CD4$^+$ T 细胞 CD4$^+$ T 细胞在抗 Lm 感染过程中主要起辅助与调节作用。缺乏 CD4$^+$ T 细胞的协助将削弱初始 CD8$^+$ T 细胞反应、记忆 CD8$^+$ T 细胞的产生或二次免疫应答的效果。CD4$^+$ T 细胞通过多种机制为 CD8$^+$ T 细胞提供协助，如通过 CD40L/CD40 相互作用（间接辅助）或分泌 IL-2（直接辅助）激活抗原递呈细胞。最近，CD4$^+$ T 细胞也被证明可以促进 CD8$^+$ T 细胞迁移到非淋巴组织。研究表明 CD4$^+$ T 细胞有助于诱导抗原特异性 CD8$^+$ T 细胞表达 CD25，这是响应 IL-2 的效应 CD8$^+$ T 细胞增殖所必需的；在没有 CD25

介导信号的情况下，记忆 CD8$^+$ T 细胞仍能够产生强烈的记忆免疫应答，表明 CD4$^+$ T 细胞通过 CD25 的 IL-2 信号传导通路在初级反应期间控制效应 CD8$^+$ T 细胞的增殖和分化，但不参与记忆细胞增殖。小鼠口服感染 Lm 后，CD4$^+$ T 细胞对肠道组织中 CD8$^+$ T 细胞反应的协助作用比在脾脏与肝脏中更为显著，表明 CD4$^+$ T 细胞可能调节肠道组织中的 CD8$^+$ T 细胞反应。此外，CD4$^+$ T 细胞可能通过 CD40L/CD40 与 CD8$^+$ T 细胞相互作用。然而，CD4$^+$ T 细胞对记忆 CD8$^+$ T 细胞是否有维持作用，以及小鼠口服感染 Lm 后记忆 CD8$^+$ T 细胞的具体激活机制目前尚不明确。

Lm 作为胞内菌，也是 CD4$^+$ T 细胞分化为 Th1 表型的强诱导剂，因为 Lm 可刺激巨噬细胞和 NK 细胞产生 IL-12 和 IFN-γ，这些细胞因子促进 Th1 细胞的发育。CD4$^+$ T 细胞主要通过 Th1 表型产生细胞因子来激活巨噬细胞而发挥作用；另外在 Lm 抗原 p60 的刺激下，CD4$^+$ T 细胞还分化为 Th2 表型，并分泌一些在体液免疫中发挥作用的细胞因子。Lm 经尾静脉接种小鼠后，分别用 CD8 和 CD4 单克隆抗体处理以抑制脾脏中的 CD8$^+$ T 细胞或 CD4$^+$ T 细胞，再将这些脾脏细胞转移到正常小鼠后用 Lm 攻毒，2 d 后测定与免疫保护性相关细胞因子，发现转入抑制性 CD8$^+$ T 细胞的小鼠与对照组小鼠获得的免疫保护因子无明显差异，但是 CD4$^+$ 抑制的小鼠免疫保护因子明显下降。这些结果提示，CD4$^+$ T 细胞在抗 Lm 保护性免疫中可能比 CD8$^+$ T 细胞更为重要，是 T 细胞介导抗 Lm 保护性免疫的主要细胞。

（四）李斯特菌与细胞因子应答

单核细胞增生李斯特菌可刺激 CD4$^+$ 辅助 T 细胞分化为 Th1 表型，Th1 细胞产生的最重要效应细胞因子是 IFN-γ，其可有效激活巨噬细胞；Th1 细胞还可分泌 TNF-α，诱发局部炎症反应；也可分泌 IL-2 以刺激 CD8$^+$ T 细胞增殖分化。另外，CD8$^+$ CTL 也可产生 IFN-γ和 TNF-α 以增强 CTL 靶向杀伤受 Lm 感染细胞的能力。

在 T 细胞产生的多种细胞因子中，IFN-γ 发挥关键作用，是保护性免疫的重要指标。Lm 再次感染小鼠 3～6h 后即可在血清中检测到 IFN-γ。注射抗 IFN-γ 的单克隆抗体小鼠对 Lm 的抵抗力明显下降，IFN-γ 的膜受体基因或 IFN-γ 基因缺陷的小鼠对 Lm 的易感性同样增加，这些结果表明 IFN-γ 是产生抗 Lm 保护性免疫的重要细胞因子。IFN-γ 可激活巨噬细胞（包括已感染的巨噬细胞），从而促进对该细菌的杀伤作用，这种功能需要 IL-12 的协同作用。

TNF-α 在抗 Lm 的保护性免疫中同样发挥重要作用。TNF-α 抑制剂可导致小鼠李斯特菌病的病情恶化；此外，非致死剂量 Lm 经尾静脉注射 TNF-α 抗体预处理的小鼠可引起致死性感染。有研究表明 CD8$^+$ T 细胞抗 Lm 免疫所需要 TNF-α 并不是 T 细胞源性 TNF-α，可能由其他细胞分泌。TNF-α 主要在脾脏中发挥作用，可引导中性粒细胞和单核细胞向脾脏、肝脏浸润，并诱发中性粒细胞的呼吸暴发，促进超氧化物产生，进一步激活巨噬细胞。

二、体液免疫

前期研究始终认为仅有细胞免疫在抗胞内菌的感染中发挥作用，但现有数据表明体液免疫也有助于机体对 Lm 等胞内菌的防御。已有研究显示野生型 Lm 经尾静脉注射小鼠 2～3 周内，机体不产生强烈的抗体应答，然而用针对特定 Lm 抗原的特异性抗体对小鼠进行预处理可以改变感染过程。Lm 的动物感染模型中，LLO 单克隆抗体的使用可显著降低脾脏和肝脏中的细菌载量，此外，铁蛋白样蛋白（Frl）单克隆抗体也可保护小鼠抵御 Lm 的致死性攻击。然而，p60 蛋白免疫小鼠用 Lm 感染，与未免疫组相比脏器中的细菌载量并未降低。因此，小鼠模型研究显示在感染期间 Lm 不能自然诱导强烈的抗体反应，并且对于细菌的清除方面，抗体没有发挥关键作用，但一些抗体可以限制体内细菌的繁殖。

虽然 Lm 感染宿主后不能诱导产生高滴度的保护性抗体，但抗 LLO 的单克隆抗体可以通过细胞内作用中和 LLO 活性提供保护。注射该抗体的小鼠在 Lm 感染后可显著降低脾脏和肝脏中的细菌载量，并能有效抵抗致死剂量 Lm 的攻击。该现象在 SCID 小鼠上同样存在，说明抗体可在无 B 细胞和 T 细胞的情况下针对 Lm 的感染提供一定的免疫保护作用。Edelson 等认为单克隆抗体的保护性作用主要依赖于其中和毒素的能力。LLO 单克隆抗体中和 LLO 的机制至少有 3 种：调理素作用抑制 LLO、在细胞外中和 LLO 以及在感染细胞内中和 LLO。许多研究表明自然感染 Lm 的小鼠体内产生抗 LLO 抗体的量有限，这也解释了抗 Lm 的保护性免疫为什么不能通过血清转移。虽然自然感染的抗体不能提供足够的保护力，但是通过人工方法制备的特异性单克隆抗体却能提供抗 Lm 的保护效力。

目前 Lm 在全身系统性感染期间不能诱导小鼠产生大量抗体的原因尚不清楚，但在受感染小鼠的肠道、脾脏、肝脏和胆囊中可以检测到胞外 Lm，因此暴露的细菌蛋白抗原很可能被 B 细胞识别。Lm 的胞内生长特性和细胞间穿梭能力可能限制了机体产生针对细菌抗体的能力。与野生型细菌相比，减毒的 ΔactA 或 Δhly 突变株感染小鼠可以诱导更高水平的血清抗体。有研究表明小鼠口服感染 ΔactA 缺失株 3 周后，在 Peyer's 结和 MLN 中检测到 Lm 的特异性抗体 IgA。此外，4b 型李斯特菌感染家兔、豚鼠、牛和绵羊后，其血清中均可检测到 InlA 和 InlC2 蛋白的特异性抗体。

研究发现，C57BL/6 小鼠血清中存在少量针对 Lm 特异性的天然 IgM，而在 μMT 小鼠（不能产生抗体的小鼠）血清中则检测不到该类抗体。用高剂量的 Lm 经尾静脉注射 μMT 小鼠和正常小鼠后发现，μMT 小鼠的肝脏、肾脏和脑内细菌载量比正常小鼠的相应部位高 5～10 倍，但脾脏中细菌载量后者要比前者高 79 倍。这可能是因为脾脏中大量细菌由于 IgM 的吸附作用从而被巨噬细胞清除。目前还不清楚 Lm 感染后在不同器官的差异分布对随后抗菌能力的产生是否有影响，但感染后诱导机体产生的抗体可影响 Lm 在不同器官的定植。一些学者用低剂量 Lm 攻毒 SCID 小鼠和正常小鼠发现，短时间内两种品系小鼠抗 Lm 能力相近，表明天然抗体在抗 Lm 感染中不起作用。

确诊为李斯特菌病的人体内也可检测到 Lm 特异性抗体。Gentschev 等人通过免疫印迹分析发现，大多数患者血清样品能够与几种 Lm 分泌蛋白发生反应（最常检测到 p60 和 LLO 特异性抗体）。此外，Leong 等人发现 74 例健康志愿者的血液样本中有 12 份（16％）能检测到李斯特菌抗体。这些研究结果与人类经常摄入少量 Lm 的观点一致，但只有一部分人群因暴露于足够高的剂量以诱导产生循环的 IgG 抗体。尽管体液免疫在抗 Lm 感染中可能不是关键的，但血清抗体对于检测健康动物是否携带 Lm 的血清诊断是有效的。Sindoni 等人报告了健康绵羊（18.5％）、奶牛（10.4％）、山羊（17.3％）和猪（13.3％）中检测到李斯特菌特异性抗体，表明这些动物之前可能直接或间接接触过致病性李斯特菌。单核细胞增生李斯特菌的 LLO 和 ActA 蛋白特异性相对较高，与其他李斯特菌物种或革兰氏阳性菌不存在交叉反应，因此检测血清中这两个蛋白抗体滴度的方法从而判断是否感染致病性李斯特菌被认为是更准确的。目前，LLO 抗体已被用于 Lm 在牛、水牛、绵羊和山羊等多种牲畜中流行病学监测的重要指标。

三、黏膜免疫

胃肠道屏障是小肠内抵御入侵病原体的第一道防线，但并非是被动的。肠道隐窝中潘氏细胞是一种特殊的分泌细胞，其功能类似于中性粒细胞，可主动防御宿主小肠中的微生物。细菌进入肠道后，潘氏细胞分泌一系列抗菌分子，如 α-防御素、溶菌酶和磷脂酶 A2。α-防御素是具有疏水活性和带正电荷结构域的多肽，与细菌细胞膜中的磷脂相互作用并导致细胞裂解。此外，溶菌酶和磷脂酶 A2 分子对微生物病原体均有杀菌活性。潘氏细胞通过表达膜结合的抗菌凝集素选择性杀伤侵入性细菌病原体，但不识别肠道微生态中的有益细菌。

与其他肠道病原体（如志贺氏菌或沙门菌）相比，Lm 在肠道中不能引起明显的炎症反应，因此李斯特菌病患者很少出现肠道症状。此外，Lm 经口服感染小鼠后几乎不会对宿主的肠道屏障造成损伤。Lm 除需抵抗胃酸和胆汁盐等杀菌物质外，进入肠道后还要面临通过竞争空间、食物产生和充当抗菌肽的细菌素来发挥定植抗性作用的肠道菌群。潘氏细胞和肠道上皮细胞（IECs）也能产生抗菌肽，它们积累在黏液层中，在 Lm 到达肠道绒毛表面之前将其杀死。黏液也构成一个天然物理屏障，防止 Lm 到达肠道细胞壁，其厚度由先天免疫途径调控。事实上，Lm 感染小鼠后，3 型先天性淋巴细胞（ILC3）通过淋巴毒素 β 向 GCs 发出信号，导致黏液分泌，进而保护肠上皮细胞。

Lm 有两种途径入侵肠道：一种是特异性的，依赖于内化素 InlA 靶向肠上皮细胞的 E-cad；另一种是非特异性的，依赖于肠道派氏结（PPs）中 M 细胞的吞噬活性。Lm 的肽聚糖通过 *pgdA* 的 N 端去乙酰化和 *oatA* 的 O 端乙酰化分别抑制 NF-κB 信号通路和 IL-6 的产生；此外，InlC 和 InlH 一起介导 Lm 对先天免疫的抵抗和逃逸。因此，Lm 在口服感染时，宿主中性粒细胞在肠绒毛固有层中的招募非常有限。肠道内宿主对 Lm 的反应完全依赖于 PPs 的感染，该过程依赖于 LLO 而不依赖 InlA。Lm 一旦跨过 PPs 的 M 细胞，便可感染专职吞噬细胞，尤其是 CX3CR1$^+$ 巨噬细胞，并借助 LLO 的作用入侵细胞质。Lm 感染 PPs 时，CX3CR1$^+$ 细胞分泌 IL-12，促进小肠 NK 细胞和 ILC1 以 STAT 4 依赖的方式产生 IFN-γ，诱导局部炎症反应并募集中性粒细胞以进一步控制 Lm 的感染。此外，CX3CR1$^+$ 细胞还可分泌 IL-23，引发 ILC3s 产生 IL-22 和 GP38$^+$ 基质细胞产生 IL-11，这些细胞最近被确认为参与肠道的先天免疫反应。在肠上皮细胞中，IFN-γ 激活 STAT 1，IL-22 和 IL-11 联合激活 STAT 3，导致 IEC 加速更新，成熟的 GCs 数量随之减少，从而限制了 Lm 在这些细胞中的 InlA 依赖性易位和由此导致的全身性感染。这揭示了宿主在感知 Lm 感染的 PPs 和抑制细菌进入绒毛层之间存在一种新的机制，然而宿主对 Lm 的这种先天免疫反应是有代价的，因为 Lm 感染后结肠组织中 IL-22 和 IL-11 的合成导致黏液厚度减少，相应增加了宿主患结肠炎的风险。

（张　辉　徐正中）

参考文献

Anand P K，Malireddi R K，Lukens J R，et al，2012. NLRP6 negatively regulates innate immunity and host defence against bacterial pathogens [J]. Nature, 488 (7411)：389-393.

Aoshi T，Zinselmeyer B H，Konjufca V，et al，2008. Bacterial entry to the splenic white pulp initiates antigen presentation to CD8+ T cells [J]. Immunity, 29 (3)：476-486.

Auffray C，Fogg D K，Narni-Mancinelli E，et al，2009. CX3CR1$^+$ CD115$^+$ CD135$^+$ common macrophage/DC precursors and the role of CX3CR1 in their response to inflammation [J]. J Exp Med, 206 (3)：595-606.

Badovinac V P，Tvinnereim A R，Harty J T，2000. Regulation of antigen-specific CD8$^+$ T cell homeostasis by perforin and interferongamma [J]. Science, 290 (5495)：1354-1358.

Birmingham C L，Canadien V，Kaniuk N A，et al，2008. Listeriolysin O allows *Listeria monocytogenes* replication in macrophage vacuoles [J]. Nature, 451 (7176)：350-354.

Blériot C，Dupuis T，Jouvion G，et al，2015. Liver resident macrophage necroptosis orchestrates type 1 microbicidal inflammation and type-2-mediated tissue repair during bacterial infection [J]. Immunity, 42 (1)：145-158.

Boyartchuk V L，Broman K W，Mosher R E，et al，2001. Multigenic control of *Listeria monocytogenes* susceptibility in mice [J]. Nat Genet, 27 (3)：259-260.

Brandl K，Plitas G，Schnabl B，et al，2007. MyD88-mediated signals induce the bactericidal lectin RegIII gamma and protect mice against intestinal *Listeria monocytogenes* infection [J]. J Exp Me, 204 (8)：1891-1900.

Buchrieser J，Degrelle S A，Couderc T，et al，2019. IFITM proteins inhibit placental syncytiotrophoblast formation and promote fetal demise [J]. Science, 365 (6449)：176-180.

Cash H L，Whitham C V，Behrendt C L，et al，2006. Symbiotic bacteria direct expression of an intestinal bactericidal lectin [J]. Science, 313 (5790)：1126-1130.

Chen S T，Li F J，Hsu T Y，et al，2017. CLEC5A is a critical receptor in innate immunity against *Listeria* infection [J]. Nat Commun, 8 (1)：299.

Czuczman M A，Fattouh R，van Rijn J M，et al，2014. *Listeria monocytogenes* exploits efferocytosis to promote cell-to-cell spread [J]. Nature, 509 (7499)：230-234.

Disson O，Blériot C，Jacob J M，et al，2018. Peyer's patch myeloid cells infection by *Listeria* signals through gp38$^+$ stromal cells and locks intestinal villus invasion［J］. J Exp Med，215（11）：2936-2954.

Edelson B T，Bradstreet T R，Hildner K，et al，2011. CD8α（＋）dendritic cells are an obligate cellular entry point for productive infection by *Listeria monocytogenes*［J］. Immunity，35（2）：236-248.

Gekara N O，Weiss S，2008. Mast cells initiate early anti-*Listeria* host defences［J］. Cell Microbiol，10（1）：225-236.

Gessain G，Tsai Y H，Travier L，et al，2015. PI3-kinase activation is critical for host barrier permissiveness to *Listeria monocytogenes*［J］. J Exp Med，212（2）：165-183.

Goriely S，Neurath M F，Goldman M，2008. How microorganisms tip the balance between interleukin-12 family members［J］. Nat Rev Immunol，8（1）：81-86.

Helmy K Y，Katschke K J Jr，Gorgani N N，et al，2006. CRIg：a macrophage complement receptor required for phagocytosis of circulating pathogens［J］. Cell，124（5）：915-927.

Ireton K，Payrastre B，Chap H，et al，1996. A role for phosphoinositide 3-kinase in bacterial invasion［J］. Science，274（5288）：780-782.

Kawai T，Akira S，2010. The role of pattern-recognition receptors in innate immunity：update on Toll-like receptors［J］. Nat Immunol，11（5）：373-384.

Kühbacher A，Emmenlauer M，Ramo P，et al，2015. Genome-wide siRNA screen identifies complementary signaling pathways involved in *Listeria* infection and reveals different actin nucleation mechanisms during *Listeria* cell invasion andactin comet tail formation［J］. mBio，6（3）：e00598-e15.

Lecuit M，Nelson D M，Smith S D，et al，2014. Targeting and crossing of the human maternofetal barrier by *Listeria monocytogenes*：role of internalin interaction with trophoblast E-cadherin［J］. Chinese Journal of Clinical Thoracic and Cardiovascular Surgery，101（16）：6152-6157.

Lecuit M，Vandormael-Pournin S，Lefort J，et al，2001. A transgenic model for listeriosis：role of internalin in crossing the intestinal barrier［J］. Science，292（5522）：1722-1725.

Li T，Chen Z J，2018. The cGAS-cGAMP-STING pathway connects DNA damage to inflammation，senescence，and cancer［J］. J Exp Med，215（5）：1287-1299.

Megli C，Morosky S，Rajasundaram D，et al，2021. Inflammasome signaling in human placental trophoblasts regulates immune defense against *Listeria monocytogenes* infection［J］. J Exp Med，218（1）：e20200649.

Mengaud J，Ohayon H，Gounon P，et al，1996. E-cadherin is the receptor for internalin，a surface protein required for entry of *L. monocytogenes* into epithelial cells［J］. Cell，84（6）：923-932.

Meunier E，Broz P，2017. Evolutionary convergence and divergence in NLR function and structure［J］. Trends Immunol，38（10）：744-757.

Mor G，Aldo P，Alvero A B，2017. The unique immunological and microbial aspects of pregnancy［J］. Nat Rev Immunol，17（8）：469-482.

Nikitas G，Deschamps C，Disson O，et al，2011. Transcytosis of *Listeria monocytogenes* across the intestinal barrier upon specific targeting of goblet cell accessible E-cadherin［J］. J Exp Med，208（11）：2263-2277.

O'Riordan M，Moors M A，Portnoy D A，2003. *Listeria* intracellular growth and virulence require host-derived lipoic acid［J］. Science，302（5644）：462-464.

Perona-Wright G，Mohrs K，Szaba FM，et al，2009. Systemic but not local infections elicit immunosuppressive IL-10 production by natural killer cells［J］. Cell Host Microbe，6（6）：503-512.

Perrin A J，Jiang X，Birmingham C L，et al，2004. Recognition of bacteria in the cytosol of Mammalian cells by the ubiquitin system［J］. Curr Biol，14（9）：806-811.

Pitts M G，Combs T A，D'Orazio S E F，2018. Neutrophils from both susceptible and resistant mice efficiently kill opsonized *Listeria monocytogenes*［J］. Infect Immun，86（4）：e00085-18.

Pizarro-Cerdá J，Chorev D S，Geiger B，et al，2017. The diverse family of Arp2/3 complexes［J］. Trends Cell Biol，27（2）：93-100.

Rabinovich L，Sigal N，Borovok I，et al，2012. Prophage excision activates *Listeria* competence genes that promote phagosomal escape and virulence［J］. Cell，150（4）：792-802.

Radoshevich L，Impens F，Ribet D，et al，2015. ISG15 counteracts *Listeria monocytogenes* infection［J］. eLife，4：e06848.

Radtke A L，Anderson K L，Davis M J，et al，2011. *Listeria monocytogenes* exploits cystic fibrosis transmembrane conductance regulator (CFTR) to escape the phagosome［J］. Proc Natl Acad Sci U S A，108（4）：1633-1638.

Rohde J R，2011. Microbiology. *Listeria* unwinds host DNA［J］. Science，331（6022）：1271-1272.

Rosen H，Gordon S，North R J，1989. Exacerbation of murine listeriosis by a monoclonal antibody specific for the type 3 complement receptor of myelomonocytic cells. Absence of monocytes at infective foci allows *Listeria* to multiply in nonphagocytic cells［J］. J Exp Med，170（1）：27-37.

Schneider W M，Chevillotte M D，Rice C M，2014. Interferon-stimulated genes：a complex web of host defenses［J］. Annu Rev Immuno，32：513-545.

Serbina N V，Kuziel W，Flavell R，et al，2003. Sequential MyD88-independent and -dependent activation of innate immune responses to intracellular bacterial infection［J］. Immunity，19（6）：891-901.

Shi J，Gao W，Shao F，2017. Pyroptosis：gasdermin-mediated programmed necrotic cell death［J］. Trends Biochem Sci，42（4）：245-254.

Singh R，Jamieson A，Cresswell P，2008. GILT is a critical host factor for *Listeria monocytogenes* infection［J］. Nature，455（7217）：1244-1247.

Thomas J，Govender N，McCarthy K M，et al，2020. Outbreak of Listeriosis in South Africa associated with processed meat［J］. N Engl J Med，382（7）：632-643.

Verschoor A，Neuenhahn M，Navarini A A，et al，2011. A platelet-mediated system for shuttling blood-borne bacteria to CD8α^+ dendritic cells depends on glycoprotein GPIb and complement C3［J］. Nat Immunol，12（12）：1194-1201.

Xayarath B，Alonzo F III，Freitag N E，2015. Identification of a peptide-pheromone that enhances *Listeria monocytogenes* escape from host cell vacuoles［J］. PLoS Pathog，11（3）：e1004707.

Zheng H，Fletcher D，Kozak W，et al，1995. Resistance to fever induction and impaired acute-phase response in interleukin-1 beta-deficient mice［J］. Immunity，3（1）：9-19.

第四章 · 分子流行病学

第一节 分子流行病学概述

分型方法是研究传染病流行病学的基础，在流行病学研究中使用各种分型方法可以获得有关分离株之间的遗传演化关系，确定病原体的传播路径和传播模式。食品中单核细胞增生李斯特菌污染导致李斯特菌病的暴发时有发生，对微生物正确、标准化的分型是任何从事相关工作人员的基本需求。为了进一步预防和控制 Lm 的污染，保障公共卫生安全和人类健康，急需对 Lm 开展及时有效的分子流行病学研究。

单核细胞增生李斯特菌是首批进入国际协调的致病菌之一，科学家们对各种分型方法进行了评估，并对其中分辨率较高的分型方法进行了标准化。1996 年，J. Bille 和 J. Rocourt 组建了世界卫生组织（WHO）单核细胞增生李斯特菌分型研究中心。用于 Lm 分子流行病学分型方法主要有基于表型的传统分型方法和基于微生物基因组的分子分型方法。前者包括血清学分型、噬菌体分型，后者包括多位点可变数目串联重复分析、随机扩增多态性 DNA 分析、多位点序列分型等。

随着单核细胞增生李斯特菌 1/2a 血清型菌株 EGDe 基因组序列的公布，以及血清型 4b 单核细胞增生李斯特菌基因组序列的完成，基因组序列的 BLAST 搜索可以在基因组分析的网站（http：//www.tigr.org）上进行。因此，基于基因组测序的更多样化与丰富度的分子分型技术应运而生，并且处于评估、验证和完善中。随着全基因组测序技术的发展，全基因组测序成本不断降低，基于全基因组的分子分型方法快速发展，其中核心基因组多位点序列分型（cgMLST）和单核苷酸多态性（SNP）分析为目前分子流行病学最主要的研究方法。

在发生李斯特菌病的情况下，特别是在疫情暴发时，快速准确地识别传染性病原体的菌株至关重要。在全国范围内进行分子分型之前，美国调查人员通常只检测到大规模或局部李斯特菌病暴发。从 1983 年（美国第一次公认的食源性李斯特菌病暴发）到 1997 年，共报告了 5 次具有明确食物污染来源的李斯特菌病暴发（平均每年 0.3 次暴发），平均每次暴发有 54 例病例。1998 年，由美国疾病控制与预防中心（Centers for Disease Control and Prevention，CDC）协调的地方、州和联邦公共卫生实验室组成的全国网络 PulseNet 开始使用脉冲场凝胶电泳（pulsed-field gel electrophoresis，PFGE）对 Lm 分离株进行亚型分析。

在接下来的 6 年中，调查人员解决了超过以往 5 倍的李斯特菌病暴发疫情（平均每年 2.3 次）；且每次李斯特菌病暴发疫情的病例数量明显减少（平均 11 例/次）。分子亚分型已被证明对识别需要进一步调查的病原微生物集群至关重要，研究人员利用分子亚分型方法和流行病学结合来识别或确认暴发的污染来源。

大多数细菌在物种水平上都存在表型和基因型多样性，可以区分菌株的不同亚型。因此，表型和基因型的单独或联合使用为病原菌提供了有效的分型方案。本章综述了各种分型系统，这些系统对单核细胞增生李斯特菌分离株提供了不同程度的区分能力，可应用于该菌的分子流行病学规律研究。我们对已经广泛应用于单核细胞增生李斯特菌分子流行病学分析的分子分型方法进行了系统的概述，并在适当的情况下简要讨论了每种方法的优缺点和应用范围。此外，我们还对全球各个国家和地区的人和动物李斯特菌病流行情况进行介绍。

第二节　分子流行病学常用研究方法

一、李斯特菌表型分型技术

（一）血清学分型

血清学分型是李斯特菌病流行病学研究的经典工具之一，也被称为分型的"黄金标准"。Lm 菌株在细胞表面表达的抗原决定簇不同，这种抗原变异是由多种不同的表面结构差异产生的，如壁磷壁酸、脂多糖、鞭毛和菌毛等，而这些差异可以通过血清学分型来鉴别。Lm 菌株根据菌体抗原（O）和鞭毛抗原（H）被分为 14 个血清型（1/2a、1/2b、1/2c、3a、3b、3c、4a、4ab、4b、4c、4d、4e、4h、7），基于 PCR 技术，14 个血清型可被分成 5 个血清群，分别为Ⅱa、Ⅱb、Ⅱc、Ⅳa 和Ⅳb。其中最经常在食品里被分离出的 Lm 分离株是 1/2a、1/2b 和 1/2c 这 3 种血清型，而在所有李斯特菌病感染病例中，1/2a、1/2b 和 4b 菌株占 95%，其中大部分李斯特菌病暴发是由 4b、1/2b 菌株引起的。

由于血清型分型方法在流行病学研究中具有不可取代的作用，近年来该类方法特别是基于 PCR 的方法不断改进，使其区分能力和可重复性不断提高。一些多重 PCR 方法被建立并完善，可以有效区分李斯特菌病病例中常见血清型，如基于 *LMxysn _ 1095*、*lmo1083* 和 *smcL* 基因建立的多重 PCR 技术，可快速鉴定 Lm 高毒力血清型 4h 菌株。除此之外高分辨率熔解曲线（high resolution melting，HRM）分析同样有所发展，其原理为通过 PCR 之后的熔解曲线分析能检测 PCR 片段的微小序列差异，从而应用在基因分型研究。Tamburro M 等人描述了一种基于 HRM 在 Lm 主要毒力基因之间鉴定的熔解温度（melting temperature，Tm）差异的新颖方法，无需序列即可表征遗传变异，该方法可重现且快速鉴定关键毒力的变异基因，对亲缘关系相近的特别是谱系Ⅱ（1/2a、1/2b）菌株具有较强区分能力。以上这些分型方法的建立和发展极大地方便了 Lm 菌株的血清学分析。

虽然血清学分型方法鉴定过程简单快速且方便，但是与其他分型方法相比，血清分型的鉴别能力较差，区分的精度和准度越来越满足不了分子流行病学研究的需求，因此只能用于流行病学研究的前期分析。

（二）噬菌体分型

迄今为止，针对李斯特菌的裂解噬菌体在不同国家和地区被大量分离和鉴定出来，随之产生了另一种用于 Lm 表型的分型方法，即噬菌体分型。噬菌体分型是通过检测 Lm 分离株对标准噬菌体的抗性或敏感性这一表型来进行区分的。噬菌体对细胞受体的吸附是噬菌体感染细菌的第一步，一些细菌进化出防御噬菌体吸附的机制。目前研究表明，吸附阻断系统通常使用 3 种策略：受体阻断、细胞外基质产生和竞争性抑制剂产生。最常见的为重复感染排除（superinfection exclusion，Sie）系统阻止噬菌体 DNA 进入宿主细胞，从而赋予针对重复感染噬菌体的细菌免疫力。在革兰氏阴性和革兰氏阳性细菌中发现了几种抑制噬菌体 DNA 注射的机制。此外，目前应用最为广泛的细菌限制修饰系统即 CRISPR-Cas 系统通过切割噬菌体基因组 DNA 来预防噬菌体感染。作为响应，噬菌体通过特异性修饰其基因组以避免 DNA 被切割。因此，细菌和古细菌 CRISPR-Cas 系统赋予针对外来 DNA（如噬菌体基因组）的免疫力。除以上两种常见的策略外，细菌还进化出多种细胞内蛋白质，使得噬菌体感染失败。这些抗噬菌体机制针对的是噬菌体增殖的关键步骤，如转录，蛋白质合成、成熟和宿主细胞裂解。已经发现了几种不同的流产性感染（abortive infection，Abi）系统，并且已经研究了其中一些的作用方式。因此，噬菌体分型具有很高的辨别能力，常与血清型结合应用于流行病学调查。

噬菌体分型的精准度取决于用于鉴定的噬菌体的特异性。研究人员不断筛选 Lm 菌株的噬菌体，以提高噬菌体分型的准确性和精准度。研究人员评估了 7 种实验噬菌体并将其纳入国际噬菌体组中用于 Lm 分型，7 种噬菌体包括：广泛宿主范围的毒性肌病毒噬菌体 A511；来自丹麦子系统的 3 种温和噬菌体（噬菌体编号 12682、6223 和 5775），用于分型血清型 1/2 菌株；在法国分离的 3 种温和噬菌体（噬菌体编号 9425、1313 和 197）。一组数量为 395 株的 Lm 分离株（包括 180 个不能被国际噬菌体分型的菌株）用于比较各种噬菌体的裂解谱。上述噬菌体分型系统对 Lm 的分型有很大的贡献，特别是对于 1/2 血清群内的 Lm 菌株。Marquet-van der Mee 等人使用 395 株 Lm 分离株对分离到的 7 株噬菌体进行评估，结果显示，新纳入的 5 株噬菌体极大地提高了总体分型能力和辨别能力。

尽管噬菌体分型具有很高的识别力，而且适用于大量菌株，但只有选定的国内和国际参考实验室才能提供这种分型。因为这种方法需要保存具有生物活性的噬菌体和对照菌株。虽然这一过程在技术上要求不高，但它受到相当大的实验和生物变异性的影响。不可分型菌株的比率可能会因使用的标准噬菌体库的不同而存在差异。

二、李斯特菌分子分型技术

（一）多位点可变数目串联重复分析

基于限制性片段长度多态性（restriction fragment length polymorphism，RFLP）的分型方法也用于细菌的基因型分型，其代表性分型方法是 PFGE 分型。该方法由 Schwartz 和 Cantor 开发，是琼脂糖凝胶电泳的一种改良方法，在这种电泳中，凝胶上的电场方向呈现周期性（脉冲）变化，而不像传统的琼脂糖凝胶电泳那样保持恒定。这项技术能够分离未剪切的细菌染色体 DNA 的大片段，这些 DNA 是通过将完整的细菌嵌入琼脂糖凝胶塞中，酶解细胞壁并消化细胞蛋白质而获得。完整的 DNA 被一种切割位点极少的限制性内切酶酶切，随后的 RFLP 分析可以将克隆分离株与不相关的分离株区分开来。

Brosch 等（1991）的研究首次将 PFGE 方法应用于血清型 4b 型菌株，证明了 PFGE 在单核细胞增生李斯特菌亚分型中的有效性。世界卫生组织对在 6 次大规模和 8 次较小规模的李斯特菌病暴发事件中分离的 75 株 Lm 进行了分型，PFGE 将这些菌株共分为 20 个亚型。Brosch 等人对世界卫生组织的 Lm 亚型研究中心的 PFGE 方法进行评价，证实了 PFGE 是一种具有高分辨力和高重复性的亚分型方法。目前，PFGE 被广泛用于 Lm 的分子分型，PFGE 利用可改变方向的交变电流形成可变的电场使 DNA 分子分离，其可利用稀有位点的限制性核酸内切酶进行酶切从而获得菌株亚型特有的电泳图谱，能分析 90％ 的 DNA，具有重复性好、分辨率高、结构稳定和易于标准化等优点。美国疾病控制与预防中心建立了一个由公共卫生和食品监管实验室组成的网络（PulseNet），这些实验室定期对食源性致病菌进行分型，以快速检测可能有共同来源的食源性疾病类群。PulseNet 实验室利用 PFGE 对细菌进行高度标准化的分型，并能够通过互联网快速比较来自国内不同地点的食源性病原体的 PFGE 图谱。

PFGE 的主要缺点是完成全部实验步骤需耗时一天，需要大量昂贵的限制性内切酶，以及相对昂贵的电泳设备。同时 PFGE 数据很难按要求在实验室之间进行比较，因此相关研究人员计划建立高度标准化的方法以及覆盖全球的 PFGE 数据库，但被证明过于复杂且实施成本过高。除此之外，PFGE 的精准度也渐渐无法满足分子流行病学研究的需求，在一些李斯特菌病暴发和散发病例的流行病学调查中也出现了 PFGE 不能区分无关分离株的情况。相应地，随着研究的深入，PFGE 显示出其他的一些局限性，如一个限制性酶切位点的改变可能导致一个以上的谱带变化，也使得其对 Lm 亚型的区分变得不准确，最重要的是 PFGE 同一亚型的相关性也会因此代表不了真正的系统发育指标。

（二）随机扩增多态性 DNA 分析

随机引物聚合酶链反应（arbitrarily primed polymerase chain reaction，AP-PCR）和随机扩增多态性 DNA 分析（randomly amplified polymorphic DNA analysis，RAPD）是一种

基于聚合酶链式反应的分型方法，研究人员通过在很低的温度（37℃）下进行退火，使得任意选择的单个引物退火到靶标 DNA 上，形成基本互补的序列。通常情况下引物退火到靶标 DNA 上的几个位置，并扩增出一系列不同大小的 DNA 片段，产生适合分型的 DNA 片段库。RAPD 使用 10bp 长度的引物，而 AP-PCR 使用更长的引物。

Mazurier 等（1992）首次将 RAPD 应用于 Lm 的分子亚型分析。他们使用一个 10 聚体引物（HLWL74）分析了 104 株 Lm，分析结果显示除一株 Lm 外，所有李斯特菌病暴发相关分离株的 RAPD 分型结果与噬菌体分型完全一致。随后，RAPD 分型的相关研究不断进行，也发现其对某些特定血清型具有更高的区分能力，其中对于 1/2 血清群的分型效果最为显著，这使得 RAPD 成为血清学分型研究的重要补充手段。

尽管 RAPD 技术简单易行，但 RAPD 分型技术距离成为一种标准通用和广泛使用的技术仍有差距，它的主要缺点是图谱的重复性不一致。由于 RAPD 的条件没有其他方法那么严格，为了便于在具有一个或多个序列错配的位点上引发聚合反应，会以各种效率引发聚合。从某一特定分离株扩增出的不同片段，最终产生的 DNA 片段数量可能有很大差异。这种差异在 RAPD 分析中是不可避免的，并且还引入了两个具体的问题：第一，比较和解释强度不同的图谱变得十分困难；第二，由于一些产物可能代表相对低效的扩增反应，从单个分离株获得的实际片段在不同的扩增反应中可能会有所不同。因此，在 RAPD 分析过程中，一个标准化方案的建立对于获得可靠的结果是非常重要的。

（三）多位点序列分型

多位点序列分型（multi-locus sequence typing，MLST）是一种基于基因组多位点序列分析的细菌分型方法，通过核苷酸测序直接确定多个管家酶蛋白基因座的等位基因。MLST 于 1998 年首次针对脑膜炎奈瑟菌开发，以克服较旧分子分型方案存在实验室之间的重复性差等不足。MLST 方案背后的原理是鉴定多个管家基因中 400～500bp 的内部核苷酸序列。唯一序列（等位基因）被分配一个随机整数，每个基因座的等位基因的唯一组合即"等位基因分布"，依据等位基因分布指定序列类型（sequence types，STs）。在引进奈瑟菌 MLST 方案后，MLST 被认为是分型的"黄金标准"，并制定了涵盖细菌和真菌物种的其他方案。MLST 等位基因序列和 ST 谱表存储在世界各地的精选数据库中。

最经典的用于 Lm 分离株鉴定的 MLST 分型方案由 Salcedo 等人建立，通过 PCR 扩增 7 个 Lm 管家基因（*abcZ*、*bglA*、*cat*、*dapE*、*dat*、*ldh*、*lhkA*）特定区段并进行序列测定，根据多个等位基因序列的差异进行分型。在高通量测序未建立之前，MLST 从 PCR 扩增步骤开始，使用对 MLST 方案的位点特异的引物，然后进行 Sanger 测序，该程序既昂贵又耗时。在高通量测序的新时代，使用全基因组测序（whole genome sequence，WGS）数据进行分型更为合理。DNA 测序的成本每 5 年稳步下降约 90%，下一代和第三代测序方法的发展同样大大减少了设备投资，从而使研究人员和常规临床与微生物实验室可以使用该技术。目前已经开发、实施并评估了基于 WGS 数据的 MLST 分型方案。基于 WGS 数据的 MLST

适用于高通量、大规模分型需求，同时利用 MLST 不仅可将菌株分为不同 ST 型，还能将不同的 ST 型进一步聚类分析，目前各种不同 ST 型的 LM 菌株可聚类成至少 48 种不同的克隆复合群（clone complex，CCs）。从临床感染病例分离的 CCs 主要为高毒力菌株，包括 CC1、CC2、CC4 和 CC6 等；从环境、食品分离的 CCs，主要包括 CC9 和 CC121 等较低毒力菌株；同时还有一些中间 CCs，包括 CC8、CC87 等，既有临床感染分离株也有环境、食品分离株。

与传统分型方法相比，MLST 操作简单、耗时短，能够进行简单的溯源以及菌株系统发育分析。标准化的分析方案和全球数据库的建立也使得 MLST 逐渐取代 PFGE 成为分子分型方法的金标准。但一些研究显示 MLST 无法区分一些疾病相关的血清型 4b 菌株，同时 MLST 对菌株基因组信息的挖掘还不够深入，对亲缘关系较近的分离株难以进行准确有效的溯源和系统发育分析。

（四）多毒力位点序列分型

虽然 MLST 以相对保守的看家基因序列为目标，部分解决了病原微生物的全球流行病学问题，但是由于管家基因的序列变异有限，MLST 有时缺乏解决 Lm 菌株在流行病学研究中所需的辨别力。随着研究不断进行，基于不同基因位点的 MLST 分型方法逐渐被建立和发展。

某些毒力基因和毒力相关基因在 Lm 的细胞内存活、细胞间传播和致病力方面发挥着非常重要的作用。由于暴露于频繁变化的环境，这些毒力基因和毒力相关基因，如免疫系统反应，可能比看家基因进化得更快。因此，这些基因也能为分子流行病学研究提供更高程度的核苷酸序列多态性和更高的辨别力。因此，Zhang 等建立了一种基于毒力基因（*prfA*、*inlB*、*inlC*）和毒力相关基因（*dal*、*lisR*、*clpP*）的 MLST 分型技术，称为多毒力位点序列分型（multiple virulence site sequence typing，MVLST）。MVLST 基于毒力基因差异区分不同血清型的菌株，通过分析 3～6 个基因座的组合，可以清楚地区分与流行病学无关的菌株。MVLST 在该研究中显示出极好的流行病学相关性，因为它在区分无关分离株时提供了更高的辨别力。其原因是 MVLST 中的 6 个基因在分离株之间的遗传多样性上显示出显著差异。在这 6 个基因中，*prfA*、*inlB* 和 *inlC* 在 Lm 的细胞内存活和毒力中发挥关键作用，而 *lisR*、*dal* 和 *clpP* 在 Lm 的胁迫耐受性和毒力中起重要作用。因此，这些毒力基因可能在流行分离株中相对保守。尽管几乎所有 Lm 菌株都含有上述基因，但已知谱系Ⅰ中的血清型 4b 菌株亚群会导致李斯特菌病的暴发。暴发分离株和非暴发分离株之间的差异可能部分是由于其毒力基因的序列变异。

美国曾暴发过两次多个州李斯特菌病，经典流行病学和 PFGE 并未表明两次暴发之间存在任何联系。但是，研究人员利用 MVLST 分析暴发相关分离株和无关分离株发现，MVLST 分型提供了非常高的分辨力、流行病学一致性、稳定性和可追溯性，准确鉴定了 3 个先前已知的流行克隆群（流行克隆Ⅰ、Ⅱ和Ⅲ），并重新定义了 Lm 血清型 4b 中的另一个流行克隆群（流行克隆Ⅳ）。

（五）CRISPR 分型

CRISPR 分型是利用菌株基因组数据直接进行分析并分型的一种方法。簇状规则间隔短回文重复（clustered regularly inter-spaced short palindromic repeats，CRISPR）是由间隔序列（spacers）和定向重复序列（directed repeat sequence，DR sequence）组成的 DNA 片段，加上 CRISPR 相关蛋白（CRISPR associated proteins，Cas proteins）从而组成完整的 CRISPR-Cas 系统，该系统是一种原核适应性免疫系统，通过将外源 DNA 片段整合到 CRISPR 序列中发挥功能。CRISPR 序列中的间隔序列是噬菌体感染微生物的记录，同时也是 CRISPR-Cas 系统获得性免疫的标志。具有相似间隔子或间隔子样式的分离菌株具有较高的同源性，这就是基于 CRISPR 进行分子分型的理论基础。

20 世纪 90 年代中期，前人对结核分枝杆菌的 CRISPR 基因座进行了广泛的研究，并利用其间隔子的高度多态性首次开发了一种称为间隔区寡核苷酸分型的分析方法。随后又陆续开发出了基于其他致病菌间隔子的亚型分析方法，如用于鼠疫耶尔森菌、白喉棒状杆菌、弯曲菌、沙门菌的 CRISPR 分型方法。近年来，关于 Lm 的 CRISPR 分型方案的一些研究也在开展，研究人员发现血清型 1/2a 和 1/2b 的 Lm 菌株 CRISPR 序列多样性程度较高，可利用 CRISPR 序列差异进行分型，且其分辨能力较 PFGE 更强。

此外，CRISPR 分型用于 Lm 分子流行病学研究仍有一些局限，如不容易区分间隔区高度保守菌株，如对于大部分谱系Ⅰ、Ⅲ的 Lm 菌株区分能力不足。此外，研究证实约 50% 的 Lm 菌株携带 CRISPR 系统，用 CRISPR 分型方法不能对这类菌株进行准确的分型，以上这些不足均会影响 CRISPR 分型方法在 Lm 分子流行病学研究方面的应用。

（六）核心基因组多位点序列分型

由于下一代测序技术（next-generation sequencing，NGS）的快速发展与兴起，WGS 作为食源性病原体的分型工具正变得越来越重要。整个细菌基因组的测序提供了无与伦比的信息深度，使整个基因组水平的逐个碱基比较成为可能，并可以检索额外的信息，如毒力或抗生素耐药性标记，WGS 提供了对细菌菌株进化的全面洞察。研究人员基于 WGS 数据建立了核心/全基因组多位点序列分型（core/whole genome multi-locus sequence typing，cg/wgMLST），用于李斯特菌病的分子流行病学监测。其中 cgMLST 通过对数据库中全部菌株的基因组分析，筛选出菌株代表性的共有基因位点，Lm 的 cgMLST 分型方案通常包含了 1 700 个左右相对保守的基因位点即核心基因组位点，使得其分型能力大大增强。

通过比较分子分型方法的辛普森指数，可确定不同分型方法的分辨能力，辛普森指数越大，分型的精准度越高。相关研究显示，PFGE 的辛普森指数为 0.91，而基于 WGS 的 cgMLST 的辛普森指数可达 0.987，进一步证明 cgMLST 作为 Lm 分型方法的优越性。目前，cgMLST 分型方案可将等位基因数差异较小的 Lm 菌株聚类在一起，从而区分暴发菌株和无关菌株，能精准地对李斯特菌病暴发进行溯源并确定暴发菌株。与传统分型相比，cgMLST 准确度和区分能力明显提高，对于生物深层次基因组数据也有一定程度的挖掘，极大地提高分子流行病学研究的广度和深度。根据世界自然资源中心的数据，cgMLST 能够将 2012—2013 年分离的 4 个暴发菌株（≤6 等位基因差异）与 2011 年分离的其他 3 个菌株（≥48 等位基因差异）区分开来。此外，利用 cgMLST 对 4 起李斯特菌病暴发病例进行溯源，将暴发的源头成功确定为 2 种奥地利食品。众多研究表明，cgMLST 比 PFGE 具有更大的辨别力。cgMLST 分型将 Lm 菌株划分为不同的核心基因组序列类型（cgMLST sequence types，CTs），目前已经鉴定出几千个不同的 CTs，但它们仅代表未来基因组监测将揭示的一小部分，未来随着 cgMLST 方法的不断应用和改进，还将有更多 CTs 被鉴定出来。cgMLST 的优点是与先前广泛采用 7 基因 MLST 聚类的主要临床和食品相关克隆复合群一致。由于 cgMLST 差异性与系统发育关系高度一致，因此 Lm 菌株可以根据其 cgMLST 谱以高置信度分配到亚系和类型。因为 cgMLST 不需要多序列比对步骤，因此这种方法比基于序列的识别快得多，并且更容易被微生物学家、流行病学家和公共卫生专业人员解释。因此，cgMLST 分型有望成为区域或全球李斯特菌病暴发期间集群检测和国际交流的通用工具。

虽然 cgMLST 已广泛应用于多起 Lm 感染暴发的溯源分析以及菌株的系统发育分析，但其只能评估核心基因组数据中存在的差异，没有涉及基因组其他部分数据，可能遗漏一些基因信息，如在基因间区域或非常罕见的辅助基因中的多态性差异，这些都会影响分析结果准确性。此外，cgMLST 分析需要具备对数据进行生物信息学处理的专业能力，因而限制了其更广泛的应用。同时 cgMLST 分析中阈值与等位基因数量之间的平衡是有效分析的关键因素之一，等位基因阈值设置的改变也会导致分析结果的不同。尽管如此，分型能力强大的 cgMLST 将会逐步取代传统的 MLST 分析在李斯特菌病的分子流行病学研究中得到更广泛的应用。

（七）单核苷酸多态性分析

单核苷酸多态性分析（single nucleotide polymorphism，SNP）是另一种基于细菌 WGS 数据的分型方法。SNP 主要指在基因组水平上由单个核苷酸变异所产生的 DNA 序列多态性。SNP 具有分辨率高、覆盖基因组范围大等特点，已被广泛应用于系统发育分析、群体遗传学研究和疾病相关基因等研究。通过将目标菌株的基因组数据与参考基因组进行 SNP 比较并记录变化的核苷酸，能够揭示细菌群体的进化并发现和追踪暴发感染的来源。

Gilmour 等人首次对一起李斯特菌病暴发的分离株 WGS 数据进行 SNP 分析，确定了暴发菌株属于谱系 II 的 CC8 菌株，并发现其非同义突变率较高的特点。除此之外，在另一次暴发中，SNP 分析不仅能识别 PFGE 无法区分的菌株，而且还能够将之前未解决的病例追溯到相应的菌株。总体而言，SNP 的分辨率超过了 PFGE 的，并且提供了更准确可靠基因组深层次数据信息。因此，SNP 可以寻找原本被认为是零星病例的较小规模疫情发生的源头。此外，回顾性分析可以在较长时期内对零星病例进行分组，能够将暴发菌株与传染源联系起来。利用 SNP 进行持续监管，可以有效防止出现新的李斯特菌病病例，降低每次暴发的病例数。

在过去的几年中，SNP 已经证明了它在监测 Lm 相关暴发调查方面的价值，能够快速和准确地识别关联的感染病例群，将其追溯到食物来源，并最终消除感染源。到目前为止，已经发起了几项倡议，以促进 SNP 用于 Lm 和其他食源性病原体的分子亚分型分析。然而，SNP 分析需要较强的生物信息学分析能力，同时对菌株的 WGS 数据质量要求更高，需采用严格的质量标准，包括最小覆盖范围和 SNP 之间允许的距离等，以确保基因组数据的准确性和一致性。这些要求和标准会因基因组装方法的不同而有所差别，导致测序数据结果的差异，因而很难建立一致的命名法，由此给不同实验室间 SNP 分析的标准化带来了困难。同时在分离株分离和培养过程中产生的少量 SNP 的积累也会影响 SNP 分析时对菌株同源性的判断。SNP 分析具有对基因组数据精准至单个碱基的强大分析能力，因而在李斯特菌病的分子流行病学研究具备广阔的应用前景。

第三节　李斯特菌病的分子流行病学

一、国际李斯特菌病分子流行病学

（一）动物李斯特菌病分子流行病学

Lm 在环境中很常见，常有报道称在土壤、地表水、废水、粪便、饲料、食品加工厂分离出不同血清型的菌株。这些 Lm 致病菌株也可能定植在动物体内，如牛、羊、马、家禽、野生鸟类、鱼类和贝类等，造成不同个体和环境间的传播。Lm 也可以引起野生和家养反刍动物以及其他动物的感染。研究表明，饲养的动物通常是因摄入被 Lm 污染的青贮饲料而感染李斯特菌病。Lm 广泛存在于环境中，使 Lm 的直接感染更为普遍。此外感染宿主粪便排菌也是污染的重要来源。Lm 可通过各种机制从营养状态转变为代谢失活状态。处于代谢失活状态的 Lm 可持续存在更长时间，同时也很难对其进行检测，使得 Lm 在食品加工设施中持续存在数年甚至数十年。

1. 偶蹄类反刍动物　Lm 是一种机会致病菌，偶蹄类反刍动物是其天然易感宿主，可以引起易感宿主胃肠炎、流产、菌血症、乳腺炎和中枢神经系统感染（如神经纤维瘤病）等。流产和神经性脑病是李斯特菌病在反刍动物中最常见的临床症状，后者通常以脑干脑炎（菱形脑炎）为特征。其他表现如胃肠炎、菌血症和乳腺炎仅偶尔出现在反刍动物的李斯特菌感染病例中。

同时反刍动物也可能是 Lm 的无症状携带者，它会通过粪便在环境中传播细菌，在有利的条件下，微生物能够持续存活很长时间。研究表明，在健康奶牛的粪便样本中 Lm 检出率有很大差异，为 1.9%～46%。相关数据显示，在瑞士 1 652 头健康奶牛中，11% 的奶牛对特定的 Lm 毒力蛋白，如李斯特菌溶血素 O（Listeriolysin O，LLO），显示出较高的抗体效价水平，这表明 11% 的健康奶牛与 Lm 的接触相对频繁甚至可能都是无症状携带者。在李斯特菌病暴发的情况下，细菌会造成牛群中 7.5%～29.4% 的个体感染，同时受感染个体的死亡率可能达到 100%。Lm 可感染不同性别和年龄的牛群个体，其中 3 岁以下的小牛更容易感染。有研究称，在土耳其 3.4% 的牛胴体中发现 Lm 污染，而在波兰超过 2.5% 的牛胴体中有 Lm 分离株被发现。对绵羊而言，感染李斯特菌病后症状比牛更严重，疫情的暴发可造成一半以上个体的感染和死亡。此外，与没有青贮饲料的农场相比，依赖青贮饲料的羊场分离出 Lm 的可能性要更高。因此，反刍动物普遍携带 Lm，造成动物与环境的交叉污染，存在 Lm 通过动物传播给人的风险。

大多数感染反刍动物的 Lm 菌株属于谱系 I 和 II，而谱系 IV 和 III 菌株很少引起感染。其中谱系 I 菌株在反刍动物临床感染中非常普遍，尤其是属于谱系 I 的 CC1 分离株在反刍动物神经性脑病中最为常见。该克隆复合群导致大多数反刍动物的菱形脑炎，表明 CC1 在反刍动物中具有较强的神经嗜性。此外，CC4、CC220 和 CC412 也是与菱形脑炎相关的 Lm 分离株，但相关性不及 CC1 显著，其中 CC220 和 CC412 从人类感染中分离出来的频率较低，表明 CC220 和 CC412 与反刍动物物种或特定的生态位适应有关。与人类感染相关且在人源化小鼠模型中具有高毒力的 CC2 和 CC6 在反刍动物相关分离株中也很少出现。研究人员从芬兰奶牛场的环境样品中反复分离出一些 Lm 持久性克隆，包括 ST20（CC20）、ST14（CC14）、ST91（CC14）和 ST37（CC37）的分离株，其中绝大多数分离株属于谱系 II 菌株。从西班牙反刍动物粪便和农场环境样本中分离出 Lm 主要属于谱系 I，少部分属于谱系 II，最常见克隆复合群为 CC1、CC4、CC26 和 CC87。与牛和乳制品密切相关的 CC1 同时也是与人类李斯特菌病相关的最普遍的 Lm 克隆复合群。

2. 禽类 对于明显有 Lm 感染症状的动物，通常能够采取有效的控制措施解决，在散发情况下造成的损失相对较少。相反，无症状携带者的间歇性粪便脱落通常无法被及时发现。对于农场动物，被 Lm 污染的粪便可导致 3 种污染情况：第一是使环境中 Lm 载量增加，增加了其他动物被感染的风险；第二是这些动物的粪便可用于施肥田地，农场径流可能导致水源污染；第三是由于卫生意识不足，动物携带的 Lm 可能导致动物制品的污染。

相关数据显示，作为无症状携带者的家禽是李斯特菌病的主要传播媒介之一，家禽养殖过程中常将其携带的 Lm 传播到环境及禽类相关产品中。特别是在美国，发生过两起与禽类产品相关的李斯特菌病暴发，同时偶尔有从禽类的粪便中分离到 Lm 的报道，在各类家禽产品中也均有李斯特菌的检出。

伊朗鸡肉产品中检出的 Lm 血清型主要为 1/2b 和 3b（血清群 IIb），污染率约为52.77%，另外 27.77% 的鸡肉尸体中有检测到含有 4a 和 4c 血清型的 Lm 分离株（血清群 IVa）。在美国，家禽产品中最常见的血清型也同样是 1/2b 和 4b，其中 4b 在 44.9% 的禽类相关产品中检测到，而血清型 1/2b 的污染率约为 10.2%。此外，1/2a 血清型是葡萄牙和爱沙尼亚家禽产品中造成 Lm 污染的主要血清型。芬兰家禽相关产品中 Lm 污染的血清型主要为

1/2c。

3. 其他动物　除易感宿主和禽类外，其他动物也可能感染或携带 Lm，相关研究也一直在进行之中。如首次描述的李斯特菌病记录是 Murray 等（1926）在英国剑桥对兔子和豚鼠的病例研究，当时将致病菌命名为单核细胞增多细菌。除此之外，猪也可能是 Lm 的携带者，虽然大多数携带者表现为无症状，也有观察到猪的神经形式感染或败血症的报道。猪李斯特菌病的发生可能是由于胃肠道的 Lm 感染导致的，此外也可能通过呼吸道和结膜感染。育肥猪扁桃体中 Lm 的流行率高于种猪，且在猪扁桃体中发现了 Lm 的高毒力克隆 CC6，屠宰场特定来源的肉类交叉污染或重复污染可能是生产链中 CC6 分离株存在的原因。

除此之外，从李斯特菌生态学的研究来看，包括犬和猫在内的大多数家畜物种都可以通过粪便间歇地释放 Lm。此外，流行数据显示在健康家畜的扁桃体样品中可分离出 Lm 的单菌落。家庭宠物在传播 Lm 中的作用尚未得到很好的研究，目前还没有关于 Lm 从宠物传播给人类的临床病例。近年来，宠物犬和猫以宠物生肉为基础的饮食（raw meat based diets，RMBDs）逐渐代替更传统的干燥或罐装宠物食品。一个荷兰研究小组证明，RMBDs 可能是宠物 Lm 感染的来源，可能造成 Lm 传播并对人类构成风险。他们分析了来自 8 个不同品牌的 35 个商业 RMBDs，发现 Lm 在 54％的测试样品都有检出。

除养殖动物及宠物外，野生动物特别是各种鸟类，包括野鸡、鸽子、海鸥、乌鸦和麻雀，已被证明可能是 Lm 的无症状携带者。日本的一项全面流行率研究查看了 18 种鸟类共996 只的粪便或肠道样品，13.4％的样本中分离出 Lm，而分离率最高的是乌鸦来源样品。此外，在芬兰采集的野生鸟类粪便（主要来自海鸥、鸽子和麻雀）中 Lm 的总分离率为 36％。

此外，李斯特菌属（包括 Lm）也从多种其他野生哺乳动物（如鹿、啮齿动物和野猪）中分离出来。日本的一项研究分析来自 11 个物种的 623 种野生哺乳动物的粪便或肠道样本，在 38 只受试动物中鉴定出李斯特菌属。猴子来源样品的李斯特菌分离株的数量最多（16/38＝42.1％）。在加拿大进行的一项类似研究分析了 268 种野生动物的粪便样本，其中 112 种来自野生动物，包括鹿、驼鹿、水獭和浣熊，35 份样本中的 Lm 呈阳性。2011—2012 年期间，在奥地利和德国狩猎的 45 只马鹿样本中，共有 19 只马鹿检测出了Lm。从野生动物样品中分离出的多株 Lm 血清型主要为 1/2a 和 4b。波兰的一项研究将野生食肉动物作为潜在的 Lm 感染源，从大约 5％的动物中分离出 Lm，其中包括赤狐、山毛榉貂和浣熊。

（二）人李斯特菌病分子流行病学

人李斯特菌病对特殊人群如孕妇及其胎儿、老年人和免疫低下患者来说有更大的危害。李斯特菌病可导致一些严重临床症状，包括死亡率较高的败血症、脑膜炎、死产和流产等。皮肤型李斯特菌病很少见，多见于从事高风险工作的人（如接触受孕动物产品的兽医和农民）。非侵袭性李斯特菌病通常是非特异性症状表现的胃肠道疾病（如发热性胃肠炎），而且通常具有潜伏期短的自限性。在育龄妇女中，已发现孕妇患李斯特菌病的风险较常人增加100倍以上。孕妇患李斯特菌病通常会导致流产，且流产率与怀孕月份成反比。由于围产期李斯特菌病不具备特定症状，因此在怀孕首月发生感染时大多未被诊断。新生儿李斯特菌病通常以两种不同的形式发生：第一种为早发型，通常定义为新生儿在出生时或出生后48 h内出现症状；第二种为迟发型，即出生后48 h后出现症状。早发型李斯特菌病是在子宫内通过胎盘传播获得的，可能是由于吸入受感染的羊水，其特征是严重的临床表现如脑膜炎、败血症、呼吸窘迫或肺炎。在迟发型李斯特菌病中，感染发生在分娩过程中，可能通过产道或医院环境污染。迟发型新生儿李斯特菌病的相关死亡率为10%，但存活的婴儿可能会发展成严重和慢性的神经后遗症。在 Lm 菌株的14种血清型（1/2a、1/2b、1/2c、3a、3b、3c、4a、4b、4c、4d、4e、4ab、4h、7）中，大多数人类病例只涉及血清型1/2a、1/2b 和4b 的 Lm 菌株，其中从暴发病例中分离的菌株主要为谱系 I 的血清型 1/2b 和 4b 的菌株，从散发病例中分离的菌株大多为谱系 II 的血清型为 1/2a 的菌株。谱系 II（血清型 1/2a、1/2c、3a 和 3c）和一些谱系 I 菌株（血清型 1/2b 和 4b）普遍存在于食品中，并在自然和农场环境中广泛分布。

1. **欧洲**　在欧洲，李斯特菌病病例数量在20世纪80年代达到高峰，90年代报告的人类李斯特菌病病例数量呈下降趋势。与此同时，受污染的 RTE 食品的比例和 Lm 的污染报道都大幅下降。然而，2001—2006年，欧盟国家报道的人类李斯特菌病病例数量增加了74%。虽然这一增长可能是由于监控力度加大导致的，但也能反映一定的病例数量变化趋势。2010—2015年间，欧洲 CDC 传染病监测从临床病例中收集到2 726株分离株，官方报告的李斯特菌病病例数量更是高达11 419例。据统计，2020年由 Lm 引起的食源性李斯特菌病在欧盟国家共有1 876例。李斯特菌病的死亡率更是一直居高不下，李斯特菌病也一直是欧盟国家病死率最高的人兽共患病。2005—2007年，法国的李斯特菌病发病率增加了46%，主要是由60岁以上人群的病例数量增加导致的。大多数其他欧盟国家都记录了与法国类似的情况，因为欧盟国家所有人类李斯特菌病病例中有55.6%报告的患者年龄大于65岁。此外，李斯特菌病发生存在季节性规律，在春季和夏季，散发性李斯特菌病更为常见。数据表明，其他微生物（如与病毒性胃肠炎相关的微生物）对胃肠黏膜造成的损伤可能使得 Lm 更容易从胃肠道入侵体内，随后发生侵袭性疾病。这些病原体通常具有与侵袭性李斯特菌病重叠的季节性模式。

多数不同血清型的 Lm 菌株通常是从食物中分离出来的，而一小部分血清型（1/2a、1/2b 和 4b）导致了全球大部分临床李斯特菌病病例。2015—2018年，由血清群 IV b 的 ST6 菌株引起的持续暴发，涉及奥地利、丹麦、芬兰、瑞典和英国，共有47例李斯特菌病发生，随后造成9例死亡，最终研究发现是由一种受污染的冷冻速食玉米引起的。有报道称在2005—2009年，丹麦发生 Lm 感染的比例高达36%，血清型1/2a 是造成感染的主要血清型。相关研究表明，奥地利人李斯特菌病3种最常见的 ST 是 ST1、ST155 和 ST451，而 ST1 和 ST8 导致的人李斯特菌病在瑞士最为普遍。

在新型冠状病毒疫情的影响下，李斯特菌病的感染也受到了一定的影响。俄罗斯研究人员发现 ST7 和 ST6 通常在首都莫斯科的临床分离株中流行，而疫情以前只在食物和环境中发现的 ST8、ST425 与 ST21、ST37、ST391，却在俄罗斯的人类李斯特菌病病例中分离到。同时，在意大利新型冠状病毒感染大流行期间（2020 年 9 月和 10 月），记录到由 ST451 菌株引起的李斯特菌病在医院内暴发。此次疫情涉及 1 名免疫功能低下患者和 3 名在同一医院不同单位住院的癌症患者，污染源为医院厨房的切肉机，这是意大利首次报告 ST451 引起的李斯特菌病暴发。

2. 美洲　世界上第一次经证实的李斯特菌病暴发是 1980—1981 年在加拿大，是由于食用了受污染的卷心菜沙拉导致的食源性传播。此后不久，在 1983 年美国报道了第一次公认的食源性李斯特菌病暴发，该暴发与巴氏消毒牛奶有关。据美国 CDC 估计，每年有数百万人因食源性疾病病原体污染的食品而患病，其中非伤寒沙门菌、弓形虫、单核细胞增生李斯特菌和诺如病毒造成的死亡人数最多，因侵袭性李斯特菌病美国每年有数百万美元的医疗保健支出。为了加强流行病学信息的收集，2004 年美国 CDC 的流行病学家效仿法国的类似计划启动了李斯特菌倡议。参与调查的州和地方卫生部门在诊断后尽快对所有李斯特菌病患者进行调查，使用一份标准化的问卷调查，询问 40 多种不同的食物接触情况。当分子亚型检测到李斯特菌病集群时，流行病学家使用李斯特菌倡议的数据将集群中患者的食物暴露与散发李斯特菌病患者的暴露进行比较，以确定可能的食物载体。2004—2013 年是启动李斯特菌倡议的第一个十年，与提出倡议前相比，这十年有效控制了李斯特菌病疫情。

自 2003 年以来，美国李斯特菌病的平均发病率为每 10 万人 0.25～0.32 例。虽然侵袭性李斯特菌病在美国不算频繁，但美国有感染风险的人群规模正在增加，包括大于 65 岁的人和西班牙裔。在美国，Lm 主要通过受污染的食物传播，如软奶酪、熟食。美国疾病控制与预防中心（CDC）每年报告约 600 例李斯特菌病病例。美国李斯特菌病病例通常很严重，败血症和神经性李斯特菌病是最常见的，患者的死亡率大于 30%。

在美国，谱系 I 菌株在人类李斯特菌病病例中占主导地位。虽然众多研究表明造成食物污染的大多数分离株属于血清型 1/2a、1/2b 和 1/2c，但大多数流行性李斯特菌病是由血清型 4b 引起的，住院和死亡率高于血清型 1/2a 和 1/2b。1998—2008 年，美国 CDC 的食源性疾病暴发监测系统（FDOSS）共报道了 26 起李斯特菌病疫情，其中 24 例得到证实，24 起确诊疫情导致 359 人患病、215 人住院、38 人死亡。4b 血清型引起了 10 起李斯特菌病疫情和 218 例相关病例。4b 血清型引发的李斯特菌病有着最高的住院率（70%）和最高的病死率（13%）。1/2a 血清型导致 8 起暴发疫情和 119 例病例。1/2b 血清型最不常见，导致 2 次李斯特菌病暴发疫情和 5 次疫情相关病例，且无死亡病例报告。确认的 1/2b 血清型菌株大多与胃肠道李斯特菌病暴发有关。此后，报告了更多涉及血清型 1/2b 的侵袭性李斯特菌病疫情，2010—2015 年，美国多个州都报道了多起与冰淇淋有关的李斯特菌病暴发，主要 Lm 分离株为 ST5（CC5）菌株；2011—2012 年，美国 CDC 报道了来自 28 个州的与食用哈密瓜有关的李斯特菌病，最终发生 147 例李斯特菌病病例，导致 33 人死亡和 1 例流产，MLST

分型结果显示 ST5（CC5）和 ST7（CC7）为分离株的主要亚型。

3. 非洲 相较于发达地区，非洲的李斯特菌病病例数量较多，但是由于缺乏相关监测手段和研究机构，因此非洲李斯特菌病相关数据较为匮乏。非洲李斯特菌的流行病学往往以零星病例或重大暴发为特征。人们通过与李斯特菌携带者接触而面临多次感染的风险。成人侵袭性李斯特菌病可出现发热、死产、惊厥等症状。病原体无处不在的性质进一步加剧了感染的风险，使得非洲难以摆脱李斯特菌病的影响。

南非肉类和肉类制品中 Lm 的总体流行率为 14.7%，来自当地市场和入境口岸的肉类污染率分别为 15.0% 和 12.4%。另外，从南非灌溉水和农业土壤样本中回收的 Lm 的流行率分别为 6.8% 和 6.6%。其他研究报道，南非城市废水可能储存和传播致病性李斯特菌。约 77% 的南非人日常活动依赖地表水，灌溉水和土壤中李斯特菌可能是感染的潜在来源。

2017—2018 年南非的李斯特菌病暴发疫情是世界上最大规模的，超过 1 000 例确诊病例，216 人死亡。这一史无前例的暴发归因于南非粮食生产和分配过程的变化。在此次疫情暴发之前，2017 年 6 月记录到李斯特菌病病例显著增加，感染源为即食加工肉制品。使用MLST 证明 ST6 是南非人类李斯特菌病病例中检测到的最常见的 Lm 分离株。

4. 亚洲 亚洲关于人李斯特菌病的报道主要集中在中国、日本、韩国等。在印度、伊朗等多数亚洲国家，李斯特菌病不是应通报的疾病，其相关数据较为匮乏。因此，对于一些国家的李斯特菌病流行情况的了解较为片面，同时亚洲的李斯特菌病也主要为散发病例，使得一些研究人员的分析工作难以进行。

亚洲一些国家对李斯特菌病较为重视，因此相关数据较为完整，其中日本报道了该国人李斯特菌病的发病率为每百万人 0.65 例，而 2018 年韩国研究人员统计分析人李斯特菌病的发病率为每万人中有 0.31 例。然而，一些研究报道韩国 60 岁以上成人李斯特菌发病率增加，且多以散发病例为主。日本各医院的李斯特菌病感染情况表明患者的中位年龄为 74 岁。

韩国研究人员对人源的 Lm 分离株进行 MLST 分析，发现 CC9 是最常见的 ST 型。在日本，CC1、CC2 和 CC3 是主要的李斯特菌病感染菌株亚群，其中 CC1、CC3 主要见于神经李斯特菌病。与其他国家的流行规律略有不同，伊朗研究人员发现该国人李斯特菌病中的Lm 分离株主要血清型为 1/2c、4b。除此之外，印度有关人李斯特菌病分离株遗传特征的报道显示 4b 血清型的 Lm 占优势。尤其是 ST328 的 Lm 4b 血清型分离株是在印度观察到的一种主要且独特的 ST 型，在不同时间从印度不同的地理位置可反复分离出。

二、国内李斯特菌病分子流行病学

（一）动物李斯特菌病分子流行病学

长久以来，李斯特菌病一直影响着动物的健康，并对畜牧业造成严重的经济损失，加大对该病的监控力度和制定完善的检测体系显得尤为必要。山羊、绵羊、牛等动物患李斯特菌病的散发或暴发病例时有报道，在云南、福建和浙江等省曾在畜禽和人之间引起暴发。由此可见，动物李斯特菌病不仅给畜牧业造成严重损失，也给人类生命造成重大威胁。由于各级部门检测水平不齐，系统的动物李斯特菌流行病学资料相当匮乏，其危害严重性远未得到真实反映。另外，缺乏动物李斯特菌病的跟踪检测评估方案，对其的监控有待加强，李斯特菌病的防治技术相当薄弱，因此采用有力措施有效控制动物李斯特菌病，是确保我国畜牧业健康发展和公共卫生安全的迫切需要。

牛和羊是 Lm 的易感宿主，但目前我国牛羊养殖和屠宰环节的 Lm 监测数据比较匮乏，牛羊产地的肉类和乳制品中 Lm 的流行和传播规律还有待揭示。2012 年，Yin 等从暴发李斯特菌病的羊脑中分离获得血清型 4h 的 Lm 菌株 XYSN，毒力高于 EGD-e 标准菌株 10^5 倍，属于谱系 Ⅱ 的亚谱系，在及时诊治和防控的前提下，将羊的死亡率降低到 18%。2013 年新疆某牧场羊群从 2 月开始患有李斯特菌病，发病率为 26.3%，死亡率为 44%。2017 年云南某羊场发生羊李斯特菌病，病死率达 67%。我国在牛和羊的养殖和屠宰环境中分离的 Lm 主要为血清型 1/2a 和 1/2c 菌株，序列型包括 ST7、ST9、ST91、ST155、ST35 和 ST66。

除了牛羊等易感宿主之外，猪李斯特菌病在我国多个省份均有暴发报道。2002—2006 年，云南省宣威市乐丰乡某自然村 53 户养猪户中有 46 户猪发生李斯特菌病，共死亡猪 336 头，死亡率达到 100%。2013 年 2 月，辽宁省大连市普兰店区某猪场有 14 头猪发病，其中 5 头猪死亡，死亡率为 35.7%。2015 年 3 月，甘肃省舟曲县江盘镇云台村某养殖场有 6 头猪发病，其中 3 头猪死亡，死亡率为 50%。2016 年 5 月，河南省商丘市柘城县某养猪场有 14 头猪发病，其中 8 头猪死亡，死亡率为 57.1%。总之，猪李斯特菌病在我国多个地区呈小规模暴发流行。

家禽李斯特菌病呈现地方性流行，在山东、江苏、陕西、贵州、江西等省份均有发生。该病具有发病急、致死率高的特点，经统计禽类李斯特菌病发病率为 20%～35%，死亡率为 52%～100%。2004 年，安徽省某养殖户从外地引进的 5 000 只肉鸡暴发李斯特菌病，一周内造成 1 500 只鸡死亡。同年江苏省太仓市多家养殖户暴发鸡李斯特菌病造成 186 只鸡死亡，死亡率高达 92%。2006 年，黑龙江省鸡西市某养鸡场蛋鸡突发李斯特菌病并大量死亡。2015 年陕西省渭南市某种鸡场的种鸡群暴发李斯特菌病，发病率为 20%，且致死率高达 52%。2014 年，湖北省荆州市某种鸡场发生李斯特菌病暴发病例，大约 300 只 22 日龄的雏鸡在临床症状出现后 2 d 内死亡，之后确定造成暴发的 Lm 为 4b 型菌株。

除了圈养的动物外，我国野生动物也会携带有 Lm 并传播给易感宿主造成李斯特菌病暴发，相关研究发现我国啮齿动物粪便中李斯特菌的阳性率为 9.97%，单核细胞增生李斯特菌和伊氏李斯特菌分离率分别为 3.23% 和 2.05%，啮齿动物中分离的 Lm 血清型主要为 1/2a、4b 和 1/2c。此外，研究人员报道了黑头鸥的粪便样本中 Lm 的分离率为 1.0%，血清型分别为 1/2b、1/2c、4a，序列类型为 ST3、ST5、ST35 和 ST201。

（二）人李斯特菌病分子流行病学

我国从 2000 年开始对食品中的 Lm 进行监测，然而，李斯特菌病在我国至今仍没有被列为法定传染病，因此相关信息比较匮乏。国家食源性疾病监测计划于 2011 年开始实施，直到 2013 年人类李斯特菌病监测才被列为特别试点项目，进行全国李斯特菌病的监测。由于李斯特菌病潜伏期相对较长，根据早期非特异性临床表现很难对李斯特菌病进行有效的诊断，较难获得临床分离株。我国各种食物中均有 Lm 被检出的报道，如雪糕、冰淇淋、酸奶、牛奶、凉拌菜、蔬菜和水产品等，表明食用这些食品存在潜在被感染的风险。

我国人李斯特菌病病例以散发为主，主要表现为败血症，其次是中枢神经系统感染。目前，北京市全人群感染李斯特菌病的概率是 2.5/100 万，妊娠人群为 128.9/100 万。据不完全统计，2008—2017 年我国 22 个省（自治区、直辖市）共报告 759 例病例，其中包括非围产期病例 245 例（32%），围产期病例 514 例（68%）。在临床病例中，败血症是最常见的症状（49%），其次为中枢神经系统感染（25%），其中新生儿患者的病死率高达 73%。此外，在 2017 年的 64 家定点医院共诊断和报告了 211 例李斯特菌病病例，138 例围产期病例和 73 例非围产期病例。围产期病例的平均病死率为 31.2%，非围产期病例为 16.4%。在我国报告的李斯特菌病病例中，18.0%（11/61＝18.0%）接受了流行病学调查，在可疑食品、砧板、冰箱或厨房水槽中检测出 Lm。我国李斯特菌病总死亡率为 26%，低于国际平均水平的 30%，可能与我国和国外存在明显不同的 Lm 优势流行克隆存在一定的关系。导致国外的人李斯特菌病暴发的主要血清型为 4b 和 1/2b，主要 CC 是 CC1、CC2、CC4 和 CC6。对我国人李斯特菌病检测中分离出的菌株通过 MLST 测定发现，ST87（谱系Ⅰ，血清型 1/2b）、ST8 和 ST9（谱系Ⅱ，血清型 1/2a）是我国临床 Lm 分离株的主要 ST 型，相应地，我国人李斯特菌病病例中检测到的主要 CC 是 CC87、CC9 和 CC8，与我国食品中流行的 CC 一致。除此之外，2018 年我国台湾开始实施强制性李斯特菌病通报，李斯特菌病的发病率从每百万人口 0.83 例急剧上升至 7 例。台湾仅有 2.8% 的李斯特菌病病例与妊娠有关，而欧洲和北美洲与妊娠相关李斯特菌病占人类李斯特菌病的 9%～14%。与我国大陆流行情况较为接近，血清型 1/2b 和 1/2a 是导致台湾大多数人李斯特菌病病例的 Lm 血清型，而临床相关 Lm 分离株的 CC 主要为 CC87、CC5、CC19（血清型 1/2b）和 CC155（血清型 1/2a）。

2014 年，我国发布了食品病原菌限制标准（GB29921—2013），为即食肉制品中的 Lm 制定零容忍政策，以控制食品污染和预防食源性疾病。自从我国制定了零容忍政策后，2015—2017 年，人李斯特菌发病率逐年下降。随着几项加强食品卫生安全政策的制定和实施，我国逐步提高对李斯特菌病等食源性疾病的重视，并积极预防和控制李斯特菌病，提高食品安全，确保人体健康。

（李求春）

参考文献 ●

Anwar T M，Pan H，Chai W，et al，2022. Genetic diversity，virulence factors，and antimicrobial resistance of *Listeria monocytogenes* from food，livestock，and clinical samples between 2002 and 2019 in China [J]. Int J Food Microbiol，366：109572.

Barbuddhe S B，Rawool D B，Doijad S P，et al，2022. Ecology of *Listeria monocytogenes* and *Listeria* species in India：the occurrence，resistance to biocides，genomic landscape and biocontrol [J] . Environ Microbiol，24（6）：2759-2780.

Cabal A，Pietzka A，Huhulescu S，et al，2019. Isolate-based surveillance of *Listeria monocytogenes* by whole genome sequencing in Austria [J] . Front Microbiol，10：2282.

Cao X，Wang Y，Wang Y，et al，2018. Isolation and characterization of *Listeria monocytogenes* from the black-headed gull feces in Kunming，China [J] . J Infect Public Health，11（1）：59-63.

Caruso M，Fraccalvieri R，Pasquali F，et al，2020. Antimicrobial susceptibility and multilocus sequence typing of *Listeria monocytogenes* isolated over 11 years from food，humans，and the environment in Italy [J] . Foodborne Pathog Dis，17（4）：284-294.

Chen M，Chen Y，Wu Q，et al，2019. Genetic characteristics and virulence of *Listeria monocytogenes* isolated from fresh vegetables in China [J] . BMC Microbiol，19（1）：119.

Chen S，Meng F，Sun X，et al，2020. Epidemiology of human listeriosis in China during 2008-2017 [J] . Foodborne Pathog Dis，17（2）：119-125.

Chen Y，Gonzalez-Escalona N，Hammack T S，et al，2016. Core genome multilocus sequence typing for identification of globally distributed clonal groups and differentiation of outbreak strains of *Listeria monocytogenes* [J] . Appl Environ Microbiol，82（20）：6258-6272.

Denis M，Ziebal C，Boscher E，et al，2022. Occurrence and diversity of *Listeria monocytogenes* isolated from two pig manure treatment plants in France [J] . Microbes Environ，37（4）：ME22019.

Gaul L K，Farag N H，Shim T，et al，2013. Hospital-acquired listeriosis outbreak caused by contaminated diced celery—Texas，2010 [J] . Clin Infect Dis，56（1）：20-26.

Giacometti F，Piva S，Vranckx K，et al，2018. Application of MALDI-TOF MS for the subtyping of *Arcobacter butzleri* strains and comparison with their MLST and PFGE types [J] . Int J Food Microbiol，277：50-57.

Gilmour M W，Graham M，Van Domselaar G，et al，2010. High-throughput genome sequencing of two *Listeria monocytogenes* clinical isolates during a large foodborne outbreak [J] . BMC Genomics，11：120.

Henri C，Leekitcharoenphon P，Carleton H A，et al，2017. An assessment of different genomic approaches for inferring phylogeny of *Listeria monocytogenes* [J] . Front Microbiol，8：2351.

Huang Y T，Ko W C，Chan Y J，et al，2015. Disease burden of invasive listeriosis and molecular characterization of clinical isolates in Taiwan，2000-2013 [J] . PLoS One，10（11）：e0141241.

Huang Y T，Kuo Y W，Lee M R，et al，2021. Clinical and molecular epidemiology of human listeriosis in Taiwan [J] . Int J Infect Dis. 104：718-724.

Jagadeesan B，Baert L，Wiedmann M，et al，2019. Comparative analysis of tools and approaches for source tracking *Listeria monocytogenes* in a food facility using whole-genome sequence data [J] . Front Microbiol，10：947.

Karah N，Samuelsen Ø，Zarrilli R，et al，2015. CRISPR-cas subtype I-Fb in *Acinetobacter baumannii*：evolution and utilization for strain subtyping [J] . PLoS One，10（2）：e0118205.

Koonin E V，Makarova K S，Zhang F，2017. Diversity，classification and evolution of CRISPR-Cas systems [J] . Curr Opin Microbiol，37：67-78.

Ktari S，Ksibi B，Ghedira K，et al，2020. Genetic diversity of clinical *Salmonella enterica* serovar Typhimurium in a university hospital of south Tunisia，2000-2013 [J] . Infect Genet Evol，85：104436.

Lachtara B，Wieczorek K，Osek J，2022. Genetic diversity and relationships of *Listeria monocytogenes* serogroup IIa isolated in Poland [J] . Microorganisms，10 (3)：532.

Li W，Bai L，Fu P，et al，2018. The epidemiology of *Listeria monocytogenes* in China [J] . Foodborne Pathog Dis，15 (8)：459-466.

Lianou A，Sofos J N，2007. A review of the incidence and transmission of *Listeria monocytogenes* in ready-to-eat products in retail and food service environments [J] . J Food Prot，70 (9)：2172-2198.

Lu B，Yang J，Gao C，et al，2021. Listeriosis cases and genetic diversity of their *L. monocytogenes* isolates in China，2008-2019 [J] . Front Cell Infect Microbiol，11：608352.

Lüth S，Deneke C，Kleta S，et al，2021. Translatability of WGS typing results can simplify data exchange for surveillance and control of *Listeria monocytogenes* [J] . Microb Genom，7 (1)：mgen000491.

Martín B，Perich A，Gómez D，et al，2014. Diversity and distribution of *Listeria monocytogenes* in meat processing plants [J] . Food Microbiol，44：119-127.

Matle I，Mbatha K R，Madoroba E，2020. A review of *Listeria monocytogenes* from meat and meat products：Epidemiology，virulence factors，antimicrobial resistance and diagnosis [J] . Onderstepoort J Vet Res，87 (1)：e1-e20.

Maury M M，Bracq-Dieye H，Huang L，et al，2019. Hypervirulent *Listeria monocytogenes* clones' adaption to mammalian gut accounts for their association with dairy products [J] . Nat Commun，10 (1)：2488.

Miya S，Takahashi H，Kamimura C，et al，2012. Highly discriminatory typing method for *Listeria monocytogenes* using polymorphic tandem repeat regions [J] . J Microbiol Methods，90 (3)：285-291.

Mohan V，Cruz C D，van Vliet A H M，et al，2021. Genomic diversity of *Listeria monocytogenes* isolates from seafood，horticulture and factory environments in New Zealand [J] . Int J Food Microbiol，347：109166.

Mughini-Gras L，Kooh P，Fravalo P，et al，2019. Critical orientation in the jungle of currently available methods and types of data for source attribution of foodborne diseases [J] . Front Microbiol，10：2578.

Murr L，Huber I，Pavlovic M，et al，2022. Whole-genome sequence comparisons of *Listeria monocytogenes* isolated from meat and fish reveal high inter- and intra-sample diversity [J] . Microorganisms，10 (11)：2120.

Muñoz A I，Edna Catering，2021. Distribution and phenotypic and genotypic characterization of *Listeria monocytogenes* isolated from food，Colombia，2010-2018 [J] . Biomedica，41 (Sp. 2)：165-179.

Myintzaw P，Pennone V，McAuliffe O，et al，2022. Variability in cold tolerance of food and clinical *Listeria monocytogenes* isolates [J] . Microorganisms，11 (1)：65.

Nyarko E B，Donnelly C W，2015. *Listeria monocytogenes*：Strain heterogeneity，methods，and challenges of subtyping [J] . J Food Sci，80 (12)：M2868-2878.

Ohshima C，Takahashi H，Iwakawa A，et al，2017. A novel typing method for *Listeria monocytogenes* using high-resolution melting analysis (HRMA) of tandem repeat regions [J] . Int J Food Microbiol，253：36-42.

Palma F，Mangone I，Janowicz A，et al，2022. In vitro and in silico parameters for precise cgMLST typing of *Listeria monocytogenes* ［J］. BMC Genomics，23（1）：235.

Palma F，Pasquali F，Lucchi A，et al，2017. Whole genome sequencing for typing and characterisation of *Listeria monocytogenes* isolated in a rabbit meat processing plant ［J］. Ital J Food Saf，6（3）：6879.

Papić B，Kušar D，Zdovc I，et al，2020. Retrospective investigation of listeriosis outbreaks in small ruminants using different analytical approaches for whole genome sequencing-based typing of *Listeria monocytogenes* ［J］. Infect Genet Evol，77：104047.

Phung T，Tran T，Pham D，et al，2020. Occurrence and molecular characteristics of *Listeria monocytogenes* isolated from ready-to-eat meats in Hanoi，Vietnam ［J］. Ital J Food Saf，9（3）：8772.

Ruppitsch W，Pietzka A，Prior K，et al，2015. Defining and evaluating a core genome multilocus sequence typing scheme for whole-genome sequence-based typing of *Listeria monocytogenes* ［J］. J Clin Microbiol，53（9）：2869-2876.

Santos T，Viala D，Chambon C，et al，2019. *Listeria monocytogenes* biofilm adaptation to different temperatures seen through shotgun proteomics ［J］. Front Nutr，6：89.

Sapuan S，Kortsalioudaki C，Anthony M，et al，2017. Neonatal listeriosis in the UK 2004-2014 ［J］. J Infect，74（3）：236-242.

Schürch A C，Arredondo-Alonso S，Willems R J L，et al，2018. Whole genome sequencing options for bacterial strain typing and epidemiologic analysis based on single nucleotide polymorphism versus gene-by-gene-based approaches ［J］. Clin Microbiol Infect，24（4）：350-354.

Simon K，Simon V，Rosenzweig R，et al，2018. *Listeria*，then and now：A call to reevaluate patient teaching based on analysis of US federal databases，1998-2016 ［J］. J Midwifery Womens Health，63（3）：301-308.

Smith A M，Tau N P，Smouse S L，et al，2019. Outbreak of *Listeria monocytogenes* in South Africa，2017-2018：laboratory activities and experiences associated with whole-genome sequencing analysis of isolates ［J］. Foodborne Pathog Dis，16（7）：524-530.

Špačková M，Gašpárek M，Stejskal F，2021. Listeriosis-an analysis of human cases in the Czech Republic in 2008-2018 ［J］. Epidemiol Mikrobiol Imunol，70（1）：42-51.

Stessl B，Wagner M，Ruppitsch W，2021. Multilocus sequence typing（MLST）and whole genome sequencing（WGS）of *Listeria monocytogenes* and *Listeria innocua* ［J］. Methods Mol Biol，2220：89-103.

Sun Q，Cheng J，Lin R，et al，2022. A novel multiplex PCR method for simultaneous identification of hypervirulent *Listeria monocytogenes* clonal complex 87 and CC88 strains in China ［J］. Int J Food Microbiol，366：109558.

Tsai Y H，Moura A，Gu Z Q，et al，2022. Genomic surveillance of *Listeria monocytogenes* in Taiwan，2014 to 2019 ［J］. Microbiol Spectr，10（6）：e0182522.

Varsaki A，Ortiz S，Santorum P，et al，2022. Prevalence and population diversity of *Listeria monocytogenes* isolated from dairy cattle farms in the cantabria region of Spain ［J］. Animals（Basel），12（18）：2477.

Wang Y，Ji Q，Li S，et al，2021. Prevalence and genetic diversity of *Listeria monocytogenes* isolated from retail pork in Wuhan，China ［J］. Front Microbiol，12：620482.

Wang Y，Lu L，Lan R，et al，2017. Isolation and characterization of *Listeria* species from rodents in natural environments in China［J］. Emerg Microbes Infect，6（6）：e44.

Wang Y，Luo L，Ji S，et al，2022. Dissecting *Listeria monocytogenes* persistent contamination in a retail market using whole-genome sequencing［J］. Microbiol Spectr，10（3）：e0018522.

Wang Y，Zhao A，Zhu R，et al，2012. Genetic diversity and molecular typing of *Listeria monocytogenes* in China［J］. BMC Microbiol，12：119.

Wu L，Bao H，Yang Z，et al，2021. Antimicrobial susceptibility，multilocus sequence typing，and virulence of *Listeria* isolated from a slaughterhouse in Jiangsu，China［J］. BMC Microbiol，21（1）：327.

Yin Y，Yao H，Doijad S，et al，2019. A hybrid sub-lineage of *Listeria monocytogenes* comprising hypervirulent isolates［J］. Nat Commun，10（1）：4283.

Zhang X，Niu Y，Liu Y，et al，2019. Isolation and characterization of clinical *Listeria monocytogenes* in Beijing，China，2014-2016［J］. Front Microbiol，10：981.

Zhang Y，Zhang J，Chang X，et al，2022. Analysis of 90 *Listeria monocytogenes* contaminated in poultry and livestock meat through whole-genome sequencing［J］. Food Res Int，159：111641.

Zhao Q，Hu P，Li Q，et al，2021. Prevalence and transmission characteristics of *Listeria* species from ruminants in farm and slaughtering environments in China［J］. Emerg Microbes Infect，10（1）：356-364.

第五章 · 李斯特菌耐药性

第一节 耐药机制概述

一、细菌耐药性的分类

（一）固有耐药

固有耐药是指细菌对某种抗菌药物的天然耐药性，由细菌染色体基因决定，可从母代垂直遗传给子代，如肠球菌属对青霉素固有耐药，β-内酰胺类抗生素通过结合细菌细胞膜上的青霉素结合蛋白（penicillin binding proteins，PBPs）抑制细菌细胞壁的合成而发挥抗菌作用，故 PBPs 是药物作用的靶蛋白。几乎所有细菌都含有 PBP，不同种属的细菌含有 PBP 的数量、分子质量以及对 β-内酰胺酶的亲和力不尽相同。粪肠球菌和屎肠球菌有 6 种 PBPs，其中 PBP1 和 PBP3 对多数 β-内酰胺类亲和力较低，导致其对 β-内酰胺类药物固有耐药。此外，氨基糖苷类抗生素必须借助氧依赖的转运机制进入微生物体内，而厌氧菌因缺乏此机制而对氨基糖苷类抗生素产生固有耐药性。

李斯特菌属不同成员对各药物的耐药性不完全相同，但大部分李斯特菌都对部分 β-内酰胺类药物（苯唑西林、单环 β-内酰胺类抗生素和广谱头孢菌素类）和磷霉素具有天然抗性。固有耐药机制包括细胞壁、双组分系统和外排泵。单核细胞增生李斯特菌（Lm）有 5 个 PBPs，其中 PBP3 对 β-内酰胺类药物亲和力下降是其对 β-内酰胺类药物耐药的关键，一些细胞壁修饰基因编码的产物赋予其对头孢菌素类耐药性，如 oat（A）基因编码一种 O-乙酰基转移酶，它使肽聚糖中的胞壁酸 O-乙酰化，从而对头孢噻肟产生耐药性；ABC 转运蛋白相关基因 anr（AB）编码的产物通过转运头孢菌素类药物而赋予 Lm 对头孢菌素的耐药性；碲酸盐抗性基因座同源的 tel（A）赋予其对头孢呋辛、头孢噻肟、杆菌肽和碲酸盐的天然抗性；由 vir（R）调控的导致 D-丙氨酸与脂磷壁酸结合的基因 dlt 赋予其对黏菌素和多黏菌素 B 天然耐药。

革兰氏阳性菌细胞包膜（由厚细胞壁包围的细胞膜组成）的完整性可能受到针对细胞壁的抗生素的威胁，如 β-内酰胺类药物。Lm 可利用双组分系统对抗生素和其他损伤包膜的因素进行感知和响应。例如，CesR/K 和 LisR/K 除了在应对乙醇、pH 和过氧化氢胁迫以及对李斯特毒力发挥重要作用外，还赋予 Lm 对 β-内酰胺类尤其是头孢菌素类的固有耐药。另一组双组分系统 LiaS/R 和 VirR/S 也被证实可发挥同样作用，LiaS/R 通过调控多个编码膜相关蛋白和胞外蛋白基因的表达以实现细胞膜的重构，VirRS 控制 *dlt* 操纵子参与细胞包膜中脂磷壁酸的丙氨酸化。

多数细菌的细胞膜存在对抗生素主动外排系统，使药物排出量增加而产生耐药性。编码外排泵 MdrL 的基因几乎存在于所有 Lm 染色体中，MdrL 通过将头孢噻肟运送到细胞外，与 PBP3 对 β-内酰胺类药物的低亲和力共同作用介导 Lm 对头孢噻肟固有耐药。

（二）获得性耐药

获得性耐药是指原先对抗生素敏感的细菌通过自身基因突变或获得外源性耐药基因而产生的耐药性。主要机制可概括为：抗生素修饰/失活、抗生素靶点改变、增加抗生素外流和减少抗生素摄取。在大多数情况下，细菌可利用不止一种机制对某种特定抗生素产生高水平耐药。

1. 染色体基因突变　细菌自发地或药物诱导下发生药物作用靶位点以及编码外排泵基因突变，前者可降低对药物的亲和力，后者可激活外排作用，减少药物在细胞内的积累，均导致细菌产生耐药性。

（1）药物靶点的修饰　Lm 中 DNA 旋转酶的 GyrA 亚基发生突变导致其对喹诺酮类药物耐药；固有 DHFR 突变介导 Lm 对甲氧苄啶低水平耐药。

（2）编码外排泵的基因突变　编码外排泵 Lde 的基因通常广泛存在于 Lm 菌株中，当 *lde* 过表达时能引起 Lm 对喹诺酮耐药。

2. 水平基因转移　通过水平基因转移（horizontal gene transfer，HGT）获得外源 DNA 是细菌进化的重要驱动因素之一，也是细菌耐药性快速发展的原因之一。细菌发生 HGT 的方式包括转化（吸收裸 DNA）、转导（噬菌体介导）、接合（可接合性质粒介导）以及外膜囊泡。

转化可能是最简单的 HGT 类型，但只有少数临床相关的细菌能够"自然"捕获裸 DNA 来产生耐药性。通过可接合性质粒介导的接合是细菌间最主要的 HGT 类型。在医院环境中出现耐药性通常涉及接合，这是一种非常有效的基因转移方法，涉及细胞间的接触，在接受抗生素治疗患者的胃肠道中耐药菌接合发生率比较高。除了可接合性质粒，大量可移动遗传元件包括转座子、插入序列和整合结合元件等加速了耐药基因的转移。质粒和转座子是李斯特菌中常见的水平基因转移方式。1988 年，Poyart-Salmeron 等首次从脑膜炎患者身上分离出 1 株对氯霉素、红霉素、链霉素和四环素多重耐药的 Lm 分离株，耐药基因位于一个大小为 37kb 的质粒（pIP811）中，该质粒可转移到其他单核细胞增生李斯特菌、肠球菌、链球菌和金黄色葡萄球菌中。随后，Hadorn 等发现一例心内膜炎患者的 Lm 分离株携带的质粒 pWDB100 对四环素、氯霉素和红霉素具有耐药性，可能与 pIP811 有关。除了 Lm 分离株，Bertsch 等在从瑞士预包装芽菜中分离出的一株无害李斯特菌中发现携带大观霉素耐药基因 *spc*、磺胺类耐药基因 *dfr*（D）和大环内酯类耐药基

因 *erm*(A)的质粒。除了质粒,Bertsch 等从一株临床分离株中检测到一个包含四环素耐药基因 *tet*(M)和甲氧苄啶耐药基因 *dfr*(G)的转座子 Tn6198,并且可以转移到粪肠球菌和其他 Lm 菌株中。

二、耐药性的起源和进化

(一)耐药性的起源

人们普遍认为细菌耐药性是使用抗生素的直接选择后果,实际上在临床用药之前,细菌耐药性就已经存在。在整个进化过程中,共生细菌和土壤细菌能够产生具有抗菌潜力的化合物和小分子。例如,红霉素的生物合成可以追溯到 8 亿年前。值得注意的是,红霉素不仅有助于细菌生存,还参与了一些生理活动,如细胞信号、自然降解、群体感应和生物膜形成。此外,从非常偏远的环境栖息地和来自古代细菌中发现编码 β-内酰胺酶的基因,证明在青霉素广泛使用之前,β-内酰胺酶就已经存在。同样,人们还发现,生活在偏僻地区的人的肠道中存在抗生素耐药基因,而这些人很少或从未接触过抗生素。

(二)耐药性的演变

一些基因在自然环境下可能是中性的,但具有在适当的抗生素选择环境下表达的潜能,微生物可通过少量的基因突变和基因组合而产生与原始功能无关的新功能。例如,生物合成细胞壁的酶(如转糖苷酶-转肽基酶),其活性部位的三维结构发生改变可能形成一种 β-内酰胺酶。编码 β-内酰胺酶的 *bla*~CTX-M~ 基因可能来源于克吕沃尔菌属,但在克吕沃尔菌属中既不表现出对 β-内酰胺类药物的固有耐药性,也不产生抗菌化合物。

细菌自发突变可能是由短波辐射、热及自然界存在的一些具有致突变作用的物质诱发的,概率较低,而抗生素的广泛使用是细菌耐药性发展的主要驱动力。多项研究表明,当细菌处于无抗生素或亚抑制浓度的抗生素中,敏感菌株拥有生长优势,耐药菌株很难竞争成功。当抗生素选择压力逐渐增大时,耐药菌成为主导菌群而被选择下来。因为抗生素消灭了绝大部分敏感菌,由此破坏了敏感菌和耐药菌的平衡关系。没有被消灭的敏感菌和已经被诱导产生耐药的细菌受到抗生素的刺激后,能获得更强的变异和进化能力,并逐步从单一的耐药到多重耐药。

三、耐药性发生的机制

(一)对 β-内酰胺类抗生素耐药机制

β-内酰胺类抗生素是指化学结构中具有 β-内酰胺环的一类抗生素,通过抑制细菌细胞壁的合成而起到抗菌作用。细菌对 β-内酰胺类抗生素的耐药机制主要涉及低亲和力青霉素结合蛋白的产生、β-内酰胺酶的出现、细胞外膜的屏障作用以及细菌主动外排。李斯特菌除了对广谱头孢菌素类具有天然抗性，通常对其他 β-内酰胺类药物敏感。有报道表明 Lm 通过编码 PBP2 的 *pen*(A)基因获得对青霉素的耐药。

（二）对氨基糖苷类抗生素耐药机制

氨基糖苷类抗生素能作用于细菌体内的核糖体，抑制细菌蛋白质合成的多个环节并破坏细菌细胞膜的完整性。氨基糖苷类抗生素进入细胞内后，与核糖体 30S 亚基结合，干扰功能性核糖体的组装，抑制 70S 亚基始动复合物的形成，从而抑制蛋白质合成。氨基糖苷类抗生素耐药机制主要包括：细菌产生氨基糖苷类钝化酶；核糖体蛋白或 16S rRNA 突变，使药物作用靶位改变，药物进入细菌后不能有效地与核糖体结合而产生耐药；细菌对药物的摄入及积累减少。

截至目前，在单核细胞增生李斯特菌和无害李斯特菌中仅发现了一个氨基糖苷类耐药基因 *aad6*，编码 6-N-链霉素腺苷酸转移酶。在转座子 Tn3706 中发现庆大霉素耐药基因 *aac6′-aph2*，可借助质粒在链球菌、肠球菌和葡萄球菌中传播，该质粒可从链球菌转移到李斯特菌。

（三）对四环素类抗生素耐药机制

四环素类是由链霉菌产生或经半合成制取的一类广谱抗生素，主要抑制细菌生长，在较高浓度时也有杀菌作用。其作用机理是能与氨基酰-tRNA 竞争性地结合核糖体 30S 亚基的 A 位置，从而抑制肽链的延长和蛋白质的合成。细菌对四环素类产生耐药性主要是由于：外排泵将四环素从细胞内泵出细胞外，阻止其在细胞内发挥药效，外排过程需要能量；四环素类药物结合靶点发生改变，降低靶位与药物亲和力；产生四环素类药物的灭活酶；细胞膜通透性降低，导致药物减少或不能进入细胞内。

四环素耐药是单核细胞增生李斯特菌最常见的耐药表型。Lm 对四环素耐药主要是由于药物外排作用和产生核糖体保护蛋白（ribosomal protection proteins，RPPs）减少四环素与核糖体亲和力。四环素类外排泵大多属于主要易化家族（major facilitator super family，MFS），耐药主要由 Tet 膜蛋白介导。根据氨基酸同源性将其分为 7 组，第 1 组为包括 15 个跨膜序列（transmembrane-segment，TMS）的外排泵，依次为 Tet(A)、Tet(B)、Tet(C)、Tet(D)、Tet(E)、Tet(G)、Tet(J)、Tet(Y)、Tet(Z)、Tet30、Tet31、Tet33、Tet39、Tet41、Tet42，只有 Tet(Z)存在于革兰氏阳性菌中。第 2 组包括 Tet(L)和 Tet(K)，包含 14 个 TMS，主要分布于革兰氏阳性菌中。第 3 组包括 OtrB 和 Ter3，包含 14 个 TMS。第 4 组包括 TetA(P)和 Tet40，包含 12 个 TMS，主要存在于革兰氏阳性菌中。第 5 组是一个非典型的 MFS 蛋白，主要是存在于分歧杆菌中的 Tet(V)，至少包含 10 个 TMS。第 6 组包括 Tet35 和 OtrC，前者只有 9 个 TMS，不属于 MFS 家族，目前仅存在于水生细菌哈氏弧菌中；后者来自产生土霉素的龟裂链霉素中，属于 ABC 家族。第 7 组为 Tet38，包含 14 个 TMS，与 Tet(K)的氨基酸序列同源性为 29%。外排泵蛋白 Tet(A)、Tet(K)和

Tet(L)赋予 Lm 菌株四环素耐药性。Tet(K)和 Tet(L)也在无害李斯特菌中被发现介导四环素耐药性。

具有核糖体保护基因的细菌对四环素、米诺环素、多西环素中度耐药。RPPs 与核糖体结合时，会导致四环素从核糖体中释放，使蛋白质合成得以继续，导致菌株对四环素类药物耐药。目前革兰氏阳性菌和革兰氏阴性菌中已鉴别出 12 种 RPPs，其中核糖体保护蛋白 Tet(M)和 Tet(S)在单核细胞增生李斯特菌、无害李斯特菌和威氏李斯特菌中有报道，与四环素和米诺环素耐药性有关。可接合质粒和来自肠球菌、链球菌的转座子是导致李斯特菌对四环素产生耐药性的主要原因。tet(M)基因通常位于转座子 Tn916，而 tet(S)常位于质粒上。

（四）对氯霉素类抗生素耐药机制

氯霉素是一类广谱抗生素，可有效地对抗革兰氏阳性菌和革兰氏阴性菌感染，且对后者的抗菌活性更强；还能有效地抑制立克次体、螺旋体、支原体等其他病原微生物。氯霉素的同类抗生素还有甲砜霉素和氟苯尼考，它们的主要抑菌机制是通过脂溶性弥散进入细胞内，作用于细菌 70S 核糖体的 50S 亚基，抑制转肽酶，使肽链的增长受阻，抑制肽链的形成，从而阻止蛋白质的合成。细菌对氯霉素耐药的机制包括酶的灭活作用、外膜渗透性降低和外排作用。

Lm 菌体中的 Cat 和 FloR 外排蛋白是主要的耐药性产生原因。Cat 能作用于氯霉素 C3 羟基使之发生乙酰化，乙酰化的氯霉素不能与核糖体结合，从而导致耐药。但此种耐药性发展缓慢，cat 基因多位于质粒上，也存在于染色体上，在革兰氏阳性菌和阴性菌中均有分布。Hadorn 等人报道在 Lm 分离株中检测到质粒携带的 cat 基因。floR 基因编码的 FloR 外排蛋白可以主动泵出氟苯尼考使其在菌体内的含量明显减少，导致 Lm 对氟苯尼考耐药。

（五）对大环内酯类抗生素耐药机制

大环内酯类抗生素是一类重要的抗菌药物，对革兰氏阳性菌和支原体有较强的抗菌活性。大环内酯类药物在化学结构上有一个大内酯环，弱碱性，微溶于水。根据分子结构可将大环内酯类抗生素分为 14、15 和 16 元环抗生素。林可胺类和链阳菌素类，虽然与大环内酯结构不同，但它们的抗菌作用机制相似，统称为大环内酯类，也称为大环内酯-林可酰胺-链阳霉素 B 类药物（macrolides-lincosamides-streptogramin B，MLSB）。该类药物作用于细菌核糖体的 50S 亚基，抑制转肽作用和 mRNA 移位，从而阻止蛋白质的合成。细菌对大环内酯类抗生素的耐药机制可分为靶位改变、产生灭活酶和主动外排。

目前报道的 Lm 中大环内酯类耐药机制主要为靶位改变。靶位改变包括细菌 erm 基因编码的甲基化酶对细菌 23S rRNA 的 2058 位腺嘌呤甲基化和 23S rRNA 或核糖体蛋白 L4 和 L22 突变。erm 基因是 MLSB 的主要耐药基因。目前已经有 92 种 MLSB 耐药基因，在单核细胞增生李斯特菌和无害李斯特菌中仅发现 erm(A)、erm(B)和 erm(C)。主动外排系统也是革兰氏阳性菌对大环内酯类耐药的重要机制。在革兰氏阳性菌中，可通过 ABC 类转运蛋白介导对 14 和 15 元环大环内酯类药物（如红霉素）的耐药性，如葡萄球菌中发现的 *msr*（A），肺炎链球菌中发现的 *mef*（A）。外排泵基因 *mef*（A）已在四环素、强力霉素和红霉素多重耐药的 Lm 以及氯霉素、红霉素、四环素和甲氧苄啶-磺胺甲噁唑多重耐药的无害李斯特菌中发现。

（六）对喹诺酮类抗生素耐药机制

喹诺酮类是一种应用广泛的抗菌药物，用于治疗人体多种细菌感染，20 世纪 80 年代多个国家批准喹诺酮在兽医中使用。喹诺酮类药物通过结合 DNA 旋转酶和拓扑异构酶Ⅳ干扰细菌染色体的复制和转录过程，从而发挥抑菌作用。但是随着喹诺酮类药物的广泛使用，世界各地从人和食品动物中分离出喹诺酮耐药菌株的报道越来越多。

细菌对喹诺酮类耐药机制分为特异性和非特异性两类，特异性耐药机制有喹诺酮靶位点的突变和质粒介导的喹诺酮耐药基因的出现，非特异性耐药机制包括细菌外排系统表达水平和膜通透性的改变，使药物的主动外排增多和内流减少。

DNA 旋转酶和拓扑异构酶Ⅳ是喹诺酮类药物的主要靶位。DNA 旋转酶由两个 A 亚基（GyrA）和两个 B 亚基（GyrB）组成，分别由 *gyrA* 和 *gyrB* 基因编码。拓扑异构酶Ⅳ由两个 ParC 和两个 ParE 亚基组成，分别由 *parC* 和 *parE* 基因编码。在部分喹诺酮耐药单核细胞增生李斯特菌中，DNA 旋转酶的 GyrA 的变化是对喹诺酮类耐药的原因，变异的主要形式是 Ser84 变为 Thr 和 Asp/Glu88 改变为 Phe。

在 Lm 中有两个外排泵与喹诺酮类药物耐药有关，分别是 Lde 和 FepA。Lde 属于 MFS 家族，广泛存在于 Lm 中，当暴露于环丙沙星时，*lde* 基因表达上调，导致环丙沙星外排增多，赋予对环丙沙星的耐药性。FepA 属于多药和有毒化合物排出转运蛋白家族。FepA 转录调节因子 *fepR* 发生单位点突变，导致 FepA 过表达，进而导致 Lm 对环丙沙星和诺氟沙星耐药。

（七）对磷霉素类耐药机制

磷霉素是一类广谱抗生素，对革兰氏阳性和阴性菌都有效，通过与细菌细胞壁合成酶相结合，抑制细菌细胞壁的早期合成而起到杀菌作用。早期的实验室检测结果表明，磷霉素似乎无法杀灭李斯特菌，因为李斯特菌基因组携带的 *fos*（X）基因能分解磷霉素从而赋予其对磷霉素的天然抗性，目前在单核增生李斯特菌、无害李斯特菌、威氏李斯特菌、默氏李斯特菌和绵羊李斯特菌等多种李斯特菌的染色体中发现 *fos*（X）基因。然而随着研究人员进一步在实验室和小鼠机体中研究发现，磷霉素能有效杀灭感染细胞中的李斯特菌。当李斯特菌感染机体时，李斯特菌中的毒性基因 *prfA* 和 *hpt* 被激活，*fos*（X）无法灭活通过 Hpt 转运体进入细胞的磷霉素。如果只是激活 *prfA* 或 *hpt* 基因，*fos*（X）表达不受影响。也就是说 *fos*（X）虽然赋予了李斯特菌内在抗性，但毒性基因 *pfrA* 和 *hpt* 对磷霉素转运的联合作用抑制了 fos（X）发挥功能。因此，引发食物中毒的李斯特菌尽管携带有对抗生素固有耐药的基因，但磷霉素在体内还会对其产生一定的作用。

（八）对甲氧苄啶类耐药机制

甲氧苄啶是细菌二氢叶酸还原酶（dihydrofolate reductase，DHFR）抑制剂，通常作为磺胺增效剂与磺胺甲噁唑合用，很少单用。甲氧苄啶的耐药机制与磺胺类药物相似，主要包括外膜渗透性低、靶位改变和过量合成 DHFR。其中质粒介导的甲氧苄啶耐药在革兰氏阴性菌中很常见，其耐药机制是产生了过量的 DHFR。耐药基因一般是位于 I 类和 II 类整合子上。目前已经发现 40 多种 dfr 基因，包括 dfr（A）、dfr（B）、dfr（C）、dfr（D）、dfr（G）和 dfr（K）共 6 个家族。在单核细胞增生李斯特菌中仅发现 dfr（D）和 dfr（G），其中 dfr（D）位于质粒 pIP823 上，dfr（G）位于 Tn6198。此外，Lm 中的管家基因 dhfr 突变介导了甲氧苄啶低水平耐药。

第二节　耐药性研究方法

单核细胞增生李斯特菌耐药性的研究方法主要包括基因型和表型检测两方面。常见的基因检测方法如 PCR、实时荧光定量 PCR、飞行时间质谱、全基因组测序等，为检测耐药基因、追溯 Lm 的来源和控制耐药菌蔓延提供可靠的数据资料。在耐药表型研究中，测定细菌对某种抗菌药物的最小抑菌浓度（minimum inhibitory concentration，MIC）作为评价菌株对抗菌药物敏感性的定量方法。

一、耐药基因型检测

（一）PCR 检测方法

目前对于耐药基因型的研究方法主要是依靠传统的 PCR 方法来检测耐药基因是否存在，该方法简便易操作，是普遍应用的检测方法，但可能存在假阳性或假阴性。Iwu 等通过 PCR 揭示了灌溉用水和农业土壤样品分离的 Lm 菌株中对编码 AmpC 和 ESBLs 的基因的携带率高。在伊朗北部地区，生鱼和鱼市场环境中 Lm 对四环素和青霉素呈现高水平耐药性，通过 PCR 鉴定相应耐药基因结果表明 tet（M）、tet（A）、amp（C）、pen（C）检出率较高。从一家三级护理医院临床样品筛选的 22 株耐药 Lm 分离株通过 PCR 进行耐药基因的检测，在 70% 的四环素耐药 Lm 中检测到耐药基因 tet（M）。在 11 株甲氧苄啶耐药分离株中，27.27% 的分离株含有 dfr（D）。此外，在 83.33% 的红霉素耐药分离株中发现了 erm（B）基因。

（二）实时荧光定量 PCR

实时荧光定量 PCR（real-time quantitative polymerase chain reaction，RT-PCR）技术

是在 PCR 的基础上加入荧光显色物质，根据荧光的强度判断目的基因的含量。RT-PCR 检测方法具有特异性强、敏感性高、重复性好的特点，且克服了检测样品中假阳性的干扰，可用于临床筛查耐药基因，为监控携带耐药基因的细菌提供技术支持。此外，许多与临床相关的耐药机制都是由基因表达的变化引起的，如 Mex 药物外排泵、AmpC β-内酰胺酶和碳青霉烯特异性孔蛋白 OprD，通过 RT-PCR 检测相关基因的表达可以分析其在耐药性中的作用。Fiedler 等通过 RT-PCR 证实了 tet(L) 和 tet(M) 在 Lm 的表达水平与替加环素耐药性呈正相关。Guerin 等通过 RT-PCR 证实了 fep(A) 基因过表达是导致 Lm 对氟喹诺酮类药物耐药性的原因，该研究还发现 fep(A) 基因的表达受到 fep(R) 基因的抑制。Lm 中环丙沙星耐药性被证明与外排泵 LdeL 过表达有关。

（三）飞行时间质谱法

飞行时间质谱法（MALDI-time of flight mass spectrometer，MALDI-TOF）具有快速、高通量、高准确性等特点，为临床微生物的鉴定带来了革命性的变化，也给细菌耐药性分析提供了一条新思路。MALDI-TOF 用于细菌耐药性的检测具有巨大的应用价值与前景，如检测 β-内酰胺酶，β-内酰胺酶可水解青霉素类和头孢菌素类药物的 β-内酰胺环而使抗菌药物失去抗菌活性，水解后的 β-内酰胺环与水解前相比发生了相对分子质量的变化，因此通过 MALDI-TOF 检测图谱中相应峰值的变化情况可判断是否产 β-内酰胺酶。此外，MALDI-TOF 也陆续被开发用于检测 bla_{CMY-2}、tet(X) 等多种耐药基因。MALDI-TOF 对细菌耐药性的检测潜力逐步被发掘，它的应用加快了细菌耐药性检测的速度，具有很大的应用前景。Abril 等利用质谱对致病性李斯特菌进行蛋白质组学分析，鉴定出 49 种与抗生素耐药性相关的蛋白质，主要包括 β-内酰胺酶、氨基糖苷类乙酰转移酶、青霉素结合蛋白，介导对多种抗生素的耐药性。国内一项研究通过质谱分析磺胺类耐药 Lm 与敏感株的代谢组学差异，以确定菌株产生抗生素耐药性最相关的代谢途径。结果表明复方新诺明耐药菌株细胞内氧化应激反应显著增加而蛋白质合成显著减少。

（四）基于全基因组测序的检测方法

近年来，全基因组测序（whole genome sequence，WGS）技术正逐步应用在耐药基因检测、病原菌溯源和分型鉴定等方面。WGS 分型是指利用测序技术对病原菌整个基因组碱基序列进行测序，可全面地检测出细菌携带的已知耐药基因，WGS 正逐渐成为一个准确、快速、高效的鉴定工具。全基因组测序法在 Lm 等多种病原菌已得到初步应用。Haubert 等对巴西南部食物和环境中分离的两株多重耐药 Lm 通过全基因组测序鉴定出四环素耐药基因 tet(M) 和红霉素耐药基因 erm(B)。在乌拉圭最近的一项研究中，对 2010—2019 年收集的 50 株 Lm 分离株进行了耐药情况的调查，虽然总体耐药性水平较低，仅有两株对环丙沙星耐药，一株对红霉素耐药，但分析所有 Lm 菌株全基因组序列发现均携带耐药基因 fos(X)、lin、nor(B)、lde、mdr(L) 和 fep(A)。在德国，从猪和猪肉加工链中分离的所有单核细胞增生李斯特菌和威氏李斯特菌均携带 fos(X)和 vga(G)，导致对磷霉素和林可酰胺、链霉素 A、截短侧耳素耐药，在无害李斯特菌中还鉴定出耐药基因 tet(S)、tet(M)、$ant6\text{-}Ia$、dfr(G)。

二、耐药性表型

目前研究耐药表型常用的方法有药敏纸片扩散法、微量肉汤稀释法、琼脂稀释法和 E-试验。高标准化的方法对于所有类型的药物敏感性试验是必要的。这些方法对变量十分敏感，接种密度、基质配方、介质 pH、培养条件等都会对试验结果有影响。为了确保结果的精确性，试验必须严格参照美国临床实验室标准化协会（Clinical and Laboratory Standards Institute，CLSI）或欧洲药敏试验委员会（EUCAST）等规定的操作方法和判定标准进行，并用质控菌株检验试验试剂、材料和操作方法的可靠性。目前主要采用药敏纸片扩散法和微量稀释法测定 Lm 的药物敏感性。

（一）药敏纸片扩散法（K-B）

EUCAST 推荐可使用药敏纸片扩散法测定单核细胞增生李斯特菌的药物敏感性，但需使用含 20 mg/L β-NAD 和 5％脱纤维马血的 Mueller-Hinton（MH）琼脂，利用直接菌落制备 0.5 个麦氏标准菌悬液，且在 5％ CO_2 环境下 35 ℃培养 16～20h 后方可观察结果。

（二）微量肉汤稀释法

按照 CLSI 文件 CLSI M45-A3 推荐 Lm 采用微量肉汤稀释法测定 MIC，肺炎链球菌 ATCC 49619 进行质量控制，该方法要求使用阳离子调节 MH 肉汤，并加入 2.5％～5％裂解马血。同样，采用直接菌落制备 0.5 个麦氏标准浓度的细菌悬液，使菌液中的细菌含量达到（1～2）×10^8 CFU/mL，将倍比稀释后不同浓度的药物分别加到灭菌的 96 孔聚苯乙烯板中，每孔 10 μL。将上述 0.5 个麦氏标准浓度的菌悬液，用 MH 肉汤 1 000 倍稀释混匀后向试验组每孔加入 100 μL，使接种后每孔最终浓度为（1～2）×10^5 CFU/mL。将接种菌液的 96 孔板置于 35 ℃孵育 20～24 h。将 96 孔板置于暗色、无反光物体表面上判断试验终点，以抑制细菌生长的最低药物浓度为 MIC。

（三）E-试验

1988 年瑞典 AB Biodisk 公司推出了 E-试验，被世界同行公认为第二金标准药敏方法，也被美国食品及药物管理局、世界卫生组织细菌耐药监测网等所认可。E-试验的特点是结合琼脂扩散法和稀释法的优点，用扩散法的原理、塑料条的形式定量读出 MIC 值，比传统的纸片扩散法测抑菌圈的大小精确可靠。E-试验的关键是 E-试验试纸条的质量。E-试验试纸条是一条 5mm×50mm、内含有一系列预先制备的浓度呈连续指数增长的抗生素纸条。将

E-试验试纸条贴在接种细菌的平板上培养过夜，平板上将会出现椭圆形抑菌圈，抑菌圈的边缘与试纸条交点的刻度浓度即为最小抑菌浓度。E-试验的抑菌浓度极少受细菌生长期影响，在进行的 Lm 药敏试验中，用 E-试验测得的 MIC 值与用琼脂稀释法测得的 MIC 值相比，86% 在一个稀释度的误差范围内，因而认为 E-试验也适用于 Lm 的药敏检测。

第三节　耐药性流行病学

一、李斯特菌耐药性的变迁

在李斯特菌属的 7 个种中，单核细胞增生李斯特菌被认为是唯一的人兽共患病原菌，伊氏李斯特菌则主要对反刍动物存在潜在致病性。李斯特菌病在临床具有高致死率的特点，通常使用抗生素进行治疗。虽然 Lm 对大部分头孢菌素类（主要为第三代头孢菌素类抗生素，如头孢他啶、头孢噻肟等）、苯唑西林、磷霉素、第一代喹诺酮类、多黏菌素 B、氨曲南等抗菌药物固有耐药，但对大多数抗生素仍然敏感，如四环素、氨苄西林、阿莫西林、庆大霉素、红霉素等。然而，近年来临床中不规范使用或滥用抗生素的现象较为严重，很大程度上导致了 Lm 耐药菌株的不断出现。同时，由于抗生素作为饲料添加剂在畜牧业被广泛使用，也极大地促进了抗生素耐药性的出现和传播。

（一）单核细胞增生李斯特菌对四环素类抗生素耐药状况

虽然临床很少会使用四环素治疗李斯特菌病，但自 1988 年法国首次报道临床分离的 Lm 对四环素耐药以来，越来越多的研究人员从食品和临床来源发现对四环素耐药的分离株，这可能是因为四环素在畜牧业中常作为饲料添加剂被广泛使用。MacGowan 等对英国 1967—1981 年、1983—1986 年及 1987—1990 年临床分离到的 1 288 株 Lm 进行药敏试验，结果显示有 33 株菌对四环素耐药，耐药率为 2.56%。2007 年，Lee 等从韩国的即食海鲜和食品加工环境中收集到了 33 株 Lm，对四环素的耐药率为 18%。2014 年，Jamali 等从马来西亚即食食品分离得到 32 株 Lm，其中 5 株对四环素耐药（15.6%）。

相较于国外，国内对于 Lm 耐药性的研究起步较晚、数量较少。但自 20 世纪以来，国内陆续出现四环素耐药 Lm 的报道。2003—2004 年，张亚兰等从全国 11 个省（自治区、直辖市）各类食品中分离得到 142 株 Lm，其对四环素的耐药最为严重，耐药率达 13.4%。2005 年，杨洋等发现来源于中国食源性疾病监测网涉及 14 个省（自治区、直辖市）的生畜肉、生禽肉、水产品、熟肉制品及蔬菜的 467 株 Lm 对四环素的耐药率为 4.07%（19/467＝4.07%）。Yan 等 2012—2015 年在云南分离的 2 862 株食源性 Lm 中有 248 株（8.67%）对四环素耐药。2016—2018 年，李庆辉在新疆地区收集到的 61 株食源性 Lm 对四环素耐药率为 13.11%（8/61＝13.11%）。国内早期的研究仅针对食品源分离株，但近年来，临床源 Lm 分离株也逐渐引起人们的重视。王丽丽等发现 2013—2015 年分离自北京市李斯特菌病患者的 32 株 Lm 有 2 株对四环素耐药（6.25%）。

综上所述，虽然国内外均有报道对四环素耐药的 Lm，但相较于其他人兽共患病原菌如大肠杆菌、沙门菌等，单核细胞增生李斯特菌对四环素的耐药状况并不算严重，且耐药率并没有明显上升的趋势。

（二）单核细胞增生李斯特菌对 β-内酰胺类抗生素耐药状况

β-内酰胺类抗生素包括青霉素类和头孢菌素类。大部分头孢菌素类抗生素不能抑制 Lm 的青霉素结合蛋白 PBP，因此 Lm 对其固有耐药。而青霉素类抗生素（除苯唑西林）却是临床治疗李斯特菌病的首选抗生素，但是青霉素类抗生素容易被细菌产生的青霉素酶破坏，随着青霉素类作为饲料添加剂在畜牧业被广泛使用，亚洲部分国家的食品源 Lm 对青霉素类抗生素的耐药情况逐渐严重。2005 年，Yucel 等从土耳其生肉和熟肉分离到的 Lm 中 66% 的分离株对氨苄西林耐药。Lee 等 2007 年在韩国分离到的 33 株食源性 Lm 表现出对青霉素（100%）和氨苄西林（97%）的严重耐药。Garedew 等于 2012—2013 年从印度分离到 24 株食品源 Lm，其中 16 株（66.7%）表现出对青霉素耐药。2014 年，Jamali 等从马来西亚即食食品中获得的 32 株 Lm 中 53% 对青霉素耐药。然而，青霉素类抗生素耐药性在欧美国家报道的食品源 Lm 中却很少发现。巴西 1978 年和 2003 年的两份研究分别获得 26 株和 50 株食品源 Lm，全部对青霉素敏感。2008 年，Conter 等在意大利从食品和食品加工环境中分离到 120 株 Lm，药敏试验显示全部菌株对青霉素和氨苄西林敏感。同样，美国 2005 年和 2009 年报道的食品源 Lm 中也没有发现对青霉素耐药的菌株。

相较于食品源分离株，临床源 Lm 分离株对青霉素类抗生素仍保持较好的敏感性，但亚洲国家耐药率还是略高于欧洲国家。Borcan 等发现罗马尼亚 2009—2013 年 Lm 临床分离株对氨苄西林和青霉素的耐药率均为 7.7%。孙照琨等统计了 1963—2013 年中国各地区 Lm 临床耐药率，发现青霉素和氨苄西林耐药率分别为 18.9% 和 11.1%。

（三）单核细胞增生李斯特菌对大环内酯类抗生素耐药状况

大环内酯类抗生素是由链霉菌产生或半合成的一类弱碱性抗生素，对多数革兰氏阳性菌有良好抗菌作用，如红霉素。随着大环内酯类药物在人医和兽医临床的长期使用，对以红霉素为代表的大环内酯类抗生素耐药的单核细胞增生李斯特菌也不断增多。与发达国家相比，发展中国家分离的 Lm 对红霉素的耐药率普遍较高。2015 年，Obaidat 等对也门、印度、埃及这 3 个国家食源性 Lm 耐药性差异进行比较，结果发现菌株对红霉素的耐药率分别高达 58.8%、85.7% 和 62.5%。而在美国、意大利、爱尔兰等国家没有或很少发现对红霉素耐药性的李斯特菌。目前，国内分离的 Lm 对红霉素的耐药性也普遍较低。张亚兰等从全国 11 个省（自治区、直辖市）分离到的 142 株食品源 Lm 对红霉素耐药率仅为 0.7%。李庆辉等在 2016—2018 年从新疆地区获得的 61 株食源性 Lm 也仅有 2 株对红霉素耐药（3.28%）。

（四）单核细胞增生李斯特菌对其他抗生素耐药状况

尽管在过去几十年中，全球都发现食源性 Lm 对部分抗生素的耐药率有所上升，但对大部分抗生素仍然是相对敏感的。例如，庆大霉素在兽医临床被广泛应用，同时在治疗人李斯特菌病时常与青霉素类抗生素联合使用。目前，国内外分离的 Lm 对庆大霉素的耐药率普遍较低。Hansen 等报道丹麦 1958—2001 年 Lm 临床分离株仅 1.9% 的菌株对庆大霉素耐药。马智龙等于 2006—2010 年从江苏省泰州市分离到的 50 株 Lm 仅发现 1 株（2%）对庆大霉素耐药。细菌对甲氧苄啶的耐药性会导致甲氧苄啶与磺胺甲噁唑的杀菌协同作用丧失，从而导致对用于治疗细菌感染的复方新诺明耐药。但 Lm 对甲氧苄啶具有天然敏感性，因此人源和食品源分离株对复方新诺明的耐药率普遍较低。2005 年，Obaidat 等对也门、印度、埃及这 3 个国家食源性 Lm 耐药性进行研究，发现其对复方新诺明耐药率分别为 11.7%、4.8% 和 6.3%。2006—2010 年，马智龙等在江苏泰州分离的 50 株 Lm 中有 8% 对复方新诺明耐药。而在发达国家，对复方新诺明耐药的分离株则较少发现。Conter 等于 2008 年在意大利分离的 120 株食源性 Lm 中仅有 1.6% 对复方新诺明耐药。环丙沙星作为第三代喹诺酮类抗生素的代表，对 Lm 具有良好的抗菌作用。Wilson 等在 1988—2016 年从澳大利亚食品生产链共分离到 100 株 Lm 分离株，仅发现 2 株（2%）对环丙沙星耐药。Lyon 等对 2005 年在美国分离到的 157 株 Lm 进行药敏试验，结果显示 3% 的菌株对环丙沙星耐药。相关研究表明 Lm 对环丙沙星的耐药率发展中国家虽略高于发达国家，但耐药情况并不严重。2005—2007 年，Yan 等在中国北方 9 个城市共收集到 90 株 Lm，其中 16 株（17.8%）对环丙沙星耐药。综上所述，欧美发达国家分离的 Lm 菌株的耐药率普遍较低，而发展中国家获得的分离株则出现对某几种抗生素较高的耐药率，对大部分抗生素的耐药情况虽然并不严重，但耐药率也普遍高于欧美发达国家。需要注意的是，国外对于 Lm 耐药性的研究可能着重于四环素、青霉素类抗生素等临床治疗李斯特菌病的首选药物，而国内研究倾向于测定李斯特菌对不同种类临床常用的抗生素，因此国内分离株表现出更广的耐药谱。

二、李斯特菌多重耐药性

病原微生物分离株对三类及以上抗生素耐药即为多重耐药。在 20 世纪 80 年代，国外的报道以 Lm 单一耐药为主，而 21 世纪以来，越来越多的多重耐药菌株在食品与临床样品中分离得到。2002 年，Prazak 等在美国部分地区的蔬菜及相关环境样品中获得的 21 株 Lm 有 20 株至少对 2 种抗生素耐药。2006 年，Shen 等在美国即食食品与食品环境中分离到的 91 株 Lm 有 78% 的菌株出现多重耐药。2007 年，Lee 等从韩国即食海鲜和食品加工环境中收集到 33 株 Lm，其中 27 株（82%）对 4 种抗生素耐药，6 株（18%）对 5 种抗生素耐药。Magalhaes 等对 1958—2001 年葡萄牙临床分离得到的 106 株 Lm 进行研究，发现其中 27.3%（$n=29$）的菌株对 2 种及以上抗生素耐药。2012—2013 年，Garedew 等报道了埃塞俄比亚即食食品中分离的 24 株 Lm 多重耐药率达 16.7%（4/24＝16.7%）。同时，Gulel 等在 2012—2013 年土耳其奶制品中分离得到的 13 株 Lm 分离株中有 84.6% 的菌株对 3 种及 3 种以上抗生素耐药。Sosnowski 等从 2013—2016 年波兰食品分离的 146 株 Lm 中有 40 株（27.4%）表现出多重耐药。

在 21 世纪以前，国内对 Lm 多重耐药的研究相对较少。近年来，多重耐药 Lm 的报道日益增多。2001 年，刘芳等在张家口临床分离得到 1 株多重耐药 Lm，其对青霉素、阿莫西林、复方新诺明、红霉素、环丙沙星等均耐药。2005—2007 年，何建华等对 90 株河北省食品源 Lm 进行研究，除去固有耐药，90 株 Lm 中有 6 株对 3 种及 3 种以上抗生素耐药，其中有 2 株分离自冷冻食品的菌株对 5 种及 5 种以上抗生素耐药。2012 年，闫韶飞等对中国 23 个省（自治区、直辖市）10 类食品中分离的 635 株 Lm 进行耐药性调查，结果显示 66 株耐药菌株中有 8 株菌对 2 种抗生素耐药，对 3 种抗生素耐药的则有 7 株，多重耐药率为 1.1%（7/635＝1.1%），多重耐药谱为四环素-氯霉素-红霉素。2016—2018 年，李庆辉在新疆分离的 20 株 Lm 耐药菌株中，单一耐药的菌株为 11 株，双重耐药的菌株为 5 株，三重耐药的菌株为 3 株，四重耐药的菌株为 1 株。

综合来看，由于药物使用政策和习惯的差异，不同国家和地区李斯特菌耐药情况存在差异，目前国内李斯特菌多重耐药情况虽然不算严峻，但是报道日益增多，且有上升的趋势。因此，国内外都需要采取相应的措施应对，使抗生素在临床和畜牧业中的使用规范化，同时加强对李斯特菌的耐药监测。

目前，细菌耐药已经成为全球性的公共卫生问题，虽然 Lm 对大部分抗生素仍然敏感，但其耐药情况也不容忽视。与其他人兽共患病原体相同，Lm 具有对几乎所有抗生素产生耐药性的能力，同时也呈现出耐药率上升、耐药谱变宽的趋势，并且正以非常快的速度向多重耐药菌株发展，这无疑将给临床治疗李斯特菌感染带来巨大挑战。

第四节　耐药性分子流行病学

李斯特菌对抗生素产生获得性耐药的报道相对较少，尽管如此，随着抗生素广泛用于治疗各种临床感染性疾病以及被作为饲料添加剂用于畜禽养殖，过度使用抗生素而产生的选择性压力导致李斯特菌对细菌耐药性日益严重，且位于可移动遗传元件（如转座子、质粒等）的耐药基因对李斯特菌耐药性的传播与扩散发挥了重要作用。1988 年，首次报道从法国一位脑膜脑炎患者分离出一株对四环素、氯霉素、红霉素和链霉素耐药的多重耐药 Lm 分离株，随后越来越多的多重耐药李斯特菌菌株被从食品、环境等分离出，新的耐药机制也陆续被发掘。

一、对氨基糖苷类的耐药性

氨基糖苷类通过与 30S 核糖体亚基结合来抑制蛋白质合成。在细菌中已发现 170 多个编码氨基糖苷类药物耐药的基因，可以被分为三大类：乙酰基转移酶作用的修饰酶、核苷酸转移酶和磷酸转移酶。目前，仅在李斯特菌中发现编码 6-N-链霉素腺苷酸转移酶的链霉素耐药基因 aad6，未发现其他氨基糖苷类耐药基因。aad6 基因在李斯特菌中携带率较低。Charpentier 等收集来自世界范围内人源、食品源和环境源共 1 100 株李斯特菌，仅 1 株对链霉素、四环素耐药的分离自意大利的威氏李斯特菌携带 aad6 基因。同样，赵悦等从中国不同地区分离的 67 株食源性 Lm 耐药菌中只检测到 2 株对链霉素耐药的 aad6 阳性菌。闫鹤等在中国河北省 9 个监测点的食品中获得的 61 株食源性李斯特菌中未发现 aad6 携带菌。

二、对四环素类的耐药性

李斯特菌对四环素耐药主要是由于药物外排作用和产生核糖体保护蛋白。目前四环素耐药基因已发现 50 多个，在李斯特菌中报道的四环素耐药基因主要包括 tet（M）、tet（S）、tet（A）、tet（K）和 tet（L）。Poyart-Salmeron 等从英国分离的 25 株人源四环素耐药株中，有 1 株菌检测到 tet（L）基因，由质粒 pIP813 携带，该质粒宿主范围广，可以在大肠杆菌、单核细胞增生李斯特菌和粪肠球菌中复制；另外 24 株四环素和二甲胺四环素耐药菌则同时检测到 tet（M）和 int-Tn 基因，tet（M）基因的传播可能与 int-Tn 基因有关，int-Tn 基因编码的整合酶与 Tn1545 和 Tn916 转座家族的移动性有关，携带 tet（M）和 int-Tn 基因的菌株能在 Lm 菌株间及从 Lm 到粪肠球菌之间接合转移。这些结果表明，转座子和质粒这两种可移动遗传元件是导致 Lm 产生和传播耐药性的重要原因。Charpentier 等发现从世界各地收集的 1 100 株人源、食品源和环境源李斯特菌中有 61 株（5.5%）对四环素耐药，4 株（0.4%）携带 tet（S）基因，57 株（5.2%）携带 tet（M）基因，其中 42 株（3.8%）同时携带整合酶基因 int-Tn。闫鹤等对中国河北省 61 株食源性李斯特菌进行耐药基因检测，发现 tet（M）、tet（S）和 tet（A）基因的携带率分别为 27.87%、13.11% 和 9.83%。赵悦等对国内不同地区获得的 63 株四环素耐药的 Lm 分离株中有 59 株（93.7%）检测到 tet（M）基因，41 株（65.1%）还同时携带 int-Tn；2 株（3.2%）多重耐药菌株携带 tet（S）基因。

三、对氯霉素类的耐药性

氯霉素乙酰转移酶（chloramphenicol acetyltransferase，CAT）对氯霉素的酶解失活作用和 floR 基因编码的 FloR 特异性外排蛋白主动泵出氯霉素、氟苯尼考等是李斯特菌对氯霉素类药物主要的耐药机制。氯霉素乙酰转移酶可由染色体编码，也可由质粒介导，目前许多研究表明乙酰基转移酶都是由质粒介导。Hadorn 等分离自瑞士某医院一名心内膜炎患者体内的 2 株对氯霉素、红霉素和四环素耐药的 Lm 均含有携带 cat 基因的多重耐药质粒。Srinivasan 等发现在美国奶牛场的牛粪和环境中的 Lm 分离株中 floR 基因检出率高达 66%，都对氟苯尼考耐药。赵悦等从中国获得的 67 株食源性 Lm 分离株中，在 3 株氯霉素耐药菌

中均检测到 *cat* 基因。闫鹤等从中国河北省获得的 61 株 Lm 中有 11.67% 为 *cat* 基因阳性株。李庆辉等发现从中国新疆地区分离的 56 株食源性李斯特菌中有 12.5% 携带 *cat* 基因，包括 3 株氯霉素耐药菌和 4 株敏感菌，*cat* 主要位于质粒上。

四、对大环内酯类的耐药性

最常见的大环内酯类耐药性机制是由于 *erm* 基因编码的核糖体 23S rRNA 甲基化酶的存在，其能将核糖体 50S 亚单位的 23S rRNA 腺嘌呤甲基化，阻断肽酰基转移酶，抑制核蛋白位移，抑制细菌蛋白合成和肽链延伸从而起到耐药性。在李斯特菌中报道的 *erm* 基因主要包括 *erm*（A）、*erm*（B）和 *erm*（C）基因，主要是来源于粪肠球菌和无乳链球菌的质粒 PAMβ1 和 pIP501。Haubert 等从巴西南部食品和食品环境中分离的 50 株李斯特菌中，有 2 株携带 *erm*（B）基因。Facinelli 等在意大利发现对红霉素耐药的 1 株无害李斯特菌和 1 株单核细胞增生李斯特菌携带 *erm*（C）基因。在国内，闫鹤等发现河北省 61 株食源性李斯特菌中 37.7% 携带 *erm*（B）基因，未检测到 *erm*（A）和 *erm*（C）。赵悦等从 67 株食源性 Lm 中检出 3 株红霉素耐药菌，其中 2 株为 *erm*（B）阳性菌，另 1 株则携带外排泵基因 *mef*（A）。Li 等从中国食品源分离的一株对氯霉素、红霉素、四环素和甲氧苄啶-磺胺甲噁唑耐药的无害李斯特中检测到 *mef*（A）基因，提示主动外排系统也可能是李斯特菌对大环内酯类耐药的重要机制。

五、对喹诺酮类和氟喹诺酮类的耐药性

李斯特菌对喹诺酮类耐药的机制主要有 2 种类型，包括编码 DNA 旋转酶拓扑异构酶 Ⅱ（gyrA 和 gyrB）和拓扑异构酶 Ⅳ（parC 和 parE）的喹诺酮类耐药决定区（Quinolone resistance-determining region，QRDR）发生突变，以及 Lde、MdrL 和 FepA 等外排泵的外排作用。Moreno 等从巴西圣保罗州的人、猪肉和屠宰场环境中分离的 46 株李斯特菌均对环丙沙星、左氧氟沙星或莫西沙星耐药，所有分离株 *gyrA* 基因都存在 Thr84Ser、Phe88Asp/Phe88Glu 和 Met117Ser/Met117Gly 突变，*parC* 没有发生突变；另外，李斯特菌中 Lde 外排泵阳性率达 82.6%。法国巴斯德研究所的研究人员对 5 株环丙沙星和诺氟沙星耐药的李斯特菌进行研究，结果发现 *gyrA*、*gyrB*、*parC* 以及 *parE* 均没有发生突变，对喹诺酮类药物的耐药性是外排泵基因 *lde* 的过表达引起的。姜晓冰等对国内分离到的 15 株食源性 Lm 环丙沙星耐药株检测发现，均不存在 *gyrA*、*gyrB*、*parC* 和 *parE* 突变，通过外排泵抑制试验、实时荧光定量 PCR 和构建 *lde* 基因缺失突变株等证明外排泵 Lde 介导李斯特菌对喹诺酮类药物耐药。程健恒等也在国内分离的 32 株喹诺酮类耐药食品源李斯特菌中有类似发现，无 *gyrA*、*gyrB*、*parC* 以及 *parE* 突变，外排泵 Lde 是介导喹诺酮类药物耐药的原因。

六、对甲氧苄啶类的耐药性

甲氧苄啶的耐药机制主要包括外膜渗透性低、靶位改变和过量合成酶。李斯特菌对甲氧苄啶的耐药情况并不多见，甲氧苄啶耐药基因仅报告了 dfr(D)和 dfr(G)，其中 dfr(D)基因位于质粒 pIP823 上，dfr(G)基因位于 Tn6198。Charpentier 等从全球1 100株不同来源李斯特菌中仅检测到 1 株携带 dfr(D)基因的李斯特菌对甲氧苄啶高度耐药。同样，Granier 等在法国食品和食品加工环境中收集了 202 株 Lm 菌株，在 1 株复方新诺明耐药菌株中发现 dfr(D)基因。在国内，李斯特菌中主要流行的则是 dfr(G)。李薇薇等从国内即食食品中获得 239 株 Lm 菌株，有 7 株（2.9%）携带 dfr(G)基因，其中 3 株对复方新诺明耐药，4 株菌不耐药但 MIC 值高于其他敏感菌株。畅晓晖等从北京地区肉类产品中分离出 110 株 Lm 中，dfr(G)基因检出率为 6.36%。胡鹏威等则发现深圳市南山区 46 株食源性 Lm 分离株中有 4 株携带 dfr(G)基因，阳性率为 8.7%。

李斯特菌对人体致病危害较为严重，其死亡率高，治疗困难，给感染者带来巨大的医疗负担，更严重的是该菌耐药性逐渐增强。研究发现李斯特菌可通过其他菌群获得耐药基因，转座子和质粒是其最常见的可移动遗传元件，是该物种进化最重要的驱动力之一。李斯特菌菌群中耐药基因的传播引起了人们对食品安全和公共卫生的关注，多重耐药李斯特菌不仅给临床治疗带来了困难，也可能通过食物链传播给人类，进一步威胁人类健康。

第五节　控制耐药性的措施

一、合理使用抗生素

李斯特菌耐药性的快速发展与抗生素被大量用作食品动物促生长剂以及临床环境中不合理使用密切相关。此外全球贸易和旅行者有利于细菌耐药性进一步在各国之间传播。因此，有必要采取相应措施来控制耐药性，如在养殖业中禁止使用抗生素用作饲料添加剂以及在临床实施药学干预。

（一）养殖——禁抗

养殖业中常使用抗生素作为促生长剂或治疗感染性疾病，然而抗生素的不当使用导致细菌耐药日益严峻，不仅会影响抗菌药物的临床治疗效果，耐药菌还可能通过动物粪便和废水等途径传播到环境中，或通过食物链传递给人类。因此，在养殖业中禁止使用抗生素作为饲料添加剂十分必要。

中华人民共和国农业部（2018 年更名为中华人民共和国农业农村部）于 2015 年发布 2292 号公告宣布禁止在食品动物中使用洛美沙星、培氟沙星、氧氟沙星、诺氟沙星 4 种兽药。2016 年发布 2428 号公告宣布禁止将硫酸黏菌素用于动物促生长。2018 年发布 2638 号公告，停止在食品动物中使用喹乙醇、氨苯胂酸、洛克沙胂等 3 种兽药。2019 年发布 194 号公告将于 2020 年 1 月 1 日起在饲料中全面禁止添加抗生素，减少滥用抗生素造成的危害，维护动物源食品安全和公共卫生安全。目前中国已全面禁止在饲料中添加抗生素。禁止抗生素作为饲料添加剂使用将有效控制和降低耐药性的产生和传播。例如，自 2017 年正式禁止硫酸黏菌素作为饲料添加剂使用后，动物源大肠杆菌黏菌素耐药性和耐药基因 *mcr-1* 检出率显著降低。

（二）医院——药学干预

药学干预是对医师处方或医嘱的规范性和适宜性进行监测。药学干预可以有效地促进抗生素的合理使用、减少医疗成本以及降低药物不良事件发生，主要从以下几个方面进行药学干预：

第一，将抗生素分为非限制使用、限制使用和特殊使用三级，具有不同专业职称的医生与相应等级的抗生素处方特权相匹配。医生须完成合理使用抗生素的培训以及通过考试后方可获得抗生素处方特权。

第二，加强对医护人员的培训，定期对医护人员进行健康教育指导，提高医护人员对抗菌药物相关知识的掌握程度及认知度，避免不必要的联合用药与预防用药。

第三，医务工作者需向患者讲解抗生素治疗的相关知识，与患者多交流沟通，及时询问患者治疗过程中身体反应，及时发现耐药性产生的潜在风险，合理调整抗生素的使用，针对患者提出的问题要及时解答，提高患者对合理用药的认知度。

二、加强预防与控制感染

（一）养殖环节防控

李斯特菌可以在土壤中存活，特别是在养殖场土壤中存活数月甚至更长时间。研究还发现农场设施表面沾染的灰尘中含有李斯特菌，因此食品动物可以通过与自然环境的相互作用接触到这种病原体，进而通过食物链传递给人类。由于李斯特菌在环境中是天然存在的，因此防控措施应从养殖场层面开始，以减少动物和肉类产品中出现病原体的可能性。具体措施包括提供干净无污染的水和饲料，且严格管控废物排放处理，以限制病原体向环境中的传播，也有助于减少动物体内的病原体数量。

（二）加工环节防控

Lm 是引起冷链即食食品腐败的常见污染菌，该菌可在各种不利条件下存活，如低氧、高温、低温以及食品加工厂的各种设施中长期存活，导致其在加工过程中或加工后持续污染食品。Lm 在未经巴氏消毒的牛奶、软奶酪、冷熟肉食、冷热狗等中检出率最高，也常在不同的食品加工环境如屠宰场、肉类加工厂和零售店中被发现。相关研究表明，待屠宰的动物是肉类加工过程中 Lm 污染的重要来源，除动物直接携带外，还可以通过原料和工作人员污染食品加工厂。也有不少报道指出地板、地板排水沟、机架和滚筒也是 Lm 的栖身之处。

通过改变生长条件或切断污染源来控制冷链即食食品中的 Lm 污染，主要包括控制加工、运输、储存及售卖过程中的时间及温度；定期有效地对生产设备、运输储存环境、接触面和用具以及工作人员进行清洁消毒；避免以上任一环节中微生物交叉污染；定期检查生产人员卫生操作是否符合标准，提高微生物感染防范意识。然而由于 Lm 携带有抗逆性基因，即使在清洁后也经常会被发现。部分研究表明，Lm 通过在食品加工设施中的聚乙烯、聚氯乙烯、玻璃和不锈钢等表面形成生物膜，具有对食品加工设施中常用的洗涤剂的抗性，帮助其在设施中长期定植。

由于 Lm 耐药性的快速发展，已经探索出不同的抗生素治疗的替代方法，可有效减少抗菌药物的使用。目前可有效控制 Lm 污染的方法包括辐照技术、天然抑菌剂（噬菌体、细菌素和精油）、化学抑制剂、复合抑制剂和气调包装等。

辐照技术是一种非热技术，指应用小剂量的电离辐射的能量破坏细菌的 DNA 来防止细菌繁殖，对食品表面进行杀虫和灭菌。其作为一种净化技术，在不破坏食品原有风味的基础上可提高食品的安全性和延长食品的保质期。辐照杀菌可使用紫外线、γ射线、X射线，为了保证足够的穿透深度，一般选择γ射线和电子束来进行辐照。

噬菌体是能够杀死细菌的病毒，在加工和包装过程中被视为控制肉类和肉类产品中 Lm 的候选者。噬菌体可以特异性裂解 Lm 菌体而对食物和消费者体内有益微生物没有影响。此外，噬菌体可以长期稳定地存在于冷藏环境。基于这些优良属性，已经陆续有噬菌体产品应用于防控食品中和食品表面的 Lm 污染。例如，2006 年美国食品药品监督管理局（FDA）批准使用 LMP-102 噬菌体控制肉类和家禽产品等即食食品中 Lm 污染，噬菌体 Listex P100 也被 FDA 和美国农业部批准用于控制肉类和奶酪制品中的 Lm 污染。

细菌素是由某些细菌核糖体合成的肽或蛋白质，通过在膜上形成孔隙来破坏细胞膜的完整性，是一种天然抗菌剂。例如，片球菌素 Pediocin PA-1 是一种 IIa 类细菌素，对 Lm 具有较强抑菌活性。其他天然抗菌剂如诺丽果提取物、丁香精油、牛至精油、肉桂精油、气态柑橘叶精油和麝香草酚等精油类物质对 Lm 均具有良好的抗菌活性。

其他一些措施包括使用化学抑菌剂，如果蔬加工生产中常用二氧化氯来杀灭附着于水果蔬菜表面的李斯特菌；联合使用一些常见抑菌剂，如溶菌酶、甘氨酸和乙酸钠在一定浓度配比下联合使用比单独使用具有更高的抑菌能力；采用气调包装，在商品密封包装前去除或改变商品周围大气，用于冷却肉贮藏销售环节以减少李斯特菌的污染，延长货架期。

（三）医院内防控

医院环境最容易被病原微生物所污染，医院内感染又称医院获得性感染或院内感染。

Lm 易感染老人、新生儿、孕妇及免疫力低下的人群，引起脑膜炎、败血症、流产和胃肠炎等严重李斯特病。根据疾病预防与控制中心的数据，每年大约有 1 600 人感染李斯特菌病，约有 260 人死于这种疾病。这些病原体可能来源于患者内生的菌群、家庭成员的手、医护人员的手、医疗设备等，有报道显示，由于护士手部卫生工作不到位而引发儿童医院 Lm 感染。因此，医院内工作人员一定要采用正确的洗手步骤，加强卫生清洁，做好消毒工作，定期对医疗设备进行检查消杀，注意各种细节谨防感染的发生。

三、耐药性的监测

细菌耐药性的传播与分布是复杂的，不同国家、城市、地区的耐药性状况不同，因此有必要进行耐药性监测。到目前为止，国内主要的细菌耐药性监测网络有以下几个：

（一）CHINET 中国细菌耐药监测网

始建于 2004 年，由复旦大学附属华山医院抗生素研究所汪复教授联合国内已开展细菌耐药性监测工作多年的 8 所医院共同组建，于 2005 年正式启动监测工作，各成员单位按统一的监测方案开展细菌耐药监测工作。到 2024 年，成员单位覆盖全国 30 个省（自治区和直辖市）的 74 所三级和二级医疗机构，年监测菌株数量超过 25 万株。

（二）全国细菌耐药监测网

全国细菌耐药监测网（China antimicrobial resistance surveillance system，CARSS）始建于 2005 年，由国家卫生健康委员会医政医管局组建，国家卫生健康委员会合理用药专家委员会负责运行和管理。目前，全国细菌耐药监测网成员单位已发展至覆盖全国 31 个省（自治区和直辖市）的 6 809 所医疗机构。监测方式主要为被动监测，不定期开展主动监测和目标监测。将医疗机构常规微生物药敏试验数据按季度定期经细菌耐药监测信息系统上报至主管部门，通过计算机和人工分析处理，每年度统计出临床常见致病菌对各类抗菌药物的敏感率和耐药率，编写年度细菌耐药监测报告，并持续监测细菌耐药性变迁情况。

（三）上海市细菌真菌耐药监测网

始创于 2008 年，这是由上海复旦大学附属华山医院抗生素研究所组织的地区性微生物耐药性监测网，是中国第一个同时覆盖细菌和真菌耐药监测工作的监测网络。

目前中国耐药性监测工作实际仍然存在一些问题，如主要分布在大城市和经济发达地区，而经济不发达地区、少数民族地区和偏远地区的监测数据较为缺乏。另外，并没有针对李斯特菌的耐药监测数据，只零星在一些研究报告中出现。虽然 2000 年中国食源性病原菌监测网成立之初，就将 Lm 列入监测的病原菌名单，各类动物食品、海产品、蔬菜和冷饮等食品中都能检出 Lm，但尚未将李斯特菌病列为法定报告疾病，也没有相应的监测系统。

四、研发新抗生素与优化现有抗生素

临床上广泛使用的抗生素耐药性日益严峻，尤其是多重耐药菌的出现，导致部分感染性疾病已经无药可治，对全球公共卫生构成严重威胁，O'Neill 指出，预计到 2050 年全球每年将有 1 000 万人死于耐药菌感染。因此，迫切需要研发新抗生素减少来自抗生素耐药性的威胁。新抗生素研发面临着以下 3 个问题：一是新抗生素研发周期长、成本高，可能易引起新的耐药，二是存在技术瓶颈，三是世界范围内的抗生素滥用局面没有得到根本控制。

新抗生素开发需要综合运用各个学科和各种现代组学技术，尤其要针对耐药机制，减缓新的耐药性的产生。微生物耐药机制可以概括为：产生灭活酶、药物外排、药物靶点改变或修饰。2017 年 FDA 批准 Delafloxacin 用于治疗急性细菌皮肤和皮肤结构感染。Delafloxacin 是第四代氟喹诺酮类药物，由于它的结构特性，它与革兰氏阳性菌和革兰氏阴性菌的 DNA 旋转酶和拓扑异构酶IV具有同等的亲和力，这可能降低了耐药性的产生，因为细菌需在两种酶中积累多个突变才能产生耐药性。2019 年 FDA 批准新型抗生素 Cefiderocol 用于治疗由易感革兰氏阴性菌引起的复杂性尿路感染。Cefiderocol 是一种新型的铁载体头孢菌素，具有独特的穿透革兰氏阴性菌细胞膜的作用机制，能够针对碳青霉烯类耐药性的三种主要机制（孔蛋白通道改变、β-内酰胺酶失活和药物外排）而发挥抗菌活性。

相较于开发新抗生素，对原有抗生素进行修饰改造相对比较简单，同样地，根据抗生素作用原理，修饰酶的作用机制、作用位点及其药物化学方面的有关知识，对原有抗生素进行修饰改造，使其既保持原有活性，又避免耐药性的快速产生。例如，2018 年 FDA 批准 Plazomicin 用于治疗患有复杂性尿路感染和由特定细菌感染引起的肾盂肾炎患者。Plazomicin 是新一代半合成氨基糖苷类抗生素，在西索霉素基础上进行了化学改造而获得，能避免被主要的氨基糖苷类抗生素钝化酶破坏而失活。主要通过与细菌核糖体 30S 亚基结合，产生抑菌作用，开发用于治疗多重耐药革兰氏阴性菌肠杆菌科细菌导致的严重感染，包括对碳青霉烯类抗生素耐药的肠杆菌。同年批准的还有四环素衍生物 Eravacycline，用于治疗复杂的腹内感染。与传统的四环素相比，Eravacycline 与核糖体的结合更强，对表达核糖体保护蛋白和外排泵基因的四环素耐药菌株抗菌活性比替加环素高 2～4 倍。

五、"One health" 理念

细菌耐药性无处不在，包括人类和医院、社区环境，动物、农场和水产养殖环境，以及由于污水、制药工业废物的污染，还有农场动物的粪便导致水、土壤、野生动物和许多其他生态环境可能获得耐药菌。值得注意的是，耐药菌和耐药基因在人类、动物和环境之间相对容易传播。李斯特菌在家畜、哺乳动物、鸟类、鱼类和甲壳类动物中都有检出，鸟类很少出

现李斯特菌病，但鸟类往往可以通过受污染的食物、水或土壤感染李斯特菌成为无症状携带者。牲畜通过接触受污染的青贮饲料感染李斯特菌，而李斯特菌在进一步加工过程中可能持续存在，进而通过食物链传递给人类。

毫无疑问，人类和动物抗菌药物误用和滥用，且大多数用于治疗人类细菌感染的抗菌药物也用于动物，以及耐药细菌和可移动元件携带的耐药基因在全球范围内的传播，是人类、动物产生耐药性的主要原因，而工业、住宅和农业废物处理不当往往又导致环境获得耐药性。考虑抗菌药物的重要性及耐药菌在人类、动物和环境之间的相互传播，因此从"One health"角度联合多部门、多领域开展耐药性防控措施是非常有必要的。

"One health"旨在通过多个领域、学科和部门的合作，完善抗生素使用的法规和政策、监测和控制病原感染、促进公共卫生安全和寻找抗生素的替代品，以实现人类、家畜、野生动物、植物和环境的整体健康。"One health"理念由来已久，它建立在人类和动物相互依存的基础上，人类和动物不仅共享同一个环境，而且还共享多种传染病。据估计，近几十年来出现的人类传染病中有75%是人兽共患病。经济全球化、旅游业的发展及环境变化加剧了人兽共患病的传播。养殖业中长期存在着用药方式不规范的问题，将抗菌药物作为饲料添加剂预防和控制动物发病，长期使用即便是健康的动物也会在抗生素选择压力下进化出耐药性。此外，大量使用对人类至关重要的抗生素（如第三代头孢菌素和氟喹诺酮类抗生素）给动物用药以及长期在饲料中使用具有重要医学意义的抗生素（如黏菌素、四环素和大环内酯类抗生素）作为促生长剂也是食品动物获得耐药性的重要因素。

世界卫生组织一直是推广"One health"理念的主力军。自2008年以来，WHO抗生素耐药性综合监测咨询小组发布了6份报告，其中包括科学信息、耐药性和抗生素使用的综合监测指南，以及支持全球遏制耐药性努力的建议。WHO于2017年发布了关于在食品生产动物中使用具有重要医学意义的抗生素新指南，建议农业和食品工业停止常规使用抗生素来促进健康动物的生长和预防疾病。这些指南旨在减少抗菌药物在动物的使用以帮助保护对人类健康非常重要的抗菌药物的有效性。

其他一些组织如世界动物卫生组织就抗生素耐药性和抗生素使用监测、抗生素耐药性风险分析以及在兽医和水产养殖中谨慎使用抗生素提供了技术指导；国际食品法典委员会（Codex Alimentarius Commission，CAC）第29届会议成立了CAC政府间抗菌药耐药性特设工作组，用于评估抗菌剂耐药性风险。在国际方面，欧盟出台了关于兽用抗菌药物的管理以及抗菌药物耐药性和抗菌药物的综合监测等一系列措施，要求各成员国遵循统一标准。为促进抗生素在畜牧业中合理应用，欧盟药品委员会在2006年规定严禁在饲料中添加各类抗生素促进动物生长，并减少抗生素类药品的财政补贴。为保障动物源性食品安全和公共卫生安全，我国相关部门陆续发布《全国遏制动物源细菌耐药行动计划（2017—2020年）》《全国兽用抗菌药使用减量化行动方案（2021—2025）》等。2022年，国家卫生健康委员会、科技部、农业农村部、国家疾控局、生态环境部、国家药监局等13个部门联合制定了《遏制微生物耐药国家行动计划（2022—2025年）》，明确要求跨部门相互协调合作，发挥联防联控优势，共同保障遏制耐药工作的有效落实。

耐药性是公认的 21 世纪全球卫生面临的重大挑战，人类健康和动物健康相互依存，并与它们所属的生态系统的健康相联系。因此，遏制细菌耐药性的措施应综合考量人类、动物和环境三个因素，做到以下几点：及时监测抗生素在人类、兽医和农业环境中的使用，优化抗生素在人类和动物中的使用，确保这些药物的使用总体上是最佳的。通过有效的环境卫生、个人卫生及预防措施降低感染发生率，如做到食品安全和饮用水干净消毒、正确处理药厂废物，对于李斯特菌而言，在农场、屠宰场和食品加工厂控制感染尤为重要。

（王　晶）

参考文献

畅晓晖，万晓楠，张捷，等，2022. 北京地区食源性单增李斯特菌基因分型分析 [J]. 中国公共卫生，38（1）：105-109.

巢国祥，焦新安，徐勤，等，2005. 8 类食品单核细胞增生李斯特菌流行特征及耐药性状研究 [J]. 中国卫生检验杂志，15（5）：519-521.

程健恒，陈谋通，陈月桃，等，2018. 食品源单增李斯特菌喹诺酮类抗生素耐药机制研究 [J]. 食品科学技术学报，36（4）：32-40.

冯有为，潘佳栋，陈思思，等，2019. 单核细胞增生李斯特菌的耐药特征及机制 [J]. 中国人兽共患病学报，35（2）：158-163.

关红阳，王丹，马越，等，2021. 单核细胞增生李斯特菌生物学毒理特性及防控方法研究进展 [J]. 农产品加工（7）：71-76，79.

何建华，2013. 一株多重耐药单核细胞增生李斯特菌的耐药基因分析 [D]. 广州：华南理工大学.

胡鹏威，刘楚云，王银秋，等，2021. 2009—2019 年深圳市南山区食源性单核细胞增多性李斯特菌基因组特征分析 [J]. 中华预防医学杂志，55（6）：774-779.

姜晨，增田泰伸，木村守，等，2017. 复配抑菌剂对单增李斯特菌的抑制作用及其保鲜效果 [J]. 食品工业科技，38（8）：92-97，102.

姜晓冰，于涛，牛亚冰，等，2016. 单核细胞增生李斯特菌喹诺酮耐药机制研究 [J]. 生物技术通报，32（7）：234-241.

李鹏飞，2021. 药学干预对抗生素临床合理应用临床价值评估及分析 [J]. 继续医学教育，35（5）：148-150.

李庆辉，康立超，杜冬冬，等，2019. 56 株食源性单增李斯特菌耐药性测定及耐药基因的检测 [J]. 中国兽医科学，49（6）：766-772.

李薇薇，郭云昌，占利，等，2020. 2017 年中国即食食品中单核细胞增生李斯特菌的分子流行病学特征 [J]. 中华预防医学杂志（2）：175-180.

李迎慧，冉陆，2004. 李斯特菌的耐药性及耐药基因 [J]. 国外医学（卫生学分册），31（2）：120-124.

刘芳，程建贞，2001. 多重产单核李斯特菌耐药 1 株报告 [J]. 张家口医学院学报（5）：99.

马智龙，蔡震，2011. 泰州市市售食品食源性致病菌谱及耐药状况分析 [J]. 中国卫生检验杂志，21（9）：2297-2299，2302.

邵美丽，杨帆，刘娣，2009. 食品中单核细胞增生性李斯特菌的污染及耐药现状［J］. 黑龙江畜牧兽医（21）：21-22.

孙照琨，吴璇，陈蕊，等，2016. 李斯特菌病既往中国文献报告病例分析［J］. 中国微生态学杂志，28（11）：1323-1326.

王国强，2020. 冷链即食食品中李斯特菌的污染及防治措施［J］. 农产品加工（16）：60-62，66.

王丽丽，陈倩，2016. 北京市人源性单核细胞增生李斯特菌耐药特征及分子分型研究［J］. 中国食品卫生杂志，28（4）：426-430.

徐毓谦，李淑荣，李文慧，等，2021. 糖盐介质中γ-射线辐照对无害李斯特菌的杀菌效果研究［J］. 核农学报，35（5）：1113-1120.

闫鹤，陈妙瑞，石磊，2010. 食源性单核细胞增生李斯特菌四环素、红霉素耐药基因研究［J］. 现代食品科技，26（8）：772-775，849.

闫韶飞，裴晓燕，杨大进，等，2014. 2012年中国食源性单核细胞增生李斯特菌耐药特征及多位点序列分型研究［J］. 中国食品卫生杂志，26（6）：537-542.

杨洋，付萍，郭云昌，等，2008. 2005年中国食源性单核细胞增生李斯特菌耐药性趋势分析［J］. 卫生研究，37（2）：183-186.

张亚兰，冉陆，李迎惠，等，2006. 2003—2004年中国食品中单核细胞增生李斯特菌耐药监测［J］. 中国食品卫生杂志，18（5）：398-400.

赵悦，2012. 中国食源性单核细胞增生李斯特菌耐药与毒力特征分析［D］. 北京：中国疾病预防控制中心.

周继福，2021. 单核细胞增生李斯特菌不同家系、血清型、耐药性菌株代谢组学分析研究［D］. 南京：南京财经大学.

Abril A G，Carrera M，Böhme K，et al，2021. Proteomic characterization of antibiotic resistance in *Listeria* and production of antimicrobial and virulence factors［J］. Int J Mol Sci，22（15）：8141.

Baquero F，F Lanza V，Duval M，et al，2020. Ecogenetics of antibiotic resistance in *Listeria monocytogenes*［J］. Mol Microbiol，113（3）：570-579.

Bertsch D，Anderegg J，Lacroix C，et al，2013. pDB2011，a 7.6 kb multidrug resistance plasmid from *Listeria* innocua replicating in gram-positive and Gram-negative hosts［J］. Plasmid，70（2）：284-287.

Bertsch D，Uruty A，Anderegg J，et al，2013. Tn6198，a novel transposon containing the trimethoprim resistance gene *dfrG* embedded into a Tn916 element in *Listeria monocytogenes*［J］. J Antimicrob Chemother，68：986-991.

Borcan A M，Huhulescu S，Munteanu A，et al，2014. *Listeria monocytogenes*-characterization of strains isolated from clinical severe cases［J］. J Med Life，7（Spec Iss 2）：42-48.

Brown S R B，Forauer E C，DAmico D J，2018. Effect of modified atmosphere packaging on the growth of spoilage microorganisms and *Listeria monocytogenes* on fresh cheese［J］. J Dairy Sci，101（9）：7768-7779.

Charpentier E，Courvalin P，1997. Emergence of the trimethoprim resistance gene *dfrD* in *Listeria monocytogenes* BM4293［J］. Antimicrob Agents Chemother，41：1134-1136.

Charpentier E，Courvalin P，1999. Antibiotic resistance in *Listeria* spp.［J］. Antimicrob Agents Chemother，43（9）：2103-2108.

Charpentier E, Gerbaud G, Jacquet C, et al, 1995. Incidence of antibiotic resistance in *Listeria* species [J]. J Infect Dis, 172 (1): 277-281.

Christaki E, Marcou M, Tofarides A, 2020. Antimicrobial resistance in bacteria: mechanisms, evolution, and persistence [J]. J Mol Evol, 88 (1): 26-40.

Conter M, Paludi D, Zanardi E, et al, 2009. Characterization of antimicrobial resistance of foodborne *Listeria monocytogenes* [J]. Int J Food Microbiol, 128 (3): 497-500.

Dhama K, Karthik K, Tiwari R, et al, 2015. Listeriosis in animals, its public health significance (food-borne zoonosis) and advances in diagnosis and control: a comprehensive review [J]. Vet Q, 35 (4): 211-235.

Facinelli B, Roberts M C, Giovanetti E, et al, 1993. Genetic basis of tetracycline resistance in food-borne isolates of *Listeria innocua* [J]. Appl Environ Microbiol, 59 (2): 614-616.

Fiedler S, Bender J K, Klare I, et al, 2016. Tigecycline resistance in clinical isolates of *Enterococcus faecium* is mediated by an upregulation of plasmid-encoded tetracycline determinants *tet* (L) and *tet* (M) [J]. J Antimicrob Chemother, 71 (4): 871-881.

Flamm R K, Hinrichs D J, Thomashow M F, 1984. Introduction of pAMβ1 into *Listeria monocytogenes* by conjugation and homology between native *L. monocytogenes* plasmids [J]. Infect Immun, 44 (1): 157-161.

Garedew L, Taddese A, Biru T, et al, 2015. Prevalence and antimicrobial susceptibility profile of *Listeria* species from ready-to-eat foods of animal origin in Gondar Town, Ethiopia [J]. BMC Microbiol, 15 (1): 1-6.

Godreuil S, Galimand M, Gerbaud G, et al, 2003. Efflux pump Lde is associated with fluoroquinolone resistance in *Listeria monocytogenes* [J]. Antimicrob Agents Chemother, 47 (2): 704-708.

Granier S A, Moubareck C, Colaneri C, et al, 2011. Antimicrobial resistance of *Listeria monocytogenes* isolates from food and the environment in France over a 10-year period [J]. Appl Environ Microbiol, 77 (8): 2788-2790.

Guillet C, Join-Lambert O, Le Monnier A, et al, 2010. Human listeriosis caused by *Listeria ivanovii* [J]. Emerg Infect Dis, 16 (1): 136-138.

Guérin F, Galimand M, Tuambilangana F, et al, 2014. Overexpression of the novel MATE fluoroquinolone efflux pump FepA in *Listeria monocytogenes* is driven by inactivation of its local repressor FepR [J]. PLoS One, 9 (9): e106340.

Hadorn K, Hächler H, Schaffner A, et al, 1993. Genetic characterization of plasmid-encoded multiple antibiotic resistance in a strain of *Listeria monocytogenes* causing endocarditis [J]. Eur J Clin Microbiol Infect Dis, 12 (12): 928-937.

Hansen JM, Gerner-Smidt P, Bruun B, 2005. Antibiotic susceptibility of *Listeria monocytogenes* in Denmark 1958-2001 [J]. APMIS, 113 (1): 31-36.

Haubert L, Mendonça M, Lopes GV, et al, 2016. *Listeria monocytogenes* isolates from food and food environment harbouring *tetM* and *ermB* resistance genes [J]. Lett Appl Microbiol, 62 (1): 23-29.

Heidarzadeh S, Pourmand M R, Hasanvand S, et al, 2021. Antimicrobial susceptibility, serotyping, and molecular characterization of antibiotic resistancegenes in *Listeria monocytogenes* isolated from pregnant women with a history of abortion [J] . Iran J Public Health，50（1）：170-179.

Hof H，2003. Listeriosis：therapeutic options [J] . FEMS Immunol Med Microbiol，35（3）：203-205.

Iwu C D，Okoh A I，2020. Characterization of antibiogram fingerprints in *Listeria monocytogenes* recovered from irrigation water and agricultural soil samples [J] . PLoS One，15（2）：e0228956.

Jamali H，Paydar M，Ismail S，et al，2015. Prevalence，antimicrobial susceptibility and virulotyping of *Listeria* species and *Listeria monocytogenes* isolated from open-air fish markets [J] . BMC Microbiol，15：144.

Jamali H，Thong K L，2014. Genotypic characterization and antimicrobial resistance of *Listeria monocytogenes* from ready-to-eat foods [J] . Food Control，44（44）：1-6.

Jiang X，Yu T，Xu P，et al，2018. Role of efflux pumps in the in vitro development of ciprofloxacin resistance in *Listeria monocytogenes* [J] . Front Microbiol，9：2350.

Khen B K，Lynch O A，Carroll J，et al，2015. Occurrence，antibiotic resistance and molecular characterization of *Listeria monocytogenes* in the beef chain in the Republic of Ireland [J] . Zoonoses Public Health，62（1）：11-17.

Korsak D，Krawczyk-Balska A，2017. Identification of the molecular mechanism of trimethoprim resistance in *Listeria monocytogenes* [J] . Foodborne Pathog Dis，14（12）：696-700.

Kuenne C，Billion A，Mraheil M A，et al，2013. Reassessment of the *Listeria monocytogenes* pan-genome reveals dynamic integration hotspots and mobile genetic elements as major components of the accessory genome [J] . BMC Genomics，14：47.

Li M，Yan S，Fanning S，et al，2021. Whole genome analysis of three multi-drug resistant *Listeria innocua* and genomic insights into their relatedness with resistant *Listeria monocytogenes* [J] . Front Microbiol，12：694361.

Li X P，Wang S F，Hou P B，et al，2020. Nosocomial cross-infection of hypervirulent *Listeria monocytogenes* sequence type 87 in China [J] . Ann Transl Med，8（9）：603.

Luque-Sastre L，Arroyo C，Fox E M，et al，2018. Antimicrobial resistance in *Listeria* species [J]. Microbiol Spectr，6（4）.

Lyon S A，Berrang M E，Fedorka-Cray P J，et al，2008. Antimicrobial resistance of *Listeria monocytogenes* isolated from a poultry further processing plant [J] . Foodborne Pathog Dis，5（3）：253-259.

MacGowen A P，Reeves D S，McLauchlin J，1990. Antibiotic resistance of *Listeria monocytogenes* [J]. Lancet，336（8713）：513-514.

Magalhães R，Ferreira V，Santos I，et al，2014. Genetic and phenotypic characterization of *Listeria monocytogenes* from human clinical cases that occurred in Portugal between 2008 and 2012 [J] . Foodborne Pathog Dis，11（11）：907.

Mata M T，Baquero F，Pérez-Díaz J C，2000. A multidrug efflux transporter in *Listeria monocytogenes* [J]. FEMS Microbiol Lett，187（2）：185-188.

Mcewen S A，Collignon P J，2018. Antimicrobial resistance：a one health perspective [M] . New York，John Wiley & Sons，Ltd.

Moreno L Z, Paixão R, Gobbi D D, et al, 2014. Characterization of antibiotic resistance in *Listeria* spp. isolated from slaughterhouse environments, pork and human infections [J]. J Infect Dev Ctries, 8 (4): 416-423.

Mota M I, Vázquez S, Cornejo C, et al, 2020. Does shiga toxin-producing *Escherichia coli* and *Listeria monocytogenes* contribute significantly to the burden of antimicrobial resistance in uruguay? [J]. Front Vet Sci, 7: 583930.

Obaidat M M, Bani Salman A E, Lafi S Q, et al, 2015. Characterization of *Listeria monocytogenes* from three countries and antibiotic resistance differences among countries and *Listeria monocytogenes* serogroups [J]. Lett Appl Microbiol, 60 (6): 609-614.

Oswaldi V, Lüth S, Dzierzon J, et al, 2022. Distribution and characteristics of *Listeria* spp. in pigs and pork production chains in Germany [J]. Microorganisms, 10 (3): 512.

Parsons C, Brown P, Kathariou S, 2021. Use of bacteriophage amended with CRISPR-Cas systems to combat antimicrobial resistance in the bacterial foodborne pathogen *Listeria monocytogenes* [J]. Antibiotics, 10 (3): 308.

Poyart-Salmeron C, Carlier C, Trieu-Cuot P, et al, 1990. Transferable plasmid-mediated antibiotic resistance in *Listeria monocytogenes* [J]. Lancet, 335 (8703): 1422-1426.

Poyart-Salmeron C, Trieu-Cuot P, Carlier C, et al, 1992. Genetic basis of tetracycline resistance in clinical isolates of *Listeria monocytogenes* [J]. Antimicrob Agents Chemother, 36 (2): 463-466.

Prazak M A, Murano E A, Mercado I, et al, 2002. Antimicrobial resistance of *Listeria monocytogenes* isolated from various cabbage farms and packing sheds in Texas [J]. J Food Prot, 65 (11): 1796-1799.

Roberts M C, Facinelli B, Giovanetti E, et al, 1996. Transferable erythromycin resistance in *Listeria* spp. isolated from food [J]. Appl Environ Microbiol, 62 (1): 269-270.

Rodríguez J M, Martínez M I, Kok J, 2002. Pediocin PA-1, a wide-spectrum bacteriocin from lactic acid bacteria [J]. Crit Rev Food Sci Nutr, 42 (2): 91-121.

Scortti M, Han L, Alvarez S, et al, 2018. Epistatic control of intrinsic resistance by virulence genes in *Listeria* [J]. PLoS Genet, 14 (9): e1007525.

Shen Y, Liu Y, Zhang Y, et al, 2006. Isolation and characterization of *Listeria monocytogenes* isolates from ready-to-eat foods in Florida [J]. Appl Environ Microbiol, 72 (7): 5073-5076.

Sosnowski M, Lachtara B, Wieczorek K, et al, 2018. Antimicrobial resistance and genotypic characteristics of *Listeria monocytogenes* isolated from food in Poland [J]. Int J Food Microbiol, 289: 1-6.

Srinivasan V, Nam H M, Nguyen L T, et al, 2005. Prevalence of antimicrobial resistance genes in *Listeria monocytogenes* isolated from dairy farms [J]. Foodborne Pathog Dis, 2 (3): 201-211.

Terreni M, Taccani M, Pregnolato M, 2021. New antibiotics for multidrug-resistant bacterial strains: latest research developments and future perspectives [J]. Molecules, 26 (9): 2671.

Terzi Gulel G, Gucukoglu A, Cadirci O, et al, 2020. Serotyping and antibiotic resistance of *Listeria monocytogenes* isolated from raw water buffalo milk and milk products [J]. J Food Sci, 85 (9): 2889-2895.

Troxler R, von Graevenitz A, Funke G, et al, 2000. Natural antibiotic susceptibility of *Listeria* species:

L. grayi，*L. innocua*，*L. ivanovii*，*L. monocytogenes*，*L. seeligeri* and *L. welshimeri* strains〔J〕. Clin Microbiol Infect，6 (10)：525-535.

Wang H，Wang H，Yu X，et al，2019. Impact of antimicrobial stewardship managed by clinical pharmacists on antibiotic use and drug resistance in a Chinese hospital，2010-2016：a retrospective observational study〔J〕. BMJ Open，9 (8)：e026072.

Wang Y，Xu C，Zhang R，et al，2020. Changes in colistin resistance and mcr-1 abundance in *Escherichia coli* of animal and human origins following the ban of colistin-positive additives in China：an epidemiological comparative study〔J〕. Lancet Infect Dis，20 (10)：1161-1171.

Wilson A，Gray J，Chandry P S，et al，2018. Phenotypic and genotypic analysis of antimicrobial resistance among *Listeria monocytogenes* isolated from Australian food production chains〔J〕. Genes，9 (2)：80.

Yan H，Neogi S B，Mo Z，et al，2010. Prevalence and characterization of antimicrobial resistance of foodborne *Listeria monocytogenes* isolates in Hebei province of Northern China，2005-2007〔J〕. Int J Food Microbiol，144 (2)：310-316.

Yan S，Li M，Luque-Sastre L，et al，2019. Susceptibility (re) -testing of a large collection of *Listeria monocytogenes* from foods in China from 2012 to 2015 and WGS characterization of resistant isolates〔J〕. J Antimicrob Chemother，74 (7)：1786-1794.

Yücel N，Çıtak S，Önder M，2005. Prevalence and antibiotic resistance of *Listeria* species in meat products in Ankara，Turkey〔J〕. Food Microbiol，22 (2-3)：241-245.

Zhang Y，Yeh E，Hall G，et al，2007. Characterization of *Listeria monocytogenes* isolated from retail foods〔J〕. Int J Food Microbiol，113 (1)：47-53.

第六章 · 李斯特菌病的临床症状与病理变化

第一节 临床症状

李斯特菌病是由单核细胞增生李斯特菌（Lm）和伊氏李斯特菌引起的食源性人兽共患病，其中 Lm 是引起李斯特菌病的主要致病菌，而伊氏李斯特菌主要引起反刍动物的感染。Lm 能够突破人和多种动物的肠道屏障、血胎屏障和血脑屏障，其引起的临床症状因宿主种类、年龄、免疫状况等因素不同而有所差异，可大致分为败血症型（多见于新生仔畜和幼畜）、脑膜脑炎型、流产型（多发于妊娠后期）、角膜炎、乳腺炎和一些继发性疾病。Lm 潜伏期一般为 2～3 周，短的仅数天，也有的长达 3 个月；其主要表现为家畜发生脑膜脑炎、败血症、流产、发热和单核细胞增多等；家禽和啮齿动物以发生坏死性肝炎、心肌炎和单核细胞增多为主要特征；除骡、驴病死率较低外，牛、羊、鸡、兔、猫和犬都有很高的病死率（52%～100%）。人被 Lm 感染后可发生胃肠炎、败血症、脑膜脑炎，妊娠期被感染会引发流产。

单核细胞增生李斯特菌对公共卫生安全的威胁日益严重。1997 年 3 月和 8 月在我国云南发生两次大规模暴发流行，人群发病率分别为 8.2% 和 8.6%，牛、羊、猪发病率分别为 71.04%、72.01%、36.13%，动物病死率几乎 100%。2000—2009 年我国有 16 个省报告了 92 例李斯特菌病，且病死率、临床症状等与欧美国家相似。其中，2014 年丹麦暴发的李斯特菌病致 37 人死亡；2018 年南非暴发的李斯特菌病 1 060 例，导致 216 人死亡。

一、羊

羊患李斯特病的概率（约 30%）高于牛（约 15%），是致病性李斯特菌最易感的宿主，被感染后多呈急性发作（1～4d），症状出现后 24～48h 死亡（图 6-1）。羊李斯特菌病是影响畜牧业发展的重要因素之一，能够导致多个品种羊（如绵羊和山羊等）发生脑膜脑炎、败血症、胎盘炎、流产（主要发生在妊娠期后 3 个月）、死产、眼炎和乳腺炎，偶尔发生胃肠型出血性败血症，伴有肝炎、脾炎和肺炎等，绵羊被致病性李斯特菌感染后比山羊更容易发生脑膜脑炎，死亡率可达到 60%，若及时得到正确的治疗，痊愈率可达 30%。

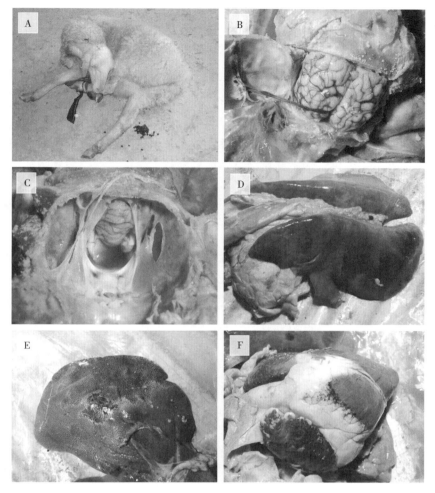

图 6-1　患李斯特菌病死亡的山羊及内脏器官的大体病变
A. 患李斯特菌病死亡的山羊　B. 大脑　C. 脑脊液　D. 肺脏　E. 肝脏　F. 心脏

（一）脑膜脑炎型

　　脑膜脑炎是羊感染致病性李斯特菌后常见的临床症状，多发生于饲养场内年龄较大的羔羊（4~8 个月）。此类型病程比较短，经过 3 周左右的潜伏期后，开始出现脑膜脑炎的相关临床症状，发作病程 2~3d，长的病程 1~3 周或更长时间，幼羊感染后较难耐过，死亡率高达 10%。

　　发病羊以神经症状为主，病初发热，体温升高 1~2℃，不久降至正常。病羊精神沉郁，神志不清，对周围环境冷漠、离群、不听驱使，采食、咀嚼、吞咽障碍，拒绝进食或饮水，有时伴有流涎、流鼻液等；数天后出现脑膜脑炎症状，主要表现为磨牙，头颈一侧麻痹，进而弯向对侧，做转圈动作，且不能迫使其改变，有的走路摇摆不稳，有时呆立，遇到障碍物时以头抵靠而不动，这是羊发病最常见的临床表现。还有些羊被感染后会出现单侧面部麻痹，对侧耳下垂，眼睑低垂，鼻孔扩张和双侧角膜结膜炎，斜视，眼球突出，目光呆滞，视力障碍，严重者会失明；部分病羊由于颅神经损伤导致面部、喉部肌肉和舌头出现周期性痉挛和麻痹，咀嚼肌瘫痪，因此影响吞咽功能，导致唾液潴留。发病后期病羊四肢肌肉震颤，倒地不起，四肢划动似游泳状，或呈角弓反张状，或侧卧昏迷，强迫其改变，但又很快翻转过来，随着疾病的进一步发展，病羊逐渐全身衰弱，最后昏迷直至死亡。

当羊大量食用被致病性李斯特菌污染的饲料时，该菌侵入其口腔组织，然后穿透牙髓，在冬季和早春常导致患羊牙齿脱落或断裂，并在感染羊体内逐渐增殖、扩散，随着循环系统逐渐进入脑干，在脑干中进行增殖并扩散到髓质和脑桥，进而也会引起脑膜脑炎。由此途径被感染的羊，病情较为严重，在感染后的 1 个月内会出现呼吸衰竭，造成死亡。

（二）流产型

致病性李斯特菌是导致妊娠羊流产、产死胎和弱胎的重要病原菌之一。

妊娠母羊被感染后的发病率为 1%～20%，羔羊的死亡率通常较高，实验动物被人工接种一定剂量的该病原菌后，能够引起约 10% 的流产。自然感染的妊娠母羊常在妊娠晚期（最后 3 个月）发生流产，在感染致病性李斯特菌的羊群中流产率可高达 20%，通常无任何特异性先兆症状。

妊娠期母羊在被感染后，单核细胞增生李斯特菌常随血液扩散至全身，并可穿透胎盘，到达子宫，在 48h 内出现在羊水和胎儿中，并进行增殖，引起胎儿严重感染，导致早产、流产。在感染初期，怀孕的母羊会出现化脓性子宫炎，而大多数会自然恢复。但单核细胞增生李斯特菌的宫内传播会导致胎儿的脓毒性感染，由于免疫系统未发育健全，胎羊产出时多数发生死亡，在胎膜和胎体上无眼观可见病变，病变主要局限于中枢神经系统，其他器官和组织并没有显著的病理学变化。幸存下来的胎羊多发育不良，即使接受积极的治疗，也多有后遗症，引起后期生长迟缓。通常发生流产后，胎衣会在母羊体内滞留 2～3d，其后不经任何外界处理即可自动排出。对流产后的母畜加强养护，多数母羊会逐渐恢复，少数会继发致死性脓毒血症但最终能痊愈，极少数会逐渐衰弱，显示预后不良。

类似人类的感染，李斯特菌病也常发生在免疫功能低下的动物中。若母羊在免疫力较低时感染单核细胞增生李斯特菌，会显著增加妊娠胎儿感染该病原菌的概率，增大流产风险。

（三）败血症型

败血症型李斯特菌病多发生于 5 周龄以下的羔羊，在发生败血症期间及症状消失后部分患羊会通过粪便、乳汁排出致病性李斯特菌，造成环境污染。因此，新生的幼崽可能会通过脐带、乳汁和被污染的环境感染该病原菌。

此类型临床上常呈急性经过，主要临床症状为病初发热（高达 41℃），突发精神沉郁，低头垂耳，口角流涎，嘴一侧积聚草料，食欲减退和腹泻；部分病羊会不断流鼻液，流泪，逐渐出现眼炎，甚至失明；有些病羊会行为反常，运动迟缓或倒卧，脱离群体，不听驱使。最终多死于广泛性内脏损伤，多见肝损伤和局灶性肺炎，死亡率较高。

（四）乳腺炎型

致病性李斯特菌也能够引起羊的乳腺炎。部分病羊呈隐性经过，无明显临床症状。一些病羊产后恶露不尽，患有非特异性乳腺炎，表现为食欲不振，起立困难，体温升高，呼吸急促，乳房出现红、肿、热、痛等炎症反应，严重者泌乳量急剧下降甚至停止泌乳，乳房皮肤变紫，造成乳区化脓、坏疽、萎缩，甚至永久丧失泌乳能力，且乳汁中可能出现致病性李斯特菌，导致乳液变质，乳汁中含有乳凝块、颜色发黄等。

（五）眼炎型

羊若被含有致病性李斯特菌的饲料、垫料等擦伤眼睛会导致眼炎、化脓性结膜炎。病羊频繁眨眼，磨蹭患眼，眼睑沉重，流出大量眼泪，眼角分泌黏液性物质，一段时间后转变为脓性；眼睑肿大，结膜充血，结膜上的血管伸向角膜且在角膜边缘形成红色充血带。当病变累及角膜时会出现畏光，呈云翳状，角膜混浊增厚，及不同程度的视力下降，逐渐导致角膜炎。严重者会发生溃疡，形成瘢痕，出现晶体脱落，角膜破裂，眼前房积脓，甚至永久性失明。若胎儿在母体内发生感染，可能会造成先天视网膜未完全血管化，使其出生后视力受损，甚至先天性失明。

二、牛

我国牛的李斯特菌病具有低患病率、高致死率的特点，一般患病率为 8%～10%，死亡率为 20%～100%。但在北美洲，牛的李斯特菌病发病率较高（约 82%），在 1986—1994 年间美国密苏里州报道的脑膜脑炎型李斯特菌病病例中约 67% 来自牛。

因牛的品种不同，临床症状会略有差异，主要的临床症状有脑膜脑炎、败血症伴有粟粒性脓肿、流产、乳腺炎和眼炎等，水牛感染后的病死率比其他种类的牛高，存活牛多留下永久性的后遗症，如中枢神经系统损伤造成的肌肉麻痹、运动功能受损等。与绵羊和山羊的李斯特菌病不同，牛的李斯特菌病病程稍长，可达 4～14d，若发现较早，及时进行积极的治疗，痊愈率可达 50%，也有一些牛能够自然恢复。

（一）败血症型

牛感染致病性李斯特菌后临床出现败血症的相对较少，一般多发于新生犊牛，多呈慢性经过，主要表现为精神沉郁；有些会脱离群体，不听驱使，病牛出现食欲减退，咀嚼、吞咽缓慢，反刍异常，腹泻，消瘦，轻热，流涎，流泪等症状。

（二）脑膜脑炎型

致病性李斯特菌侵袭牛的神经系统时，该菌沿着外周神经扩散，特别是支配口腔的舌下神经、三叉神经和颅神经，通过这些神经进入中枢神经系统，进而侵入脑桥和髓质。致病性Lm 对牛颅神经造成的损伤是导致临床症状的主要原因。病牛发病初期会发热，体温升高1～2℃，不久降至正常体温；还会出现如下症状：精神沉郁，低头垂耳，神志不清，对外界应激的反应力下降，不随群运动，不听驱使，常将头部抵在墙角或将头抵在硬物上；走路摇摆，朝着一个方向转圈，遇到障碍物以头抵靠而不动；面部和喉部肌肉出现麻痹和痉挛现象，造成采食、吞咽困难，唾液潴留，食欲减退甚至废绝；下颌神经的损伤导致侧耳下垂，单侧脸部麻痹，眼睑下垂，鼻孔扩张，逐渐发展为嘴唇松弛、歪斜，流涎过多，不断嘶叫，斜视，双侧角膜炎，甚至失明。在发病晚期，随着视力和运动功能受损，病牛变得易怒，这使得临床上对李斯特菌病的诊断不易与狂犬病、铅中毒区分。1 周后患牛全身机能逐渐衰退，不能站立，后期呈角弓反张状昏迷卧于一侧，最后完全陷入昏迷，通常在 1～2d 内死亡。

黄牛体温升高可持续到濒死前，鼻流黏液性分泌物，眼球突出，朝一个方向斜视，不能灵活转动，逐渐失明；颈部肌肉发生痉挛性收缩，饮水时较明显；患牛濒死前颈项强硬，头颈向上弯，呈角弓反张状，最后卧地不起，神志不清，四肢划动似游泳状，病程 1～3d。

患病犊牛除了出现发热和神经症状外，还可能伴随腹泻，病死率极高。部分牛在感染期间会通过粪便、乳汁排出致病性李斯特菌，使饲养环境中存在一定量的细菌，暴露于此环境中的牛群易被感染，造成致病性李斯特菌病在牛群中反复发生，发病率可达 10％，死亡率高。

（三）流产型

致病性李斯特菌导致妊娠母牛流产多发于怀孕晚期（7 个月以后），通常无特征性临床症状。该菌可通过胎盘进入胎儿，在宫内被感染的胎儿可能患脑膜脑炎、败血症，娩出前已死亡或在出生后不久死亡。李斯特菌病在牛群多呈散发性流行，流产患牛有时出现胎衣不下伴发子宫内膜炎，部分患牛发生流产可能伴有非特异性乳腺炎，部分患牛乳汁中能检出致病性李斯特菌。

（四）乳腺炎型

牛感染致病性李斯特菌后也会引发乳腺炎，但临床上较少发现。病牛整体表现精神不振、食欲减退、反刍异常、体温升高，多呈化脓性卡他性乳腺炎；患乳出现典型的红肿热痛症状、皮肤皲裂、拒绝触碰、泌乳量及乳质量下降，往往掺杂脓液、乳凝块、血液，有些出现较大的乳腺结节，局部皮肤发紫伴有明显的疼痛感。患有隐性乳腺炎的病牛通常没有明显的症状，乳汁没有明显变化，仅出现泌乳量下降。流产后的病牛患非特异性乳腺炎时乳汁中可检出致病性李斯特菌，经巴氏消毒后部分细菌仍可存活，冷藏后致病性李斯特菌增殖速度加快。

（五）眼炎型

牛感染致病性李斯特菌后也可导致眼炎，或由于眼部结膜被污染的青贮饲料颗粒擦伤而导致结膜炎。一般在发病初期，患牛结膜充血、潮红、眼睑浮肿、眼睛羞明、流泪，逐渐发展为眼睑肿胀、痉挛、疼痛，结膜表面有出血点，伴随流泪，眼睛分泌物增多，结膜增厚，分泌物逐渐变色、黏稠，进而使上下眼睑粘合，逐渐发展为溃疡，引起严重的并发症。

三、猪

猪群较少发生李斯特菌病，当猪感染致病性李斯特菌（图6-2）时，主要的临床症状是败血症，脑膜脑炎较少，流产更少见，不同年龄段的猪被感染后临床症状有所不同。

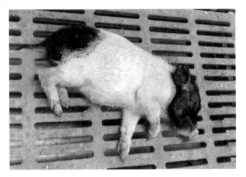

图6-2　患李斯特菌病的猪

（一）败血症型

猪李斯特菌病主要表现为败血症，多发生于仔猪，无特征性症状，出现时即发生死亡，病程1～3d，病死率高。

（二）脑膜脑炎型

猪的李斯特菌病临床上较少出现脑膜脑炎型，主要发生于日龄较大的猪。在发病初期，猪体温升高，最高可达42℃，后期体温下降至36～36.5℃不再变化。临床症状为中枢神经系统紊乱，后肢步态蹒跚，类似破伤风发病时的症状。病猪在发病初期较为兴奋，意识障碍，运动失常，无目的地行走，不自主地后退，或做转圈运动，或以头抵地不动；有的头颈后仰，前肢或后肢张开，呈典型的观星状姿势；部分病猪两前肢或四肢麻痹，肌肉震颤、强硬，以颈部和椎弓峡部尤为明显。有的病猪表现为阵发性痉挛，口吐白沫；严重病例会倒卧、抽搐、口吐白沫、四肢强拘，肢体划动似游泳状，对外界的应激反应增强，遇刺激时易惊叫、慌乱，病程一般1～4d，长的可达7～9d，急性型一般经1～2d死亡。

呈慢性经过的病猪，表现为长期不食、消瘦、贫血、体温低、共济失调、步态强拘，有的后肢麻痹、不能起立或拖地行走，病程可达半个月以上。

（三）败血症和脑膜脑炎混合型

败血症和脑膜脑炎混合型多发生于哺乳仔猪，常突然发病，病初期体温升高至41～41.5℃，精神高度沉郁、全身衰弱、食欲减退甚至废绝、口渴、呼吸困难、咳嗽、耳部及腹部皮肤发绀、粪便干燥或腹泻、排尿少，中后期体温下降至正常，部分体温偏低，病程1～3d。少数猪同时伴有神经症状，病程长，病死率也高。病猪的血液中白细胞总数升高，单核细胞达8%～12%。

肝坏死可能是此混合型的一个特征性病变。在自然感染和实验室人工接种中，青年猪的李斯特菌病相对严重，仔猪会死于感染，而成年猪通常都能够耐过。

（四）流产型

母猪在妊娠后期感染致病性李斯特菌多发生流产。该菌的嗜胎盘性会造成胎儿宫内感染，导致病猪胎盘炎、胎儿的脓毒性感染，进而导致流产或早产，幸存下来的仔猪多发育不良，体质较弱，后期生长迟缓。通常发生流产后，部分母猪会出现恶露不尽、胎衣不下等症状，经积极的治疗可恢复，且预后良好。

（五）其他症状

除上述常见症状外，部分猪的李斯特菌病也表现为小叶性肺炎，病程较短，常迅速死亡。有的在身体各部位会形成脓肿，在体表可见鸡蛋大小的脓肿。

四、鸡

李斯特菌病在禽类中的患病率远不如羊、牛等反刍动物，多呈散发性流行。禽类的李斯特菌病可能继发于一些病毒感染，以及沙门菌病、新城疫、球虫病、蠕虫感染、螨虫感染、肠炎、淋巴瘤病、卵巢肿瘤和其他造成免疫系统损伤的疾病。致病性李斯特菌多感染禽胚胎和幼禽，主要危害2月龄内的雏鸡，日龄较大的禽类对该菌的抵抗力较强，主要临床症状有败血症、脑膜脑炎等。

（一）败血症型

败血症是鸡李斯特菌病最常见的临床症状，多呈急性发作，病程1～3周，死亡率达85%以上。临床症状主要为坏死性肝炎、心肌炎和单核细胞增多等。病鸡表现为心率加快、呼吸困难、厌食、离群，无目的乱跑、尖叫、倒地，两腿呈阵发性抽搐；有的头颈侧弯、仰头或头颈弯曲呈弓形，神志不清，视力显著减弱等。败血症特征是内脏发生局灶性坏死，特别是肝脏和脾脏。一些病鸡的心脏常被致病性李斯特菌侵袭，进而导致心脏血管充血，心包炎和心包液增多；少数会出现脾细胞坏死、肾炎、腹膜炎、肠炎、回肠和盲肠溃疡，输卵管坏死，全身性或肺水肿，气囊炎和结膜炎等。正常鸡和患病鸡的内脏器官见图6-3。在多数的急性病例中，以上部分病变可能被脏器的充血和出血掩盖。同时伴有脑膜脑炎的病鸡多突然死亡，常观察不到特征性症状。

鸡的败血症型李斯特菌病呈慢性经过时，除了进行性消瘦外，很少表现出明显症状，多在感染5～9d后死亡（图6-4）。

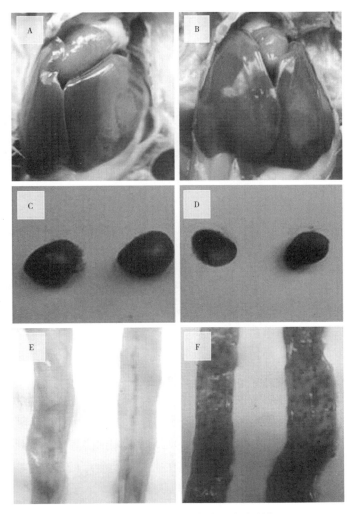

图6-3 正常鸡和患病鸡的内脏器官

A. 正常鸡的心脏和肝脏　B. 患病鸡的心脏和肝脏　C. 正常鸡的肾脏　D. 患病鸡的肾脏
E. 正常鸡的回肠　F. 患病鸡的回肠

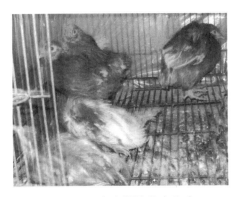

图6-4 患李斯特菌病的鸡

（二）脑膜脑炎型

鸡的慢性李斯特菌病多表现为脑膜脑炎型，虽然不如败血症型的李斯特菌病常见，但这种类型致死率高，危害较大。患有脑膜脑炎型李斯特菌病的鸡表现出一些明显的行为变化，这些与细菌造成的中枢神经系统损伤有关。

患病初期，病鸡呼吸困难，食欲下降，被毛粗乱，精神萎靡，离群蹲卧，不愿走动，腹泻，消瘦。随着病程的发展，病鸡出现两翅软弱无力、下垂，身体震颤、行动不稳，左右摇晃，卧地不起，头颈伏地，倒地侧卧，部分鸡呈划水状，短期内发生死亡。一些病程较长的鸡还可能出现痉挛、斜颈等神经症状，病程1～3周，病死率可达85％以上。

五、人

人感染致病性李斯特菌后的潜伏期比较长，临床类型比较复杂。根据感染部位不同，感染病例可分为脑膜脑炎、粟粒样脓肿、胃肠炎、败血症和心内膜炎等。儿童（尤其是新生儿）、老人、孕妇和免疫缺陷者为易感人群，研究发现65岁以上、有癌症、器官移植及糖尿病、肝脏疾病、慢性淋巴细胞白血病等基础性疾病或酗酒等不良习惯的人群在感染李斯特菌后较易发病，易诱发脑积水、心包炎、关节炎、坏死性肝炎等，尽管李斯特菌病的发病率较低，但病死率可达30％以上，新生儿的病死率甚至高达56％。

致病性李斯特菌感染人体后常侵入肠黏膜，然后通过血液循环扩散至肝脏、脾脏、中枢神经系统以及通过胎盘、产道感染胎儿，引发胎儿败血症、细菌性脑膜脑炎等，导致流产、死胎或娩出发育不全的胎儿。患有脑膜脑炎型李斯特菌病的患者如果得不到及时的救治，可能会留下严重的后遗症，发病较为严重的患者在积极接受治疗后仍可能有后遗症，如反应迟缓、眼口歪斜，运动能力较同龄儿童差。

（一）脑膜脑炎型

致病性李斯特菌可直接通过人的血脑屏障进入脑干及脑实质，引起脑膜脑炎。患者的临床症状与普通细菌感染类似，通常无明显特征，多是以基础疾病就诊，且确诊时间有所差异，短至几天，长至一个月。患者常表现脑膜脑炎、弥漫性或局灶性脑炎症状，以及一些较为少见的并发症如脑干炎、脑室炎、脑积水、硬膜下积液、脑室管膜炎和出血等。在一些发达国家，致病性李斯特菌是引起新生儿脑膜脑炎较为常见的病原菌之一。

主要临床症状为突然发病、高热、剧烈头疼、嗜睡、昏迷、颈部和背部强直，部分病人会有呕吐、惊厥、共济失调、偏瘫等症状，少数患者出现呼吸困难，重症患者需要呼吸机辅助呼吸。在1997年云南发生的李斯特菌病暴发流行中，住院的45例病人临床表现为头晕（91.11％，41/45）、头痛（64.44％，29/45）、呕吐（51.11％，23/45）、恶心（35.56％，16/45）等，重病例另外还表现出一些中枢系统症状，如脑膜刺激征，甚至昏迷、休克等。

许多脑膜脑炎患者会经历由意识改变、癫痫发作到运动障碍逐步扩散发展的过程。典型的临床症状为持续发热、头痛、关节及肌肉疼痛，恶心和呕吐，水样腹泻，随后出现不对称性颅神经缺损、偏瘫或感觉障碍，死亡率很高。即使及时接受治疗，幸存者中也经常会有严重的后遗症，如意识障碍、昏迷、脑萎缩、颅内压增高、颅内散在缺血性梗死灶等。

（二）败血症型

人的败血症型李斯特菌病的临床症状有肝脏感染、胆囊炎、腹膜炎、脾脓肿、胸膜肺炎、脓毒性关节炎、骨髓炎、心包炎、心肌炎、动脉炎和眼内炎等，并发症包括弥散性血管内凝血，横纹肌溶解伴急性肾功能衰竭等，以及一些无临床特异性的局部感染。其中约25％的病人患有病变明显的脑脓肿，临床上在其脑脊液中可分离出致病性李斯特菌，脓肿多见于丘脑、桥突和髓质的皮质下，而其他细菌引起的脓肿极少发生在这些部位；约7.5％的病人患有心内膜炎，引发瓣膜和假体瓣膜炎，有些患者肺部有散在性炎性病灶、胸腔有积液。

老人和免疫缺陷病人感染致病性李斯特菌后可能出现亚急性败血症病程，出现肝脏和心脏受损，心内膜炎（多发生于二尖瓣或主动脉瓣）及眼部感染，发生皮肤局部感染时，会出现散在的、粟粒状的红色丘疹，逐渐变为小脓疱。而患有严重自身免疫抑制性疾病的患者，如系统性红斑狼疮、肝硬化等，或接受过脏器移植、化疗，或长期服用免疫抑制药物，极大概率会出现较为严重的致病性李斯特菌感染，不及时治疗将危及生命，死亡率远高于非免疫缺陷患者。另外，一些基础疾病如高血压、糖尿病等也会对该病的发病及危害程度造成影响。

（三）流产型

妊娠期妇女感染致病性李斯特菌的风险是普通人群的13～100倍，而双胎及三胎妊娠的女性风险更高，多为孕晚期感染发病，病死率相对较低。感染该菌的孕妇多表现为一些非特异性的轻微症状，缺乏食源性疾病典型的消化道症状，其表现几乎类似于非特异性流感、肺炎及败血症等，如发热（37.5～40℃）、头痛、鼻塞、流涕、咽痛、咳嗽，双肺呼吸音粗、畏寒、寒战、乏力、嗜睡，严重者出现意识改变、瘫痪、瞳孔对光反射消失、视物模糊、尿频尿急等。分娩前数周或数日会发生不规则下腹痛伴阴道出血、水样腹泻、胃肠炎、恶心、呕吐及肌肉疼痛、关节痛等，少数伴有全身皮肤瘙痒，还有些出现子宫按压痛、肌痛、腰酸、过早宫缩等其他异常的症状。孕妇感染以后，临床检查发现孕产妇感染致病性李斯特菌后炎性指标的主要变化为产前血清中C反应蛋白（C-reactive protein，CRP）升高，外周血WBC＞16×10^6/L、中性粒细胞计数增高、淋巴细胞计数减少、降钙素水平增高等。

致病性李斯特菌有嗜胎盘特性，可在胎盘中增殖并累及子宫，极易透过胎盘屏障引发胎儿妊娠期宫内感染，羊水出现不同程度的粪染，导致羊水混浊，严重者呈铜锈色，进而导致流产、胎动异常及胎心异常、胎儿宫内窘迫、胎膜早破、死胎、新生儿败血症、新生儿脑膜炎等的不良妊娠结局。其中早产的概率极高（约 92%），且新生儿败血症多在出生后 48h 内发病，死亡率高。妊娠期致病性李斯特菌病患者若及时得到正确的诊断并积极治疗则治愈率高，多预后良好；若伴有严重的并发症，如急性肾盂肾炎、感染性休克、多器官功能障碍、先天性心脏病等，此后即使再接受积极治疗也极可能会预后不良，而且娩出的新生儿多有先天性缺陷，如神经系统受到损伤导致的瘫痪，脑积水，癫痫，神经性耳聋，以及先天性心脏病，运动能力、智力发育与同龄人相比稍落后。致病性李斯特菌感染的妊娠结局与孕龄及母体的受损程度呈正相关，而该菌是否会导致胎儿畸形，目前尚未得到证实。

2011—2018 年，发生于四川省的 14 例妊娠期感染致病性李斯特菌的病例中，发生于孕中期的有 3 例，主要症状为发热和胎动异常、还伴随腹痛、子宫压痛、畏寒等；发生于孕晚期的有 11 例，主要症状为胎儿胎心异常、胎儿窘迫及羊水异常等。目前临床上针对孕妇产褥期细菌感染的治疗中，并未将该李斯特菌作为重点关注的病原菌，而未被及时治疗的产妇和婴儿多预后不良，多数妇产科及儿科对该病的认识有待进一步提升。

（四）新生儿败血症型

新生儿患李斯特菌病死亡率较高，大多由母婴垂直传播导致，被感染的概率约为 66.7%。根据临床表现，新生儿李斯特菌病可分为两种综合征：早发病（EOD）和晚发病（LOD）。

一般来说，EOD 发生在出生后 2～5d 内，严重者出生后 36h 就会发病，多为宫内感染所致，孕妇通常有轻微的临床表现，如发热、腹泻等，分娩时可能会有羊水污染、胎儿窘迫等情况。新生儿（多为低出生体质儿）的病情则多凶险且进展快，可能表现为呼吸困难、呈叹气样呼吸、吸凹明显、听诊肺部有少许水泡音、呼吸音增粗、黏膜发绀，提示患有肺炎、呼吸衰竭等疾病；轻度腹水、呕吐、消化道出血、听诊肠鸣音弱等胃肠炎症状；惊厥、抽搐、易激怒、反应差、眼球运动障碍等脑膜脑炎症状；部分出生后体温低于正常，伴有贫血、黄疸、出血性皮疹、弥散性血管内凝血、化脓性结膜炎和新生儿败血型肉芽肿。

LOD 多在产后 1～3 周发病，血液检查发现细菌感染指标异常，常表现为无明显病灶的败血症和脑膜脑炎，也可能有严重的并发症如颅内出血、感染性休克、出血性小丘疹伴脓疱疹或神经系统功能障碍等。临床症状有高热、拒食、多哭闹、易激惹、反应差，很快发生抽搐、昏迷等症状。

（五）其他临床症状

少见的类型有伤寒肺炎型、眼腺型、颈腺型、皮肤型等，还可出现腱鞘炎、局部脓肿、心内膜炎、尿道炎、眼内炎、结膜炎、关节炎、脑脓肿、腹膜炎和胆囊炎等，均有各自的临床表现和特征。也有由致病性李斯特菌引起的感染性动脉瘤，并伴发肝内胆汁淤积。

第二节 病理变化

致病性李斯特菌是一种侵袭性胞内寄生菌，能产生李斯特菌毒素，此毒素可溶解多数哺乳动物的红细胞；该菌进入血液可形成菌血症，一是引起血液中的单核细胞增多，二是可使肝、脾等实质器官发生小坏死灶。有神经症状的病畜，脑膜和脑可发生炎症、充血或水肿，脑脊液增加，稍混浊，脑干变软有小化脓灶，血管周围有以单核细胞为主的细胞浸润。最具有特征的病变在脑干部，脑组织切片可见中性粒细胞和单核细胞灶状浸润及血管周围单核细胞管套。发生败血症的病畜，有败血症病理变化，病理检查可见全身脏器有散在的、黄色的粟粒状脓肿，以肝脏病变最为显著，其次为脾脏、肾上腺、肺、胃肠道和中枢神经系统等，多见坏死灶，大量中性粒细胞和单核细胞浸润，坏死区及其周围存在革兰氏阳性菌。反刍动物和马不见单核细胞增多，而常见中性粒细胞增多。流产的母畜可见到子宫内膜充血以致广泛坏死，胎盘子叶常见有出血和坏死。

一、羊

剖检病羊尸体可见肺部淤血水肿，肝脏肿大，有块状坏死，心内膜出血，肾充血，有针尖样坏死灶、脑膜充血、脑实质水肿、脑脊液增加等病理变化。其中肺部病变明显，表面呈暗紫色，并伴随肿胀和质地变硬，有大量球状颗粒病灶，出现局部脓肿以及坏死，有肺梗死现象。

（一）脑膜脑炎型

以化脓性脑膜脑炎为特征，病理变化在脑干、小脑基部和前部颈髓最明显，表现为第3～7神经核功能障碍，受侵害部位的变化从肉眼可见的脓肿，可以逐渐发展为弥漫性脑炎，部分累及脑桥和延脑，引发脑干脑炎。脑膜和脑组织充血、水肿，脑膜中尚可见针尖状稍混浊的灰白色病灶，脑膜和髓质横切面上也可见细小的灰色病灶，蛛网膜中有淋巴细胞、单核细胞和中性粒细胞浸润。脑脊液增多且混浊，呈云雾状，脑膜腔充血，偶发延髓软化，脑干单侧及脑实质中可有微小化脓灶，在一定区域内弥漫分布，淋巴细胞浸润较明显，少数可看到中性粒细胞液化。病理组织学检查发现脑部血管扩张、充血，血管周围间隙变宽，炎性细胞灶和其邻近的血管周围出现"袖套"现象，主要是由血管外膜细胞和神经胶质细胞增生而来的组织源性单核细胞、血源性单核细胞和淋巴细胞，以及浆细胞和较少的中性粒细胞组成，并伴随有灶状坏死。软膜下和脑实质充血、水肿，神经细胞呈现不同程度的退行性变化，大脑灰质神经细胞变性、中性粒细胞浸润，形成小化脓灶，毛细血管内可见透明血栓。慢性病例较多见浆细胞，在蛛网膜有淋巴细胞、单核细胞和中性粒细胞浸润，脑实质中可见有小脓肿在一定的区域内呈弥漫性分布，并有少数中性粒细胞、淋巴细胞浸润。该病症常伴有脾脏充血肿大，表面粗糙，有纤维蛋白沉着。肝、肾上腺和肺有局灶性坏死和炎症（图6-5）。

大脑中肥大细胞的数目与感染致病性李斯特菌后机体的急性期炎症变化有关，肥大细胞与小脓肿的形成之间有很强的相关性。羊感染致病性李斯特菌后肥大细胞数量越多，脑损伤（如血管周围浸润、形成小脓肿等）就越严重；肥大细胞的增加可能直接杀伤细菌，减少致病性李斯特菌的数量，也可能导致机体发生急性炎症反应，进而增加机体病变的严重程度，但总体来说肥大细胞数量的增加可以降低羊大脑中致病性李斯特菌的感染水平。

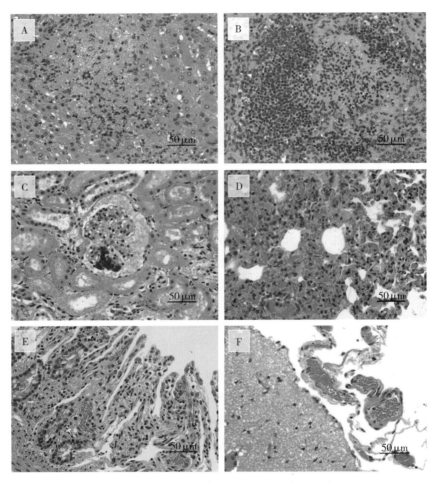

图6-5 湖羊皮下感染后内脏组织病理切片

A. 肝脏局灶性坏死，坏死灶周围及部分坏死灶内炎性细胞浸润，且炎性细胞大部分崩解，少量肝细胞发生轻度脂肪变性　B. 脾脏内含有大量红细胞，脾窦内巨噬细胞数量增多，白髓局灶性坏死　C. 肾脏肾小管上皮细胞核发生浓缩或溶解，肾小球内可见细菌团块　D. 肺脏间质增宽，大量炎性细胞浸润　E. 盲肠上皮细胞坏死脱落　F. 大脑脑膜血管扩张充血

（二）败血症型

1. 超急性型　当病羊机体抵抗力特别弱时，免疫防线被致病性李斯特菌迅速瓦解，使其迅速发病死亡，病程短，剖检后几乎看不到病变。取一些病羊脏器组织（如心、肝、脾、

肠道等）做镜检，可见组织内充满大量李斯特菌。

2. 急性型　对于幼羊败血症型的李斯特菌病，病菌由入侵门户进入血液后可寄生于巨噬细胞内，随血液侵入全身各器官组织，进而使机体组织受损、代谢异常，而入侵门户没有明显病变。但随着细菌的扩散，血管壁受到损伤，通透性增加，血管内容物渗出，造成全身黏膜、浆膜及多数脏器出血、肿胀，多见于腰腹部皮下、黏膜和浆膜下的结缔组织、心包膜、心内外膜、胸膜、气管黏膜、肠黏膜及浆膜和一些实质性器官的被膜等。当中枢神经受损时，可引起血管运动神经中枢功能障碍，使全身血管出血等一系列变化加重。

少数病羊见下颌淋巴结及颈部淋巴结、淋巴管肿大有炎症，扁桃体、支气管淋巴结、肝门淋巴结及肠系膜淋巴结肿大，呈急性浆液性和出血性炎症，并引起局部淋巴管炎和静脉炎；组织病理学检查可见淋巴结坏死和水肿，切面有小出血点，淋巴窦扩张，镜检可见中性粒细胞、单核细胞、红细胞增多，以及少量的细菌团块。

肝脏发生多处局灶性坏死，呈散在性或弥漫性、淡黄色或灰白色粟粒状坏死灶，组织病理学检查可见少量肝细胞呈颗粒变性或脂肪变性，坏死灶周围及部分坏死灶内炎性细胞浸润，且炎性细胞大部分崩解；中央静脉、小叶间静脉及窦状隙扩张，肝窦壁内皮细胞肿大，有时可见少量的淋巴细胞浸润（图6-5A）。

脾脏肿大充血，被膜紧张，组织细胞发生变性，质地松软，含有大量红细胞且多呈溶血状态，颜色加深，镜检可见脾血管明显的充血、出血。脾窦内巨噬细胞数量增多，中性粒细胞浸润较少见；脾髓软化，白髓局灶性坏死（图6-5B）。

肾脏因细胞发生变性而肿大，质地松软，被膜易剥离，皮质和髓质交界处因淤血呈紫红色，肾盂处有针尖大的出血点；组织病理学检查可见肾小管上皮细胞变性，细胞核发生浓缩或溶解，肾小球内可见细菌团块，间质中有时可见局灶性淋巴细胞浸润（图6-5C）。

肺部有局灶性坏死和炎症，镜检可见病原菌，肺脏间质增宽，大量炎性细胞浸润，有时呈现出血性支气管炎样病理变化（图6-5D）。

（三）流产型

流产母羊分娩后有胎盘炎，子宫内膜大面积损伤，有时在子宫内还残留胎盘碎片和血凝块，引起子宫内膜和胎盘充血及广泛性坏死。病理剖检时可见子宫肿大，浆膜混浊，子宫内膜肿胀、淤血、出血，一些会出现坏死性剥落，造成大面积糜烂或溃疡等。致病性李斯特菌侵入胎盘后会导致机体分泌的前列腺素增多，孕酮水平下降，雌激素减少，导致子宫肌层收缩引发流产。

流产的胎儿剖检一般观察不到明显的病变，但如果胚胎发育过程中死亡且未被排出，可能会发生自溶现象。

（四）眼炎型

致病性李斯特菌也可能导致患羊发生眼炎，多见结膜充血和分泌物增多等症状，病理变化有结膜水肿、充血、出血，在结膜或角膜缘的乳头部呈隆起的多角形马赛克样外观，充血区域被苍白的沟隙所分离，患慢性眼炎的羊的结膜上有假膜覆盖以及形成肉芽肿组织。

（五）乳腺炎型

乳房质地稍硬，切面湿润有光泽，有较多稀薄的乳汁流出，乳腺小叶显灰黄色，间质显著增宽，在乳窦、乳池中有少量絮状物和乳凝颗粒。隐性乳腺炎的病理变化在不同个体间有所差异：病初，仅见轻微的炎性反应，大部分腺泡腔内有均匀分布的空泡（脂肪滴），其中混有少量中性粒细胞和脱落的上皮细胞，少数腺泡腔内有均质红染的物质，腺泡间质水肿，有较多的淋巴细胞、单核细胞、浆细胞和少量中性粒细胞浸润，毛细血管扩张充血，间质增宽。

二、牛

牛的李斯特菌病引起的病理变化与羊的极为相似，多呈慢性消耗性经过，病变相对较轻，多见各脏器广泛性、较轻微的病变。

（一）脑膜脑炎型

剖检病牛尸体可见脑膜和脑组织充血、水肿，脑膜中可见粟粒状稍混浊的灰白色病灶，脑膜和髓质切面也可见细小的灰色病灶；脑脊液增多，且混浊，呈云雾状；脑桥和延脑损伤的部位出现从肉眼可见的脓肿到弥漫性脑炎不同程度的损伤。

大脑病理变化有血管扩张、充血，血管周围间隙变宽，可见以单核细胞为主的细胞浸润，形成明显的"袖套"现象，主要是由于血管外膜细胞和神经胶质细胞局灶性或弥漫性增生。

软膜下和脑实质充血、水肿，神经细胞呈现不同程度的退行性变化，大脑灰质神经细胞变性、中性粒细胞浸润，形成小脓灶，神经胶质细胞呈局灶性增生，毛细血管内可见透明血栓形成。慢性病例的病变灶中含较多的浆细胞，在蛛网膜有淋巴细胞、单核细胞和中性粒细胞浸润，脑实质中可见微小脓肿，淋巴细胞浸润较为明显。

（二）败血症型

患败血症型李斯特菌病的牛所有器官特别是肝脏中可见小坏死灶，呈散在性或弥漫性的淡黄色或灰白色粟粒状，组织病理学检查可见肝细胞呈颗粒变性或脂肪变性，中央静脉、小叶间静脉及窦状隙扩张，肝窦壁内皮细胞肿大，有时可见少量的淋巴细胞浸润。脾脏稍肿大充血，表面粗糙，有纤维蛋白附着；心肌细胞变性，心肌纤维间有淋巴细胞浸润，周围的血管扩张充血和出血，有些患牛的心内、外膜有散在的粟粒状出血点。有些肾脏因变性而肿大，肾盂处分布有针尖大的出血点，皮质和髓质交界处因淤血呈紫红色，组织病理学检查可见肾小管上皮细胞变性，间质中有时可见局灶性淋巴细胞浸润。3 周龄以内死亡的犊牛多见肝脏有局限性坏死灶。

（三）流产型

部分流产胎儿可见不同程度的自体溶解现象，浆膜腔渗出较多的液体，一些较清亮，部分发病严重者则渗出液变混浊、混有血液，并且肝脏有大量小坏死灶，特别是在右半侧肝脏。其他脏器如肺和脾脏也可见局限性坏死灶，真胃黏膜出现 1～3mm 的浅层糜烂，真胃内容物涂片革兰氏染色，可见大量革兰氏阳性、多形态的球杆菌，自溶可能会掩盖这些病理变化。

（四）眼炎型

部分牛感染致病性李斯特菌后引起眼炎，出现眼睛分泌物增多，结膜水肿、充血、出血等病变，结膜、角膜缘的乳头部有炎症，有较明显的充血区域；病程长的牛眼睛会持续分泌较黏稠的分泌液，结膜上有假膜覆盖以及形成肉芽肿组织。

（五）乳腺炎型

致病性李斯特菌引起牛的隐性乳腺炎的临床病理变化在不同个体间有所差异。一般触检发现乳房质地稍硬，温度较高，病畜有躲闪的动作。剖检发现乳房切面湿润有光泽，有较多稀薄的乳汁流出，乳腺小叶间质显著增宽，显灰黄色，毛细血管扩张充血，间质增宽。在乳窦、乳池可见有少量絮状物和乳凝颗粒。病初，仅见轻微的炎性反应，大部分腺泡腔内有脂肪滴，其中混有少量中性粒细胞和脱落的上皮细胞，腺泡上皮发生颗粒变性和脂肪变性，有较多的淋巴细胞、单核细胞、浆细胞和少量中性粒细胞浸润。

三、猪

剖检病猪可见肝脏局部坏死，且肝、脾肿大，表面有纤维素性渗出物附着，肺轻度水肿，肾水肿，肾皮质和膀胱黏膜有少量出血点，喉头有黏液性渗出物。

（一）脑膜脑炎型

剖检患有脑膜脑炎型李斯特菌病的猪可见脑和脑膜有充血、炎症或水肿等病理变化，脑膜和髓质横切面上也可见细小的灰色病灶；脑脊液增多且混浊，呈云雾状，脑膜腔充血，偶发延髓软化，脑干单侧及脑实质中有微小化脓灶，脑干变软，部分会累及脑桥和延脑。

组织病理学检查可见血管扩张、充血，血管周围间隙变宽，严重的会有单核细胞浸润，血管特别是脑干区的血管周围出现"袖套"现象，主要是由血管外膜细胞和神经胶质细胞增生而来的组织源性单核细胞、血源性单核细胞和淋巴细胞，以及浆细胞和较少的中性粒细胞组成，严重者坏死点会合并呈局灶状坏死；脑组织内有局灶性坏死，小神经胶质细胞以及中性粒细胞浸润。病程较长的猪的脑桥和髓质部由于中性粒细胞的液化作用而形成小脓灶；大脑灰质神经细胞变性、中性粒细胞浸润，形成小脓灶，神经细胞呈现不同程度的退行性变化。

（二）败血症型

剖检患有败血症型李斯特菌病的猪多见内脏器官发生粟粒状脓肿，部分可见下颌淋巴结、颈部淋巴结、扁桃体及肠系膜淋巴结肿大，呈急性浆液性和出血性淋巴结炎，并引起局部淋巴管炎和静脉炎；病理学检查可见淋巴结坏死和水肿，局部有小出血点，淋巴窦扩张，有中性粒细胞、单核细胞、红细胞以及少量的细菌团块。

肝坏死可能是一个特征性病变，多见肝门淋巴结肿大，呈急性浆液性和出血性淋巴结炎。肝脏可见多处局灶性坏死，呈弥漫性、淡黄色或灰白色粟粒状坏死灶。组织病理学检查可见少量肝细胞呈颗粒变性或脂肪变性，中央静脉、小叶间静脉及窦状隙扩张，肝窦壁内皮细胞肿大，有炎性细胞、红细胞浸润。

肾皮质和膀胱黏膜有少量出血点，肾脏肿大，质地松软，被膜易剥离，剖检可见皮质和髓质交界处因淤血呈紫红色，显微镜下可见肾小管上皮细胞变性，细胞核发生浓缩或溶解。

脾脏偶尔可见坏死、肿大充血、组织细胞变性，被膜紧张，颜色加深。镜检可见脾血管明显的充血、出血；脾窦内巨噬细胞增多，中性粒细胞浸润较少见，脾髓软化，白髓局灶性坏死。

严重者心脏、肺脏等也会出现出血、肿大，组织细胞发生水泡变性和蜡样坏死，间质结缔组织可见纤维素样坏死，组织中血管扩张充血和出血，周围有淋巴细胞浸润等病理变化。

（三）流产型

发生流产的母猪可见子宫内膜充血并发生广泛坏死，子宫内膜大面积损伤，胎盘子叶常见有出血和坏死，有时在子宫内还残留胎盘碎片和血凝块。流产胎儿的肝脏有大量小坏死灶，胎儿可能发生自体溶解。病理剖检时，可见子宫内膜肿胀、淤血、出血，一些会出现坏死性剥落，造成大面积糜烂或溃疡等。

四、鸡

鸡李斯特菌病常发生全身性感染，各脏器均出现不同程度的病变。

（一）脑膜脑炎型

剖检病鸡可见脑部充血，有坏死灶，脑膜充血、水肿，有粟粒状稍混浊的灰白色病灶，脑膜和髓质横切面上也可见细小的灰色病灶，蛛网膜中有淋巴细胞、单核细胞和中性粒细胞浸润，脑实质中有弥漫性分布的微小化脓灶。

组织病理学检查发现病鸡脑部血管周围出现"袖套"现象，主要是由血管外膜细胞和神经胶质细胞增生而来的组织源性单核细胞、血源性单核细胞和淋巴细胞组成，血管扩张、充血，血管周围间隙变宽。大脑灰质神经细胞变性、中性粒细胞浸润，形成小脓灶，在局部呈弥漫性分布，慢性病例较多见浆细胞浸润，大脑灰质神经细胞变性，在蛛网膜中有淋巴细胞、单核细胞和中性粒细胞浸润，神经细胞呈现不同程度的退行性变化。小脑中的神经胶质细胞和卫星细胞增生，在患病鸡的中脑和髓质中含有革兰氏阳性菌造成的脑内微脓肿。

（二）败血症型

剖检病鸡可见肝脏呈土黄色，肿大并有多处粟粒状的黄白色或淡灰色坏死点和深紫色淤血斑，质地易碎，干涸如海绵。组织病理学检查可见肝细胞呈颗粒变性或脂肪变性，中央静脉、小叶间静脉及窦状隙扩张，肝窦壁内皮细胞肿大，有时可见少量的淋巴细胞浸润（图6-6A）；病鸡肝组织触片经瑞氏染色镜检，均见两端钝圆、两极着色较深、呈V形和Y形排列的短杆菌。

剖检病鸡可见脾脏充血肿大，呈黑红色，表面粗糙，有纤维蛋白沉着，组织细胞变性（图6-6B），质地变脆，切面隆起，结构模糊不清，表面有散在的出血点。镜检可见脾窦扩张，脾髓软化。肺脏局部实变，体积增大、淤血、水肿，可见粟粒状的出血斑，有些引发出血性支气管炎症状。

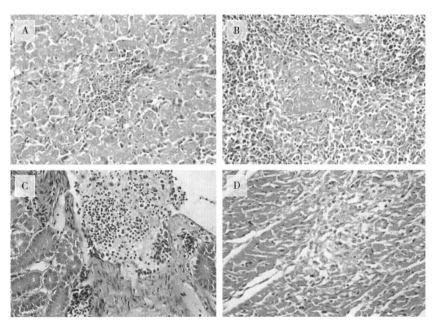

图6-6 患李斯特菌病的鸡内脏组织病理切片
A. 肝小叶内有炎性细胞浸润　B. 脾脏小动脉发生透明变性　C. 肾脏小静脉管内
含大量炎性细胞　D. 心肌内出现大小不等的坏死灶，心肌纤维崩解

剖检病鸡可见肾脏呈灰黄色，因变性而肿大，质地松软，被膜易剥离，肾皮质和膀胱黏膜有少量出血点。组织病理学检查可见肾小管上皮细胞变性，肾小球内可见少量细菌团块，有时可见局灶性淋巴细胞浸润（图 6-6C）。腺胃有瘀斑，腹腔、胸腔和心包腔以及心外膜有条状出血斑。

剖检病鸡可见心包炎，急性型多以实质性心肌炎为主，心脏质地松软，弹性下降，部分病鸡心内、外膜有散在出血点，心包积液，心肌有坏死灶，心肌纤维变性、出血、肿胀甚至坏死（图 6-6D），严重者还伴有水泡变性和蜡样坏死，淋巴细胞浸润，周围的血管扩张充血和出血；心血涂片经瑞氏染色后，镜检可见呈单个散在的李斯特菌。

五、人

（一）脑膜脑炎型

病人血液中白细胞总数和中性粒细胞增多，偶见单核细胞增多，脑脊液性质改变与其他化脓性脑膜脑炎相似，脑脊液常规白细胞计数增高至数百或数千，蛋白质增多，血糖降低。其炎症指标变化与普通细菌感染类似，外周血白细胞、中性粒细胞比值及血清中 C 反应蛋白、降钙素原、红细胞沉降率都出现不同程度的升高。

头颅影像学检查异常，显示脑积水、积血及侧脑室扩大，豆状核出血，局部性脑白质损伤等。病理变化多在颈髓、脑干、小脑等处，严重者会累及脑桥和延脑，病变从局部脓肿逐渐发展为脑炎。检查可见脑膜和脑组织充血、水肿，脑膜和髓质横切面上也可见粟粒状灰色病灶，脑膜腔充血，少数脑干等处出现弥漫性分布的微小化脓灶。抵抗力较弱或患有一些慢性疾病的人被感染后，多发生脑积水，毛细血管内有透明血栓。脑脊液涂片可发现小的革兰氏阳性杆菌。面部神经中面神经、动眼神经最多被侵袭。

（二）败血症型

人感染致病性李斯特菌发生败血症时，机体多处器官组织发生炎症性变化。多见于脾脏充血肿大，肝、肾、肺有炎症和坏死灶。胸片显示双肺透亮度降低似白肺病、急性呼吸窘迫综合征。生化检查发现，患者血液中单核细胞比例增多、白细胞计数增多，血小板计数减少，C 反应蛋白显著升高，心肌酶、肝功能转氨酶升高，脑脊液检查发现葡萄糖降低、细胞数升高。

（三）流产型

孕妇感染后常因胎儿宫内窘迫及羊水污染、绒毛膜羊膜炎等引起早产、流产或新生儿严重感染，组织病理学检查可见孕妇全身各脏器有散在性粟粒状的黄色小脓肿，肝脏最显著，镜检发现坏死灶被大量中性粒细胞和单核细胞浸润，坏死区及其周围可见革兰氏阳性杆菌，肝功能转氨酶升高。少数发生子宫内膜炎，有时可见子宫肿大，浆膜混浊，子宫内膜肿胀、淤血、出血。

宫内被感染的胎儿，在出生后 72h 内死亡率较高。死亡新生儿肤色灰白，全身皮肤可见散在出血点，胸前可见瘀斑或全身皮肤及巩膜黄染。胸片显示双肺纹理增粗，有时可见斑片状阴影。胎盘组织病理学检查呈轻度水肿，有急性脐带炎、急性胎盘膜炎症、急性绒毛膜羊膜炎、坏死性化脓性绒毛炎，大体表现为弥散性分布的白色梗死，梗死部分多可见致密的中性粒细胞浸润，胎盘绒毛毛细血管增生、扩张，局部退行性变化，绒毛局部有少许淋巴细胞浸润。部分婴儿出生后不久皮肤会出现红色斑疹，大量淋巴细胞浸润；部分新生儿出现脑损伤，脑积水，双侧颞部和脑外间隙增宽，伴有右侧脑膜下出血，脑室囊肿、出血，脑脊液出现不同程度的混浊、白细胞数增多；也有部分患儿出现先天性心脏病，经彩超检查发现动脉导管未闭合、卵圆孔未闭合及房间隔缺损等。先天性失明的早产儿，经检查提示视网膜发生未完全血管化病变。

（四）局部创伤型

人外伤（烧伤等）感染致病性李斯特菌多呈创伤型败血症，感染局部呈浆液性、化脓性炎症，李斯特菌沿淋巴液及血液扩散，使创伤周围的淋巴管和淋巴结发炎，表现为淋巴管扩张、变粗、管壁增厚。致病性李斯特菌随着血液扩散可感染机体各组织器官，在机体内形成大小不等、数目不定的化脓灶，如肺、肾、肝脏、肠道等，多见局部组织坏死、组织增生和白细胞浸润。

（陈　祥）

参考文献 •

冯延芳，冉陆，张立实，2011. 2000-2009 年中国李斯特菌病文献报告病例分析 [J]. 疾病监测，26（8）：654-659.

李卉，谢成彬，蒋庆源，等，2019. 妊娠期李斯特菌病临床分析 [J]. 中华妇幼临床医学杂志，15（4）：396-402.

梁雄燕，顾玉芳，杨玉莹，等，2014. 鸡单核细胞增生性李斯特菌病诊断与病原鉴定 [J]. 中国家禽，36（1）：59-61.

王光芳，丁明彬，丁维亮，等，2012. 李斯特菌病的防治 [J]. 中国畜禽种业，8（10）：30.

魏超霞，周鹏程，叶倩倩，等，2021. 李斯特菌病患者的临床特征 [J]. 中南大学学报（医学版），46（3）：257-262.

肖义泽，任丽娟，王金玉，等，2000. 云南省首次动物源性李斯特菌病暴发的流行病学调查 [J]. 中华流行病学杂志，21（3）：236-236.

Bakardjiev A I，Stacy B A，Portnoy D A，2005. Growth of *Listeria monocytogenes* in the guinea pig placenta and role of cell-to-cell spread in fetal infection [J]. J Infect Dis，191（11）：1889-1897.

Boucher M，Yonekura M L，Wallace R J，et al，1984. Adult respiratory distress syndrome：a rare manifestation of *Listeria monocytogenes* infection in pregnancy [J]. Am J Obstet Gynecol，149（6）：686-688.

Bundrant B N，Hutchins T，Bakker H D，et al，2011. Listeriosis outbreak in dairy cattle caused by an unusual *Listeria Monocytogenes* serotype 4b strain ［J］. J Vet Diagn Invest，23（1）：155.

Cooper G，Charlton B，Bickford A，et al，1992. Listeriosis in California broiler chickens ［J］. J Vet Diagn Invest，4（3）：343-345.

Dennis S M，1975. Perinatal lamb mortality in Western Australia. 6. listeria infection ［J］. Aust Vet J，51（2）：75-79.

Engeland I V，Waldeland H，Ropstad E，et al，1997. Effect of experimental infection with *Listeria monocytogenes* on the development of pregnancy and on concentrations of progesterone，oestrone sulphate and 15-ketodihydro-PGF2 alpha in the goat ［J］. Anim Reprod Sci，45（4）：311-327.

Gitter M，Richardson C，Boughton E，1986. Experimental infection of pregnant ewes with *Listeria monocytogenes* ［J］. Vet Rec，118（21）：575-578.

Gray M L，Singh C，Thorp F Jr，1956. Abortion and pre- or postnatal death of young due to *Listeria monocytogenes*. III. studies in ruminants ［J］. Am J Vet Res，17（64）：510-516.

Gronstol H，1979. Listeriosis in sheep. *Listeria monocytogenes* excretion and immunological state in healthy sheep ［J］. Acta Vet Scand，20（2）：168-179.

Gronstol H，1979. Listeriosis in sheep. *Listeria monocytogenes* excretion and immunological state in sheep in flocks with clinical listeriosis ［J］. Acta Vet Scand，20（3）：417-428.

Inoue T，Itani T，Inomata N，et al，2017. *Listeria monocytogenes* septicemia and meningitis caused by *Listeria* enteritis complicating ulcerative colitis ［J］. Intern Med，56（19）：2655-2659.

Johnson G C，Fales W H，Maddox C W，et al，1995. Evaluation of laboratory tests for confirming the diagnosis of encephalitic listeriosis in ruminants ［J］. J Vet Diagn Invest，7（2）：223.

Johnson G C，Maddox C W，Fales W H，et al，1996. Epidemiologic evaluation of encephalitic listeriosis in goats ［J］. J Am Vet Med Assoc，208（10）：1695-1699.

Kirkbride C A，Bicknell E J，Reed D E，et al，1973. A diagnostic survey of bovine abortion and stillbirth in the Northern Plains States ［J］. J Am Vet Med Assoc，162（7）：556-560.

Lark R，Gill J，Swanney S，2004. *Listeria monocytogenes* gastroenteritis in sheep ［J］. N Z Vet J，52（1）：46-47.

Macleod N S，Watt J A，Harris J C，1974. *Listeria monocytogenes* type 5 as a cause of abortion in sheep ［J］. Vet Rec，95（16）：365-367.

McLauchlin J，1990. Human Listeriosis in Britain，1967-1985，a summary of 722 cases：1. Listeriosis during pregnancy and in the newborn ［J］. Epidemiol Infect，104（2）：181-189.

Morgan J H，1977. Infectious keratoconjunctivitis in cattle associated with *Listeria monocytocytogenes*. Vet Rec，100（6）：113-114.

Sapuan S，Kortsalioudaki C，Anthony M，et al，2017. Neonatal listeriosis in the UK 2004-2014 ［J］. J Infect，74（3）：236-242.

Stein H，Stessl B，Brunthaler R，et al，2018. Listeriosis in fattening pigs caused by poor quality silage-a case report ［J］. BMC Vet Res，14（1）：362.

Swaminathan B，Gerner-Smidt P，2007. The epidemiology of human listeriosis ［J］. Microbes Infect，

9 (10): 1236-1243.

Terplan G，Steinmeyer S，1989. Investigations on the pathogenicity of *Listeria* spp. by experimental infection of the chick embryo [J] . Int J Food Microbiol，8 (3): 277-280.

Unanue E R，1997. Studies in listeriosis show the strong symbiosis between the innate cellular system and the T-cell response [J] . Immunol Rev，158 (1): 11-25.

Vázquez-Boland J A，Dominguez L，Blanco M，et al，1992. Epidemiologic investigation of a silage-associated epizootic of ovine listeric encephalitis，using a new *Listeria*-selective enumeration medium and phage typing [J] . Am J Vet Res，53 (3): 368-371.

Walker J K，Morgan J H，1993. Ovine ophthalmitis associated with *Listeria monocytogenes* [J] . Vet Rec，132 (25): 636.

Wei P，Bao R，Fan Y，2020. Brainstem encephalitis caused by *Listeria monocytogenes* [J] . Pathogens，9 (9): 715.

第七章 · 诊断与治疗

第一节 临床诊断

一、临床检查方法

动物的临床症状检查主要包括静态检查、动态检查、体表检查、排泄物检查以及听诊检查、嗅诊检查和触诊检查等方法。对动物的整体状态进行临床检查，主要是观察体格发育、营养程度、精神状态、姿势与体态及运动和行为等。临床诊断过程是对健康个体和发病个体的差异进行分析总结，大致判断患病个体的病灶或者致病原因。

二、流行病学调查

流行病学调查是指用流行病学的方法进行的调查研究，其主要用于研究疾病、健康和卫生事件的分布及其决定因素。流行病学调查通常为探究动物养殖及食品加工链中的传播规律，降低病原污染对公共卫生安全的威胁。通过这些研究将提出合理的预防保健对策和健康服务措施，并评价这些对策和措施的效果。流行病学调查能克服科学技术的局限性，在有些疾病还未能查明原因的情况下，能通过流行病学调查初步控制传染性疾病的发生和蔓延。

三、病理学检查

病理学检查包括解剖病理学检查、血液学检查以及血液生物化学检查等。解剖病理学检查包括剖检、脏器称重、切片制备、组织病理学检查等过程，主要目的是：当临床病理学检查能够明确判定动物健康与否的情况时，就不再进行解剖病理学检查；大体解剖检查设定的项目内容应尽可能全面，这样有助于更全面了解动物的健康状态。血液学检查通常是测定动物的血常规，普遍采用全自动血液分析仪，检测指标设定了血液学常规检查的全项指标，包括 RBC、HCT、MCV、HGB、MCH、MCHC、RDW、PLT、PCT、MPV、PDW、WBC等。血液生物化学检查根据日常动物质量监测和监督检查工作中标准执行的经济性，选择了

13 项对动物健康状况具有代表性的指标，包括 ALT、AST、CRE、BUN、ALP、CK、LDH、TP、ALB、GLU、T-BIL、TG、T-CHO 等指标。所以血液化验指标正常值范围的设定主要依赖统计学的方法，将检测指标数据做正态分布统计。

第二节　鉴别诊断

一、羊李斯特菌感染的鉴别诊断

（一）羊李斯特菌病

自然感染的潜伏期为 2～3 周，有的可能只有几天，也有的长达 2 个月。病羊表现出体温明显升高，能够达到 40.5～41℃；精神萎靡，食欲减退，行动迟缓，目光呆滞，头低垂，一侧或两侧耳下垂，不能随群活动。大部分会伴有神经症状，如头颈向一侧倾斜，盲目转圈运动；意识障碍，无目的地乱窜乱撞；舌麻痹，采食、咀嚼、吞咽困难。有的鼻孔流出黏性分泌物；眼流泪，结膜发炎，眼球突出，常向一个方向斜视，甚至视力丧失。头颈偏向一侧，走动时向一侧转圈，遇有障碍物时则以头抵靠不动。随着病程的发展，病羊会倒地不起，头颈高抬，颈项强硬，出现角弓反张，接着意识模糊，陷入昏迷，四肢呈游泳状划动，通常 1～5d 发生死亡，病程最长 15d。妊娠母羊常发生流产，羔羊常发生急性败血症。伊氏李斯特菌引起羊李斯特菌病的临床症状为胃肠炎、新生羊败血症和怀孕母羊流产，罕见病例呈脑膜脑炎相关的临床表现。

（二）羊布鲁氏菌病

该病由布鲁氏菌感染引起，传染源是病羊及带菌羊，感染途径主要是消化道，其次是生殖道、皮肤和黏膜等。该病潜伏期短则 2 周，长达半年，常呈隐性感染。羊布鲁氏菌的临床症状主要是母羊流产和乳腺炎。在患病初期羊群首先表现为怀孕母羊流产，最开始仅有少数怀孕母羊出现流产，随后出现流产的母羊数量逐步增多。母羊流产的时间多为妊娠 3～4 个月，并且母羊可连续出现 2～3 次流产现象。母羊在流产前出现食欲减退、体温升高、精神沉郁，随后阴道排出含有血液的黏液或分泌物，之后出现流产症状；母羊流产后可出现慢性子宫炎，严重影响羊的繁殖。公羊感染布鲁氏菌后主要出现睾丸炎，前期睾丸肿大，后期睾丸萎缩，严重影响公羊的性欲和生殖能力。除此之外，感染的羊还可能会出现支气管炎、乳腺炎、关节炎和滑液囊炎引起的跛行、咳嗽等症状。

（三）羊巴氏杆菌病

由多杀性巴氏杆菌引起，该病原常存在于健康羊的呼吸道内。本病主要经消化道感染，其次是通过飞沫经呼吸道感染，也有经皮肤黏膜伤口或蚊蝇叮咬而感染。本病多发生于哺乳幼龄绵羊和羔羊，潜伏期 2～5d，病程可分为最急性型、急性型和慢性型 3 种。①最急性型：多见于哺乳羔羊，常突然发病，表现呼吸困难、寒战、虚弱等症状，可于数分钟至数小时死亡。②急性型：病羊体温升高至 41～42℃，食欲废绝，精神沉郁，咳嗽，呼吸急促，鼻孔常有出血，有时血液混杂于黏性分泌物中；初期便秘，后期腹泻，有时粪便全部变为血水；眼结膜潮红，有黏性分泌物；颈部、胸下部发生水肿。病羊常在严重腹泻后虚脱而死，病程 2～5d。③慢性型：病羊消瘦，食欲下降；有时颈部、胸下发生水肿；流黏脓性鼻液，咳嗽，呼吸困难；病羊腹泻，粪便恶臭；临死前极度虚弱，体温下降，四肢厥冷，病程达 3 周。

（四）羊沙门菌病

又称副伤寒，由沙门菌属细菌引起，传染源是病羊及带菌羊，病菌通过粪便、尿液、乳汁、精液以及流产的胎儿，经消化道、生殖道感染健康羊。①羔羊副伤寒：病羊体温升高至 40～41℃，食欲减退，腹泻，排黏性带血稀粪、有恶臭，精神沉郁，虚弱，弓背，继而卧地不起，经 1～5d 死亡。②流产型：多见于妊娠后的 2 个月。病羊体温升高至 40～41℃，厌食，部分羊有腹泻症状；流产前后数天，阴道有分泌物流出；病羊产下的活羔羊，表现为虚弱、卧地不起，腹泻或不吮乳，常于 1～7d 内死亡。病母羊也可在妊娠后无流产的情况下死亡。

（五）羊脑包虫病

包虫病也称为脑多头蚴病。羊患有脑包虫病时，体温通常没有升高，病程持续时间也较长。病羊一般是头部寄生有包虫，造成上方头骨发生软化，用手按压发现骨质松软，解剖时能够在脑膜中看到囊状寄生虫体或者虫体移动过程中留下的痕迹。羊群感染羊脑包虫病会出现较为明显的神经症状。病羊的食欲逐渐降低，初期患病羊会在羊舍中不断转圈；经过一段时间后，患病羊的症状会更加严重，不能正常站立、行走。羊脑包虫病分为急性型和慢性型。急性型：患病羊主要表现为间歇性癫痫，随着病症的不断加重，患病羊就会逐渐消瘦，最终在 2 个月左右死亡。慢性型：症状较轻，虽然每次癫痫发作的时间相对较短，但是如果慢性型患病羊得不到有效的治疗，也会在发病 3 个月左右死亡。病羊体质消瘦，病程持续时间长，往往由与牧羊犬混养引起，且任何季节都能够发病、死亡，陆续在羊群中出现相同症状的病羊。

（六）羊伪狂犬病

病羊主要呈现体温升高至 41～42℃，不食，精神萎靡；唇部、鼻脸部出现剧痒，常摩擦发痒部位。鼻端、唇部、脸部发生水肿；口腔排出泡沫状唾液，鼻腔流出浆液性分泌物；羊毛脱落（主要是由于啃咬痒部撕脱羊毛导致），且咽喉等部位出现麻痹，严重时会有混杂泡沫的液体从口腔流出，一般会在 1～2d 后出现死亡。病羊后期表现神经症状，运动失调，前肢麻痹；妊娠母羊出现流产和死胎。

（七）羊绦虫病

半岁以内的羔羊易感。羔羊表现为食欲减退、饮欲增加、发育受阻等症状。病羊精神萎靡，食欲减退，营养不良，可视黏膜苍白，被毛粗乱无光泽，且容易掉毛，有时还会形成结痂，体表淋巴结发生肿大，在体表明显突出，发生顽固性腹泻，治疗后又发生便秘。随着感染时间延后和感染程度加深，病羊表现为腹胀腹痛、贫血、腹泻，粪便中混有成熟绦虫节片；因毒素作用，会出现痉挛、回旋、头部后仰的神经症状；病情严重时，食欲完全废绝，卧地后无法起立，体温略有升高，呼吸变粗，心跳加速。有的病羊因虫体成团引起肠阻塞产生腹痛甚至肠破裂，常因衰弱而死亡。部分病羊通过采取镇静、强心、抗炎、抗菌、补液治疗后有所好转，但容易出现反复，没有进行驱虫往往会导致预后不良。

（八）羊鼻蝇蛆病

羊鼻蝇蛆病是由羊鼻蝇蛆幼虫寄生于羊鼻腔及附件腔窦而导致。患病羊的症状表现为精神不振、身体消瘦等，在发病初期会流浆性鼻液，后期呈黏液性或者脓性，鼻孔周围慢慢会形成结痂，呼吸困难，不安、打喷嚏；眼睑发生水肿，持续流泪；不断摇头甩鼻，不吃食，横冲直撞。症状严重的情况下，羊鼻蝇蛆幼虫可以损害脑膜，造成神经症状，表现为运动障碍、转圈、食欲减退，衰竭而死亡。

二、牛李斯特菌感染的鉴别诊断

（一）牛李斯特菌病

病牛的直肠温度在 38.5～39.2 ℃，食欲差，机体消瘦。泌乳牛产奶量明显下降，体重减轻。唾液少引发瘤胃损伤，出现腹痛、弓背及频繁的磨牙。李斯特菌病脑炎的病牛表现为精神沉郁，某些病例向患侧转圈，也有同侧轻度偏瘫的症状，要注意与牛海绵状脑病时表现的共济失调相鉴别。三叉神经核受感染后，颊肌麻痹，面部皮肤感受能力下降。面瘫时耳低垂，上眼睑下垂，唇松弛，偶然可见舌麻痹和下垂；当眼轮匝肌麻痹时，可导致暴露性角膜炎；颊肌和唇的功能失常会导致口部患侧流涎；损伤波及网状激活系统时，病牛精神沉郁。头倾斜向患侧的症状不典型。前庭蜗神经核受损后，病牛出现转圈运动。病牛经常有前冲倾向，可见头部向门里或饲槽下挤，甚至穿过隔间。患病奶牛会冲进挤奶室，前冲后突，造成混乱，经常闯入挤奶区域。当发现牛将头挤进饲槽下面等症状时，诊断要谨慎，因为有时会将面瘫归因于外伤，但后者不能解释单侧下颌功能异常和面部皮肤知觉丧失的原因。

（二）牛布鲁氏菌病

怀孕母牛患病后主要表现的症状是流产，流产前体温没有明显变化，但阴唇和阴道红肿,会有一定的灰白色或褐色的黏液从阴门流出;产乳量降低,而后在怀孕 5~8 月龄时发生流产。娩出的胎儿多数情况为死胎或木乃伊胎,多数患病母牛流产后胎衣不下或伴发子宫内膜炎,阴门流出有恶臭的褐色分泌物。患病公牛的主要症状为睾丸炎和附睾炎,睾丸有热痛,肿大,随着病程的延长,疼痛逐渐减轻,触诊时可见睾丸质地坚硬,配种能力降低。有一些患病牛表现为关节肿大,由于关节疼痛而出现喜卧和跛行。初次发病的牛群病情通常比较剧烈,但经过几次发病后的患病牛怀孕后一般不再出现流产症状;如果饲养管理条件较好时,也有自愈的可能。

(三)牛大肠杆菌病

该病潜伏期很短,仅几个小时,根据病犊的症状和病理发生情况,临床上该病有 3 种类型。

(1)败血型 多发生于 2~3 日龄的初生犊牛,呈急性败血病症状。病犊持续发热,精神不振,间有腹泻,常于症状出现后数小时至一天内急性死亡;有时病犊未见腹泻就突然死亡,从血液和内脏易于分离到致病性血清型的大肠杆菌。

(2)肠毒血型 本型较为少见,主要发生于产后 7 日龄吃过初乳的犊牛,是由特异血清型的大肠杆菌在肠道内大量增殖并产生肠毒素吸收入血导致的,病犊无任何症状而突然死亡。如病程稍长,则可见到典型的中毒性神经症状,先是不安、兴奋,后来沉郁、昏迷,最后衰竭致死。死前多有腹泻症状。

(3)肠型(白痢型) 1~2 周龄的犊牛多发,病初犊牛体温升高达 40℃,数小时后开始腹泻,粪便初期如粥状、黄色,以后呈水样、灰白色,并混有未消化的凝乳块、凝血及泡沫,有酸败气味。病程末期,病犊肛门失禁,高度衰竭,卧地不起,体温降至常温以下,最后因脱水及电解质平衡失调,于 1~3d 内虚脱而死亡。如及时治疗,一般可以治愈。不死的病犊,恢复缓慢,发育迟滞,并常发生脐炎、关节炎或肺炎。

(四)牛沙门菌病

牛沙门菌病主要由鼠伤寒沙门菌、都柏林沙门菌等引起。主要发生在 10~30 日龄的犊牛,以腹泻为主要症状,故又称为犊牛副伤寒。成年牛症状多不明显,表现高热、昏迷、食欲废绝、呼吸困难等症状,发病后很快出现腹泻。孕牛可发生流产。犊牛表现发热,食欲废绝,呼吸困难,腹泻,一般于 5~7d 内死亡,病死率可达 50%。病程延长时可见腕、跗关节肿大。

(五)牛散发性脑脊髓炎

病牛表现为食欲不振,虚弱、嗜睡,轻度或重度黏液水样腹泻,消瘦、虚脱;鼻腔、口腔以及眼睛常有清亮黏性分泌物流出;后肢僵直,不愿运动。症状严重病牛出现咳嗽,呼吸困难等症状。脑损伤可能同时或先于全身衣原体感染的发生,但局限于少数感染牛,尤其是犊牛。神经症状通常出现在病程后期，病牛站立困难，共济失调，步态蹒跚，球节屈曲，兴奋过度，无目的地行走与转圈或角弓反张而倒地，最后肢体与舌出现麻痹，常可见视力降低或完全丧失。这些症状不易与狂犬病症状相区别，但散发性脑脊髓炎是偶尔侵及牛中枢神经系统的全身性疾病，绝大多数病例通常在 5～7d 内死亡，个别病例病程可达数星期，病轻者通常可以康复。

（六）牛伪狂犬病

该病的潜伏期一般为 3～6d，牛对这种疾病特别敏感，一旦感染，致死率接近 100%；并且因为奇痒无比，病牛会变换各种姿势，有时会出现磨牙、流涎、狂叫、转圈等表现。个别病例不会瘙痒，但是数小时后会突然死亡。

三、猪李斯特菌感染的鉴别诊断

（一）猪李斯特菌病

猪患李斯特菌病后表现运动失调，无目的行走或后退，或做圆圈运动，或头抵地不动，或头颈后仰，前、后肢张开呈观星姿势；肌肉震颤、僵硬，阵发性痉挛，侧卧时四肢呈游泳状；有的后肢麻痹，拖地而行；仔猪以败血症为主，表现体温升高、咳嗽、呼吸困难、腹泻、耳部及腹部皮肤发绀；有的出现神经症状，发病率较高。

（二）猪布鲁氏菌病

猪发病后的显著特征是流产，母猪多在怀孕后 30～50d 或 80～110d 流产。母猪流产前常见有精神沉郁，阴唇和乳房肿胀，产出死胎及体弱的仔猪，胎衣滞留情况不多见。有的可发生子宫内膜炎和阴道炎，以致不能怀孕；有的逐渐转入隐性，经交配受孕，第二次常可正常生产，极少见重复流产。种公猪常发生睾丸炎和附睾炎，两侧或单侧睾丸明显肿大、疼痛，并常波及精索及泌尿生殖道；如果睾丸由于炎症长期肿大，常形成睾丸和附睾的萎缩。猪的布鲁氏菌病表现为关节炎症状，比牛、羊更为常见。

（三）猪伪狂犬病

由猪伪狂犬病病毒感染引起，典型的症状就是出现呼吸困难，繁殖性能出现障碍，生长发育受阻，身体消瘦，病情严重的会造成死亡。猪伪狂犬病的潜伏期一般为 3～10d，不同的生长阶段表现的症状也不尽相同。患病仔猪的病情比较严重，体温升高，可达 40.5～41.5℃，精神萎靡，流涎，还有的病猪出现腹泻，呕吐；发病后期还会出现神经症状，共济失调，肌肉震颤，卧地不起，四肢呈游泳状，病程一般持续 1～3d，常常会造成全窝猪死亡，耐过的仔猪生长发育受到严重影响，而且长期排毒，成为猪场危险的传染源。妊娠母猪感染后会出现流产，产死胎、弱胎，母猪的情期延长，屡配不孕的情况经常出现。种公猪感染后，会影响种用性能，出现睾丸炎、鞘膜炎、附睾炎等，严重的种猪会失去种用价值。

（四）猪病毒性脑脊髓炎

急性病毒性脑脊髓炎（捷申病）实验性疾病与自然疾病非常相似，潜伏期很长。由于接种病毒量不同，其范围可达为 4～28d。病初体温升高，发热数日达 40～41℃或更高；精神委顿，厌食和后肢动作稍失调；接着发生脑炎的症状，四肢僵硬，不能站立，倒向一侧，继而肌肉震颤，眼球震颤和出现剧烈的阵挛性惊厥；食欲废绝，呕吐，受到刺激时引起强烈的角弓反张；对声音敏感，能够引起病畜大声尖叫；惊厥期持续 24～36h，体温急剧下降之后可能发生昏迷，于第 3～4 天死亡。

亚急性病毒性脑脊髓炎比急性型温和得多，发病率和死亡率均较低。14 日龄内的仔猪常见并最为严重，3 周龄以上的猪很少发病，许多病猪能够痊愈；但极幼龄的一窝猪发病率常为 100%，几乎所有病猪都死亡，此病发生迅速，消失也迅速。临床表现为食欲不振、便秘，经常少量呕吐，体温正常或略有升高；神经症状出现较晚，数日后才出现。14 日龄以内的仔猪表现感觉过敏，肌肉震颤，关节着地，共济失调，向后退着走，呈犬坐姿势，最终发生脑炎症状。

（五）非洲猪瘟

潜伏期一般为 4～19d，根据临床表现分为最急性型和急性型、亚急性型和慢性型。

（1）最急性型和急性型　前者通常无明显症状而突然死亡。急性型表现为精神沉郁，食欲废绝，体温升高至 40～41℃，稽留热 3～5d，后体温逐渐下降，白细胞减少；同时患病猪横卧、乏力，耳、四肢、腹部皮肤呈现紫红色或点状出血；出现心跳加速、呼吸急促、咳嗽和呼吸困难等症状；病猪后躯麻痹，不久处于濒死状态；有的鼻、口排出黏液和肛门流血；妊娠母猪流产。通常于发热后 1 周左右死亡。本病在新疫区主要呈现急性症状，死亡率达 80%～100%。

（2）亚急性型和慢性型　前者主要以呼吸道症状、流产和低死亡率为特征，症状的严重程度、死亡率的高低和病程的长短可能有差异。康复猪多带毒而成为本病的传染源。慢性型主要以肺炎、心包炎、关节炎为主，病猪逐渐衰弱，于感染 3～5 周后死亡。

四、鸡李斯特菌感染的鉴别诊断

（一）鸡李斯特菌病

鸡李斯特菌病自然感染的潜伏期很不一致，一般为 2～3 周，本病主要危害 2 月龄以下的雏鸡。发病前无明显症状而突然发病。病初精神委顿，羽毛粗乱，腹泻，食欲不振，鸡冠、肉髯发绀，病禽严重脱水，皮肤呈暗紫色。随病程发展，两翅下垂，两腿软弱无力，行动不稳，卧地不起，倒地侧卧，两腿不停划动。有的则表现为无目的地乱跑、尖叫，头颈侧

弯、仰头，腿部发生阵发性抽搐，神志不清，最终死亡，病程 1~3 周，死亡率可高达 85%
以上。鸡的李斯特菌病多与寄生虫病、鸡白痢、鸡白血病等合并发生，可使症状复杂化。

（二）鸡沙门菌病

又称鸡伤寒，由鸡沙门菌感染引起，潜伏期一般为 4~5d。本病常发生于中鸡、成年
鸡。在日龄较大的鸡和成年鸡，急性经过者症状表现为突然停食、精神委顿、排黄绿色稀
粪、羽毛松乱、冠和肉髯苍白而皱缩。体温上升 1~3 ℃，病鸡可迅速死亡，但通常在 5~
10d 死亡。雏鸡的发病症状与鸡白痢相似。污染种蛋可孵出弱雏及死雏。出壳后感染，潜伏
期 4~5d，发病后的表现与鸡白痢相同。

（三）鸡白痢

鸡白痢由鸡白痢沙门菌感染引起。鸡发病后，表现为精神委顿、缩颈昏睡、扎堆拥挤。
病初食欲减少，而后停食，多数出现嗉囊变软症状。脱水，排白色浆糊状粪便致肛门周围被
粪便污染，有的因粪便干结封住肛门周围。由于肛门周围炎症引起疼痛，故常发出尖锐的叫
声，最后因呼吸困难及心力衰竭而死亡。成年鸡白痢多呈慢性经过或隐性感染，一般不见明
显的临床症状，当鸡群感染比较大时，可明显影响产蛋量，产蛋高峰不高，维持时间亦短，
死淘率增高。有的鸡表现鸡冠萎缩，有的鸡开产时鸡冠发育尚好，以后则表现出鸡冠逐渐变
小，发绀；病鸡有时腹泻。仔细观察鸡群可发现有的鸡少产或根本不产蛋；有的感染鸡因卵
黄囊炎引起腹膜炎，腹膜增生而呈"垂腹"现象，有时成年鸡可呈急性发病。

五、马李斯特菌感染的鉴别诊断

（一）马李斯特菌病

李斯特菌病在马中较少见，主要表现脑脊髓炎症状，体温升高，容易兴奋，共济失调，
四肢、下颌和喉部呈不全麻痹；意识和视力显著减弱。可导致患病母马流产、子宫内感染。
幼驹常表现轻度腹痛、不安、黄疸和血尿等症状；病情严重的患马可导致脑膜脑炎和败血
症，精神萎靡、不食，共济失调。

（二）马沙门菌病

患病母马表现为体温升高，食欲降低，精神不振，乳房肿胀，阴门水肿，眼结膜潮红，
有腹痛症状，呼吸加快，脉搏加快，有的会出现排稀粪的情况。如果母畜怀孕且没有及时治
疗则会引发流产，流产前阴道会有血液流出，排尿次数增加，流产后体温持续升高，阴门流
出红褐色恶露。幼驹患病会表现为弛张热或稽留热、精神不振、食欲降低或废绝，还常会出
现关节脓肿，且集中在四肢关节，呈多发性，引起跛行，严重的会卧地不起，有时会出现肠
道功能紊乱或呼吸系统症状。公马表现为眼结膜潮红或泛黄，体温升高，食欲减退，阴囊和睾

丸水肿，有的也会出现关节炎和鬐甲部脓肿，有时脓肿破溃会形成瘘管。流产的胎儿皮肤和实质脏器黄染，有出血性败血症变化，羊水混浊，为淡黄色或紫红色，胎膜表面有糠麸样物质。

六、兔李斯特菌感染的鉴别诊断

（一）兔李斯特菌病

患病家兔表现神志不清，口吐白沫；呈间歇性神经症状，发作时无目的地向前冲撞或做转圈运动，最后倒地，头后仰，抽搐而死；其他啮齿动物常表现出败血症症状。

急性型：常见于幼兔，主要表现为中枢神经症状，突然发病，侧卧，口吐白沫，背颈、四肢抽搐，低声嘶叫。一般是精神沉郁，衰弱，食欲废绝；体温 40℃ 以上；常发现结膜炎和从鼻腔流出浆液性与黏液性分泌物。经过几小时或 2～3d 后死亡。亚急性型：母兔分娩前 2～3d 或若干天出现精神不振，拒绝采食，很快消瘦，从阴道内流出暗红色或棕褐色液体；分娩前 1～2d 病兔流产或死亡，也有的在流产时或产后几天死亡，耐过的母兔将不孕；精神委顿、不食、全身震颤，做转圈运动，共济失调；头呈弯曲状态，失去采食和行动能力，试图行动时会接连翻滚，逐渐消瘦而死。慢性型：幼兔精神沉郁，眼半闭，独居角落。体温升高 42.5～43℃，食欲废绝，结膜炎伴有脓性眼屎，口流白沫，鼻孔流黏性分泌物。

（二）兔巴氏杆菌病

巴氏杆菌病即出血性败血病，由多杀性巴氏杆菌引起。败血型多呈急性经过，常在 1～3d 死亡。精神沉郁，不食，体温 40℃ 以上，呼吸急促，流浆液性或脓性鼻液。死前体温下降，全身颤抖，四肢抽搐。鼻炎型主要症状为流出浆液性、黏液性或黏脓性鼻液；肺炎型常呈急性经过；中耳炎型单纯的中耳炎常无明显症状，但如病变蔓延至内耳及脑部，则病兔出现斜颈症状，严重时病兔向头颈倾斜的一侧滚转，直到抵住围栏为止。如脑膜和脑实质性受害，则可出现运动失调和其他神经症状。

（三）兔沙门菌病

也称副伤寒，由沙门菌属中的一些革兰氏阴性杆菌引起。多数病例有腹泻症状，粪便稀，有黏性，内含泡沫。体温升高，沉郁不食，喜饮水，消瘦。母兔从阴道排出黏脓性分泌物，阴道黏膜潮红、水肿，孕兔常发生流产，未死而康复者不易再受孕。流产胎儿体弱，皮下水肿。

（四）兔大肠杆菌病

病原主要为 O 血清型的致病性大肠杆菌，主要侵害 20 日龄与断奶前后的仔兔和幼兔，即 1～3 月龄多发，而成年兔很少发病，第一胎仔兔和笼养兔的发病率较高。病兔腹泻和流产，精神沉郁、食欲不振、腹部膨胀、磨牙、四肢发凉和消瘦。粪粒细小，两头尖，带有胶样黏液，后期常为混有黏液的水泻。

（五）兔波氏杆菌病

由支气管败血波氏杆菌引起。成年兔常为慢性，仔兔与青年兔多为急性。病兔流黏液性或脓性鼻液，鼻炎长期不愈，呼吸加快，食欲不振，逐渐消瘦，病程数周至数月。多呈地方性流行，哺乳仔兔致死率几乎达 100%。

七、人李斯特菌感染的鉴别诊断

人患李斯特菌病后主要的症状为腹泻或腹痛，这在食源性成人李斯特菌病大规模暴发中很常见，同时血常规检测血液中单核细胞增多。

（一）急性肠炎

该病症是李斯特菌感染的症状之一，可能先于李斯特菌病的典型症状，如败血症和脑膜炎或脑炎。常见症状包括发热、恶心、呕吐、腹痛、腹泻等。

（二）脑膜炎

诊断李斯特菌性脑膜炎比肺炎球菌性脑膜炎更具挑战性，一般在症状出现后 48h 内得到正确诊断的病例比例较低就证明了这一点。李斯特菌性脑膜炎的呼吸衰竭速度不如肺炎球菌性脑膜炎。根据多变量分析，李斯特菌性脑膜炎死亡率低于肺炎球菌性脑膜炎，患李斯特菌性脑膜炎没有出现神经后遗症。老年人患病时的常见症状是昏迷，几乎所有患者都出现头痛、发热、颈部僵硬和精神状态改变这 4 种典型症状中的至少 2 种。但颈部僵硬在诊断老年患者细菌性脑膜炎方面的准确性相对较低，患有脑膜炎的老年人因为帕金森病或颈椎关节炎等非感染性疾病也会发生颈部僵硬的症状。李斯特菌引起成人的脑膜炎的发病时间可能超过几天，而脑膜炎奈瑟菌或肺炎球菌性脑膜炎的发病更为突然。

（三）李斯特菌败血症

主要症状是腹泻、发热、疲劳、发冷和接触 24h 后出现的肌痛。在非妊娠成年人中几乎总是发生在恶性肿瘤、器官移植或其他免疫功能低下状态的患者中。在这些情况下，表现也是非特异性的，与其他革兰氏阳性和革兰氏阴性菌引起的败血症相似。

（四）李斯特菌肝炎

尸检或肝活检通常显示微脓肿。临床表现为发热、食欲不振、黄疸、肝功能异常等，严重病例中可导致功能衰竭或者肝坏死。

(五) 确诊方法

因为李斯特菌经常会与白磷或链球菌混淆，报告为污染物或腐生菌。患病动物如表现特殊神经症状、流产、血液中单核细胞增多，可疑为本病，确诊可用微生物学方法。血清学试验可用凝集试验和补体结合试验。但本菌与金黄色葡萄球菌、肠球菌及其他一些细菌有共同抗原成分，必须做交叉吸收试验，才能做出可靠诊断。此外利用荧光抗体技术可快速而特异地诊断本病。

第三节　微生物学诊断

一、样本采集

(一) 样本采集的一般原则

在病程早期、急性期或症状典型时进行样本的采集，最好是在使用抗生素之前。采集样本时注意严格进行无菌操作，注意在不同病程采集不同部位标本，根据目的菌的特性用不同的方法采集适量样本，采集量不宜过少。在采集血液样本时，应避免不同实验组之间的交叉感染，样本应及时隔离并标识。样本采集后，应根据实验需要进行适当的处理，并尽快送至实验室分析。所有采集的样本应进行准确的标记和详细的记录，包括采样时间、采样者、样本编号、实验对象等信息，确保样本的可追溯性和实验的可靠性。另外，采集样本时要防止传播和自身感染。

(二) 样本的处理

样本保存在 4 ℃环境中，在 2 h 之内送检。脑脊液则要在 25 ℃保存，用于细菌培养的样本保存时间不应超过 24 h，对环境敏感的细菌应保温并立即送检。样本中可能含有致病菌，必须注意安全防护，同时避免污染环境。

采样时应按疾病的临床表现选取样品；对败血症类的疾病采集肝脏、肾脏或脾脏的病变组织；对脑炎类的疾病采集脑脊液及脑桥和延髓的病变组织；对流产类的疾病采集胎盘或子宫排泄物。处理、贮藏和运输样本必须冷藏。若样本已经冷冻，冷冻状态应一直保持至分析前。

采集的血液样本应在 4 ℃保存，防止降解。对于需要长时间保存的样本，如用于聚合酶链式反应（PCR）、基因测序等，需注意血液中核酸的稳定性，此时可以加入保护剂以保护 RNA 或 DNA。在需要检测血液中细胞成分时，为了防止血液凝固，常加入抗凝剂或使用抗凝管采集血液样本。在制备血浆样品时，需要先将血液样品离心，血浆位于上层，可通过吸管分离。处理时需使用无菌操作，防止污染。为了获得血清样品，需先在 4 ℃静置血液样本，让其自然凝固，然后通过离心，收集离心管中的上清液即为血清。血清中不包含凝血因子，因此适用于一些需要检测免疫反应、抗体等实验。

二、分离培养与鉴定

（一）分离培养

在装有样品的无菌采样袋中倒入适量的 UVM 选择性增菌液，注意 UVM 选择性增菌液要漫过样品。用手揉捏样品，4～5 个无菌采样袋为一组，一起封口。封口后将样品在（30±2）℃静置培养 20～26h。在 15mL 离心管中加入（10±0.5）mL FB 增菌液，注意要设置空白对照和阳性对照。吸取 100 μL 的 UVM 增菌液于离心管中，（35±2）℃静置培养（26±2）h。观察离心管内 FB 增菌液是否变黑，如果没有明显的液体颜色变暗，则在（35±2）℃的温度下重新培养，直至达到（48±2）h 的总培养时间。如果 FB 增菌液变黑不明显，则认为该样品为 Lm 阴性。如果 FB 增菌液变黑，则吸取 50 μL 的 FB 增菌液在李斯特菌显色平板上划线，37℃培养 18～24h。

观察李斯特菌显色平板，单核细胞增生李斯特菌（*Listeria monocytogenes*，Lm）和部分伊氏李斯特菌（*Listeria ivanovii*，Liv）为蓝绿色，边缘整齐带有白色晕环（以上为绝大多数情况，不排除有特殊的变异菌株）。挑取蓝绿色且带有晕环的单菌落，在脑心浸液（BHI）平板上划线培养，37℃培养 12h。注意设置阳性对照和空白对照。

（二）染色镜检

李斯特菌为革兰氏阳性短杆菌，大小为（0.4～0.5）μm×（0.5～2.0）μm；用生理盐水制成菌悬液，在油镜或相差显微镜下观察，该菌出现轻微旋转或翻滚样的运动。

（三）运动力试验

挑取纯培养的单个可疑菌落穿刺半固体或硫醚吲哚机动培养基（SIM）动力培养基，于 25～30℃培养 48h。李斯特菌具有动力，在半固体或 SIM 培养基上方呈伞状生长，如伞状生长不明显，可继续培养 5d，再观察结果。

（四）生化鉴定

挑取纯培养的单个可疑菌落，进行过氧化氢酶试验，过氧化氢酶阳性反应的菌落继续进行糖发酵试验和 MR-VP 试验。血清型 4h 的单核细胞增生李斯特菌 XYSN 菌株不能利用鼠李糖。李斯特菌的主要生化特征见表 7-1。

表 7-1 李斯特菌的生化特征

菌种	葡萄糖	麦芽糖	甘露醇	鼠李糖	木糖	七叶苷	β-溶血反应	协同溶血反应
Lm	+	+	-	+*	-	+	+	-**

（续）

菌种	葡萄糖	麦芽糖	甘露醇	鼠李糖	木糖	七叶苷	β-溶血反应	协同溶血反应
Liv	+	+	−	−	−	+	+	+***

＊血清型 4h 的单核细胞增生李斯特不能利用鼠李糖。

＊＊血清型 4h 的单核细胞增生李斯特菌协同溶血反应呈阳性。

＊＊＊在划线有马红球菌的血平板上呈铲型溶血。

（五）溶血试验

挑取纯培养的单个可疑菌落刺种到血平板上，每格刺种一个菌落，并刺种阳性对照菌单核细胞增生李斯特菌、伊氏李斯特菌、斯氏李斯特菌和阴性对照菌英诺克李斯特菌，穿刺时尽量接近底部，但不要触到底面，同时避免琼脂破裂，在（36±1）℃培养 24～48h，于明亮处观察，Lm 呈现狭窄、清晰、明亮的溶血圈，血清型 4h 的单核细胞增生李斯特菌协同溶血反应呈阳性，斯氏李斯特菌在刺种点周围产生弱的透明溶血圈，英诺克李斯特菌无溶血圈，伊氏李斯特菌产生宽的、轮廓清晰的 β-溶血区域，若结果不明显，可置 4 ℃冰箱 24～48h 再观察。

（六）血清学方法鉴定血清型

1. O 抗原玻片凝集试验　将需鉴定的 Lm 分离株接种于 BHI 平板上，37℃过夜培养。对于 PCR 鉴定血清型为 1/2a、3a，1/2c、3c 或 1/2b、3b、7 的菌株，先在载玻片上分别滴一滴Ⅰ型血清和Ⅳ型血清，并滴一滴 PBS 作为对照，然后从 BHI 平板上分别挑取单菌落，与载玻片上的Ⅰ型、Ⅳ型血清和 PBS 混合至均匀。将玻片倾斜置于光源下，观察凝集结果，同时要确保细菌与生理盐水未发生凝集。只有当细菌与血清在 1 min 内发生凝集才可认定为阳性，若凝集时间较长或凝集现象不明显则为阴性。对于血清型为 4b、4d、4e 的菌株，则用Ⅵ型、Ⅷ型和Ⅸ型血清重复上述步骤。

2. H 抗原玻片凝集试验　在载玻片上分别滴一滴抗鞭毛抗原 A 的血清、B 的血清、C 的血清及 D 的血清，并滴一滴 PBS 作为对照，然后从 BHI 平板上分别挑取单菌落，与载玻片上的 A 型、B 型和 C 型的血清混合至均匀。将玻片倾斜置于光源下，观察凝集结果。

（七）分子生物学鉴定

1. 制备 DNA 模板　挑取适量细菌加入 90 μL 超纯水（UPW）中，震荡均匀，加入 10 μL 溶菌酶（20 mg/mL）混匀，在 37℃孵育 10 min，再加入 1 μL 蛋白酶 K（20 mg/mL），震荡数秒，58℃孵育 30 min 左右至变澄清（最长孵育时间为 30 min），随后置于 95℃热裂解 5min，12 000 r/min离心 2 min，上清即可作为 PCR 模板。

2. 属和种的鉴定

（1）属的鉴定　挑取纯化的菌落制成 DNA 模板，用 PseF 和 PseR 引物进行李斯特菌属的检测。PCR 反应体系（25 μL）：超纯水 16.3 μL，10×Buffer（含 Mg^{2+}）2.5 μL，dNTP 2 μL，rTaq 酶 0.2 μL，上下游引物各 1 μL，模板 2 μL；PCR 反应条件：94 ℃ 5 min；94 ℃ 50 s，55 ℃ 1 min，72 ℃ 1 min，30 个循环；72 ℃ 10 min。PCR 产物用 1％琼脂糖凝胶电泳进行鉴定。

（2）种的鉴定　PCR 反应体系（50 μL）：超纯水 23.75 μL，10×Buffer（含 Mg^{2+}）5 μL，dNTP 5 μL，rTaq 酶 0.25 μL，LisB 6 μL，MonoA 2 μL，Ino2 2 μL，Siwi2 2 μL，模板 4 μL；PCR 反应条件：94 ℃ 5 min；94 ℃ 50 s，58 ℃ 1 min，72 ℃ 1 min，30 个循环；72 ℃ 10 min。PCR 产物用 1％琼脂糖凝胶电泳进行鉴定。如果出现 Siwi2 对应的 1.2kb 的条带，则继续分别用 Iva1、Sel1 和 Wel1 配合 Lis1B 进行鉴定。反应体系与李斯特菌属的鉴定相同，退火反应为 58 ℃ 1 min。如果鉴定为李斯特菌属，但未通过以上引物鉴定出种，则为 *L. grayi* 或 *L. murrayi*。

3. 多重 PCR 方法鉴定血清型　采用 Doumith 等的 PCR 方法进行血清型鉴定，各血清型电泳图谱如图 7-1 所示。其 PCR 反应体系（100 μL）：超纯水 55.5 μL，10×Buffer 10 μL，dNTP 10 μL，rTaq 酶 0.5 μL，10 条引物各 2 μL，模板 4 μL；PCR 条件：94 ℃ 5 min；94 ℃ 50 s，53 ℃ 69 s，72 ℃ 69 s，35 个循环；72 ℃ 10 min。PCR 产物用 1.5％凝胶电泳进行大小确定。另外用Ⅰ型和Ⅳ型 O 抗血清以及单核细胞增生李斯特菌诊断血清对分离菌株的血清型进行测定。

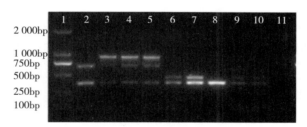

图 7-1　利用多重 PCR 鉴定血清型

泳道 1：DL 2 000 Marker；泳道 2：血清型 1/2a；泳道 3：血清型 1/2a（EGDe）；泳道 4：血清型 1/2c；泳道 5：血清型 3c；泳道 6：血清型 1/2b；泳道 7：血清型 3b；泳道 8：血清型 4a；泳道 9：血清型 4b；泳道 10：血清型 4d/4e；泳道 11：空白对照。

血清型 4 h 的 Lm 菌株为新发现的强毒力单核细胞增生李斯特菌，常规的生化鉴定及经典的 PCR 血清分型方法均无法鉴定血清型 4 h 菌株。冯有为等建立了一种快速检测 4 h 型 Lm 的多重 PCR 方法。首先提取待测细菌基因组 DNA，基于靶基因 LM*xysn _ 1095*、*Lmo1083* 和 *smcL* 设计了三对引物，PCR 产物长度分别为 602 bp、390 bp 和 889 bp。该多重 PCR 反应体系为：2× Taq Master mix 12.5 μL；引物 lmo1210F、lmo1210R、xysn _ 1693F 和 xysn _ 1693R 各 0.2 μmol/L；基因组 DNA 模板 1 μL；超纯水补齐至 25 μL。PCR 扩增反应条件为：95℃预变性 5 min；95℃变性 30 s，55℃退火 30 s，72℃延伸 30 s，35 个循环；72℃终止 10 min；4℃保存。PCR 结果如图 7-2 所示，Lm 血清型 4h 菌株扩出针对 LM*xysn _ 1095* 和 *smcL* 基因的两条带，大小分别为 602 bp 和 889 bp；Lm 血清型 4b 和 4d

菌株扩增产物大小为 602 bp；伊氏李斯特菌扩增产物大小为 889 bp；Lm 其他血清型菌株如 1/2a、1/2b、1/2c、3a、3c、7 等扩出了针对 *Lmo1083* 基因的特异性条带，大小为 390 bp。该多重 PCR 方法可以通过特异的 PCR 带型区分出血清型 4h 的 Lm 菌株、其他血清型 Lm 菌株和伊氏李斯特菌（图 7 - 2）。

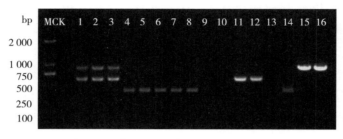

图 7 - 2　多重 PCR 检测李斯特菌血清型

泳道 M：DL 2 000 Marker；泳道 CK：空白对照；泳道 1～3：血清型 4h；泳道 4：血清型 1/2a；泳道 5：血清型 1/2b；泳道 6：血清型 1/2c；泳道 7：血清型 3a；泳道 8：血清型 3c；泳道 9：血清型 4a；泳道 10：血清型 4ab；泳道 11：血清型 4b；泳道 12：血清型 4d；泳道 13：血清型 4c；泳道 14：血清型 7；泳道 15～16：伊氏李斯特菌。

三、血清学诊断

血清学诊断可采用含有未知抗体的血清与已知纯种病原或其抗原进行血清学反应，以确定人或动物是否被特定病原感染；也可采用含有已知特异性抗体的诊断血清与分离培养出的未知纯种病原或其抗原进行血清学反应，以确定病原菌的种或型。血清学诊断因其高灵敏度和特异性已成为生物医学研究和临床诊断中不可或缺的方法。竞争酶联免疫吸附法（enzyme linked immunosorbent assay，ELISA）、间接 ELISA 法和夹心 ELISA 法利用已知的细菌或者细菌抗原，对体液中有无相应的抗体进行检测，从而实现对李斯特菌病的诊断。

（一）竞争 ELISA 法

ActA 是 Lm 重要的毒力因子，位于细胞壁表面且具有较强的免疫原性。利用 ActA 作为检测抗原，建立竞争 ELISA 检测方法对李斯特菌病的防控具有重要意义。赵梦迪等制备了辣根过氧化物酶（HRP）标记的 ActA 单克隆抗体 3G11，在此基础上建立了李斯特菌病竞争 ELISA 检测方法，并研制出灵敏、特异的李斯特菌病检测试剂盒。该试剂盒将检测抗原用 pH 9.6 的碳酸盐缓冲液稀释过夜包被 ELISA 板后，以 2% 脱脂奶粉的 PBST 溶液封闭 3 h；将待检血清 1∶10 稀释后和 HRP-3G11 混合后加入酶标板，置于 37 ℃孵育 1 h，同时设置空白对照；最后加入显色液，显色 3 min 后加入 0.5 mol/L 的硫酸终止液，检测 OD_{450nm} 并计算抑制率。血清抑制率的计算公式为：抑制率＝（1－检测血清 OD_{450nm}/空白对照（OD_{450nm}）×100%。当样品的抑制率大于 27.5% 时，判定为阳性，反之则为阴性。利用该竞争 ELISA 方法能够有效检测血清样本中的抗体水平，为李斯特菌病诊断提供了一种重要的检测手段。

（二）间接 ELISA 法

徐尧等以 Lm 表面蛋白 ActA、血清型 4h Lm 和伊氏李斯特菌共有的外膜蛋白 SmcL，以及伊氏李斯特菌特有的外膜蛋白 I-inlH 为包被抗原，建立检测李斯特菌病的间接 ELISA 试剂盒。该试剂盒将检测抗原 ActA、SmcL 和 I-inlH 蛋白分别用 pH 9.6 的碳酸盐缓冲液稀释过夜包被 ELISA 板后，进行封闭。将待测血清样本 1∶200 稀释后加入酶标板于 37℃ 孵育，含有吐温的磷酸盐缓冲液（PBST）洗涤后，加入 HRP 标记的兔抗羊二抗；最后加入显色液，显色 5 min 后加入硫酸终止液，检测 OD_{450nm}。ELISA 结果采用检测样品（S）除以阳性样品（P）比值进行判定，公式 S/P=（样品 OD_{450nm}－阴性对照 OD_{450nm}）/（阳性对照 OD_{450nm} 平均值－阴性对照 OD_{450nm} 平均值）。该 ELISA 试剂盒能有效检测临床血清样品中 ActA 抗体、SmcL 抗体和 I-inlH 抗体水平，实现对血清型 4h 单核细胞增生李斯特菌、其他血清型单核细胞增生李斯特菌和/或伊氏李斯特菌引起的羊李斯特菌病的监测。该试剂盒灵敏度较高、特异性强、稳定性好，为羊李斯特菌病的流行病学调查和诊断提供了一种有效的新方法。

（三）夹心 ELISA 法

夹心 ELISA 法利用两个抗体夹抗原的方法检测抗原或者两个抗原夹抗体的方法检测血清。由 *iap* 基因编码的蛋白 p60 在 Lm 的培养上清液中大量分泌，p60 是一种高度免疫原性的胞壁蛋白水解酶。Yu 等制备了兔多克隆抗体及两种单克隆抗体，通过兔多克隆抗体和单克隆抗体相结合，建立夹心 ELISA 方法。首先在 37℃ 下用 0.1 μg 单克隆抗体包被 2.5 h，并用 1% BSA 于 37℃ 封闭 1 h，然后向每个孔中加入 100 μL 细菌培养上清液，在 37℃ 下孵育 1 h，并用 PBST 洗涤 3 次后加入 2 μg/mL 的二抗，37℃ 孵育 1 h。测定 OD_{405nm}，OD_{405nm} 大于 0.2 的结果为阳性。该方法可以特异性识别单核细胞增生李斯特菌。

第四节　治疗方案

李斯特菌病是由单核细胞增生李斯特菌引起的一种散发性人兽共患传染病。家畜和人以脑膜脑炎、败血症、流产为特征；家禽和啮齿动物以坏死性肝炎、心肌炎及单核细胞增多症为特征。李斯特菌病通过食用受污染的食品传染给人类，食源性比例高达 99%，主要影响免疫功能低下的个体，可引起败血症、脑膜炎、胎儿感染或孕妇流产，死亡率达 35%～70%。因此对食品中该菌的有效控制是提高食品安全性的根本保障。

一、抗生素治疗

抗生素的发现和广泛应用在食源性疾病的治疗中发挥了不可替代的作用，有效地解决了细菌感染问题。由于目前尚无有效的疫苗用于预防和治疗李斯特菌病，因此只能用抗生素类药物进行治疗。然而，Lm 对第一代喹诺酮类药物、磷霉素和第三代头孢菌素具有天然耐药性。

（一）动物李斯特菌病的治疗

在动物感染方面，因为李斯特菌对多种抗生素敏感，可用广谱抗生素治疗，也可用链霉素治疗。对于败血症，最好联合应用青霉素与庆大霉素，或者氯霉素配合青霉素、链霉素治疗。牛、羊李斯特菌病发病急、死亡快，确诊后可用磺胺嘧啶钠给全群注射，连用 3d，再口服长效磺胺，每 7d 一次，经 3 周左右可控制疫情。其他畜禽感染李斯特菌病后，可通过药敏试验选择敏感性高的抗生素进行治疗。

（二）人李斯特菌病的治疗

在治疗人类李斯特菌病时，氨苄西林为最佳首选药物，对孕妇及婴儿安全，且能在脑内达到有效浓度。免疫功能障碍者使用氨苄西林联合庆大霉素治疗，氨苄西林和庆大霉素联合使用可用于治疗脑膜炎。此外，临床上常用氨苄西林等 β-内酰胺类抗生素和氨基糖苷类抗生素的联合疗法。非脑膜炎型病例需要连续治疗 10～14d；若患上脑膜炎，则至少需治疗 13～21d。

尽管抗生素已广泛应用于李斯特菌病的临床治疗，但伴随着多重耐药和广泛耐药 Lm 菌株的出现，给李斯特菌病的临床治疗带来了极大的挑战。李斯特菌耐药性可以通过食品（如鸡蛋、肉类和乳制品）产业链传播给人类，加剧了食源性致病菌感染的潜在风险，对人类健康构成威胁。目前，在免疫功能低下的人群中仍能造成 20%～30% 的致死率。因此不管针对人类临床还是动物被 Lm 的感染，开发其他抗感染策略尤为必要，许多替代抗生素防治李斯特菌病的治疗方案不断被研发，如中药抗菌治疗、噬菌体治疗、抗体治疗等是一些较为有效的方法。

二、中药抗菌治疗

近年来，由于广谱抗生素的普遍应用，导致细菌耐药性日趋严重，寻找广谱、高效、低毒的中药成为药物研究的热点。中药是指以中国传统医药理论指导采集、炮制、制剂，用于预防、治疗、诊断疾病并具有康复和保健作用的药物，主要来源于天然药及其加工品，以植物药居多。中药可通过多种机制发挥抗菌作用，如抑制细菌呼吸或代谢，抑制细菌蛋白质或核酸合成等方式发挥抗菌作用。今后在挖掘新型中药制剂的基础上深入开展其抗菌机制研究，将为中药的临床应用提供参考。

（一）漆黄素

漆黄素已经被证实可应用于制备抗李斯特菌感染的药物。通过羊红细胞溶血试验、小鼠单核巨噬细胞 J774 和小鼠腹腔巨噬细胞损伤的体外保护试验，以及小鼠李斯特菌体内感染模型，证实了其抗李斯特菌感染的作用。漆黄素在较低浓度下就可抑制李斯特菌溶血素 O（Listeriolysin-O，LLO）的溶血活性，并且抑制菌细胞内的生长以及减弱该菌的体内致病力。与用抗生素治疗相比较，使用漆黄素治疗具有无耐药性、治愈率高的优点，因此，漆黄素可以用于新药开发，并对药物靶标确认有着重要意义。

（二）黄芩素

卢葛锦等对黄芩素治疗 Lm 感染开展了研究，他们在小鼠腹腔注射感染李斯特菌后，口服黄芩素混悬液并观察给药后感染小鼠死亡率和肝、脾载菌量的变化。结果表明，口服黄芩素混悬液抑制了感染小鼠的死亡，并减少了细菌在小鼠肝脏和脾脏的定植能力。进一步研究发现，黄芩素通过同时靶向于 Lm 分选酶 A 和重要毒力因子 LLO，抑制细菌对细胞和小鼠的感染，因此黄芩素也为分选酶 A 及 LLO 作为抗感染重要靶标进行新型抗菌药物研发奠定了基础。

（三）隐丹参酮

有研究将隐丹参酮预处理细菌后，发现 Lm 的内化能力显著减低，细菌生物被膜的形成能力减弱，同时隐丹参酮可抑制细胞内细菌的增殖能力。通过对 Lm 感染小鼠进行治疗学试验，证明口服隐丹参酮可以抑制感染引起的肝组织湿/干重比率的增加，缓解小鼠靶器官的病理学损伤，降低感染小鼠肝脏的细菌定植；同时显著抑制感染引起肝组织中丙二醛的增高，并在较低的给药剂量下提升了致死性感染小鼠的存活率。综上所述，隐丹参酮是一种有效的 LLO 活性抑制剂，能够抑制 Lm 感染引发的一系列 LLO 依赖性的细胞损伤和炎症反应，同时能够在细胞水平和体内实验中都发挥一定的抗氧化应激作用。此外，鉴于其对 cDCs 的广泛抑制，可以推测其对其他革兰氏阳性菌的感染也有治疗效果。因此，隐丹参酮可以作为一种有潜力的抗感染药物或作为一种抗生素协同剂进行开发利用。

三、噬菌体治疗

噬菌体是一类能特异性感染细菌、真菌、放线菌或螺旋体的病毒，早在在 1917 年被首先发现，早于抗生素青霉素的发现。根据噬菌体与宿主细胞之间的关系可将其分为烈性噬菌体与温和噬菌体两大类。烈性噬菌体寄生于细菌中，并在细菌中大量复制；在感染的后期，噬菌体表达出内溶菌素，裂解细菌的细胞壁，释放出子代噬菌体并导致宿主死亡。温和噬菌体可以选择进入溶原周期，不立即导致细菌的裂解。

（一）Lm 噬菌体的宿主谱

Lm 噬菌体大部分属于有尾噬菌体目中的长尾噬菌体科成员，目前所分离出来的所有李斯特菌属的噬菌体都有双链 DNA 基因组，大小为 36～130 kb，G＋C 含量为 34.7％～40.8％。目前存在多种针对不同血清型的噬菌体，A118 噬菌体是感染 Lm 血清型 1/2 菌株的温和性噬菌体，从软质奶酪中分离出来的经过 Lm 菌种诱导而产生的，是第一个完成基因组测序和分子水平分析的李斯特菌属的噬菌体；A511 噬菌体是一种能够感染大约 95％的 Lm 血清型 1/2 和血清型 4 菌株的噬菌体，该噬菌体具有很宽的宿主范围；PSA 噬菌体是通过诱导作用从引起李斯特菌病暴发的血清型 4b 的 Lm Scott A 菌株中分离出来的原噬菌体，专一感染血清型 4b 的 Lm 菌株；P100 是近年来新分离的一种烈性噬菌体，该噬菌体具有较宽的嗜菌谱，可以杀灭 Lm 大多数血清型菌株。

（二）噬菌体治疗

对抗生素有超强耐药性的细菌感染，噬菌体治疗可能是唯一的救命途径。噬菌体用于临床治疗具有以下优势：①非常强的宿主特异性，当噬菌体裂解某种致病细菌时，不会靶向病人体内正常的微生物种群；②与特异的宿主细菌一起进化，不管细菌如何进化，产生怎样的对常规抗生素的抗药性，基本上都能找到能对某种细菌敏感的噬菌体，噬菌体进化出表达新的靶向受体；③进入体内未造成其他的副作用，噬菌体只侵染细菌而不侵染人类细胞。但是大量的噬菌体注射到体内后，有可能会引发体内的免疫系统的反应，也需要更多的临床数据和更长期的观察来判定。噬菌体已经广泛应用于治疗皮肤感染、败血症、骨髓炎、伤口感染、尿路感染以及中耳和鼻窦感染。由于 Lm 是胞内寄生菌，到目前为止尚未出现将噬菌体应用于临床李斯特菌病的治疗，来自烈性噬菌体的裂解酶产品若能通过血胎屏障和血脑屏障，则有望在今后的临床治疗方面大显身手。

（三）工程噬菌体

噬菌体靶向的特异性可用于作为细菌分子的递送系统。细菌的生物被膜和荚膜在对抗噬菌体感染和抗生素抗性中发挥重要作用，通过改造噬菌体 T7，使其递送能降解铜绿假单胞菌酰基高丝氨酸内酯的内酯酶，阻断病原菌的群体感应，从而抑制生物膜的形成。携带特定裂解酶基因的工程噬菌体可以靶向天然易感宿主之外的邻近细胞。李斯特菌噬菌体 A511 运送肽聚糖水解酶（peptidoglycan hydrolase，PGH）基因时，在感染宿主后裂解过程中释放，将共同培养的金黄色葡萄球菌细胞也裂解。将广谱噬菌体 A511 的内切酶 Ply511 编码基因引入窄宿主谱的噬菌体 PSA 中，该工程噬菌体不仅能够有效杀死 4b 血清型细菌，还能裂解血清型 1/2 的李斯特菌。具有裂解相同或不同宿主谱的内溶素工程噬菌体能增加和拓宽感染的宿主谱，实现跨属感染和杀伤多种宿主。除了发挥直接的杀菌作用外，工程噬菌体还可以用于调节细菌功能，使其对抗生素更敏感或毒性减弱，增强抗生素敏感性和中和毒力。例如，通过传递显性药物敏感等位基因，噬菌体可以被编程逆转细菌对特定抗生素的耐药性。当与多种抗生素一起使用时，这种工程噬菌体显示出强大的佐剂作用，裂解细菌的能力提高几个数量级。与传统的基于噬菌体的治疗不同，利用工程噬菌体对细菌代谢调节的治疗方法，不太容易选择噬菌体耐药性，这一特性对开发可持续的抗菌药物尤为重要。

四、抗体治疗

（一）抗 ActA 和抗 LLO 的抗体治疗

研究表明，抗 ActA 和抗 LLO 的抗体进行被动免疫可以减轻 Lm 感染的严重程度。这些抗体的组合提高了 Lm 感染小鼠的存活率。通过给予抗 ActA 和抗 LLO 的抗体，Lm 感染 RAW264.7 细胞和小鼠脾脏和肝脏中的细菌载量均显著降低。此外，抗 LLO 的抗体中和了 LLO 活性，并抑制了细菌从溶酶体中逃逸。此外，抗 ActA 的抗体中和了毒力蛋白 ActA 活性，抑制了 Lm 肌动蛋白尾部的形成和细胞间的扩散。进一步研究发现，抗 ActA 和抗 LLO 的抗体免疫后所诱导产生的 γ-干扰素（INF-γ）和 α-肿瘤坏死因子（TNF-α）在保护和治疗小鼠免受李斯特菌感染中发挥了重要作用。因此，我们的研究表明，用过量抗 ActA 和抗 LLO 的抗体进行被动免疫有可能对李斯特菌感染提供保护作用。

（二）抗 SmcL 的抗体治疗

由 smcL 编码的鞘磷脂酶 C（SmcL）是一种膜破坏性毒力因子，伊氏李斯特菌和血清型 4h 的李斯特菌均能表达该毒力蛋白。冯有为利用单克隆抗体技术制备了分泌 SmcL 蛋白特异性抗体的杂交瘤细胞株，利用纯化的单克隆抗体开展了李斯特菌感染后的治疗试验。以 6 周龄 C57BL/6 小鼠作为口服感染模型，在细菌感染后 24h 腹腔注射 SmcL 抗体，感染后 48h 对小鼠脾脏、肝脏和回肠中的细菌载量进行测定。与 PBS 对照组相比，SmcL 抗体组的小鼠在脾脏、肝脏和肠道等部位的细菌载量显著减少（$P < 0.01$），这表明 SmcL 抗体对于 Lm 的体内感染具有一定的治疗效果。

（三）抗壁磷壁酸的抗体治疗

根据壁磷壁酸（O 抗原）和鞭毛（H 抗原）结构的多样性，将 Lm 分为 14 种血清型。姚浩在破坏鞭毛抗原的基础上，提取了血清型 4h 的菌体抗原，在多次加强免疫的基础上，制备了抗 O 抗原的多克隆抗体。将 1×10^6 CFU 剂量的血清型 4h 的菌株口服接种 BALB/c 小鼠，随后注射多克隆抗血清。用兔多克隆抗血清处理可以减少体重损失，与血清阴性处理的小鼠相比，脾脏和肝脏中的细菌负荷显著降低。以上结果表明，兔多克隆抗血清可以有效地减缓李斯特菌病的症状，具有良好的中和效果。

上述 4 种常见的李斯特菌病治疗手段目前仅有抗生素治疗普及最广，但同时因为没有有效疫苗，因此李斯特菌病的防控显得尤为必要。预防控制李斯特菌病的措施主要为切断污染途径、保护高危人群。在食品加工企业推行良好生产规范（Good Manufacturing Practice，GMP）和危害分析与关键控制点（Hazard Analysis and Critical Control Point，HACCP），减少 Lm 对加工设备和成品的污染，加强对屠宰过程和贮藏、运输、销售各环节的卫生监督和管理，提高公众在食品贮藏和加工方面的卫生知识，劝告易感人群避免食入那些高危食品是预防食源性李斯特菌病最有效的手段。

第五节　李斯特菌检测实验室的质量管理

检测质量控制是生物实验室检测工作的重要环节，在微生物检测过程中至关重要。影响李斯特菌检测的质量控制要素较多，如实验室质量管理体系、实验室设计、检测人员素质、实验室环境、样品采集与保存、检测方法及检测过程、仪器设备检定、培养基及试剂耗材的有效性、标准菌株的合理管理等都是影响检验结果准确的直接因素。这些环节相互影响，要保证每一个环节的质量，确保测量结果的准确可靠。

实验室微生物检测常规的质量控制方式有：开展空白对照、对培养基试剂及标准菌株的质控、盲样考核、平行实验、标准菌株阴阳性对照、留样复测、人员比对、仪器比对、实验室间比对等。实验室每年应根据检验检测工作量统计情况、人员情况、内部审核结果、仪器设备情况、环境状况、检验检测方法变更及查新、检测报告出现的问题等方面，及时制定适合实验室自身发展的质量管理计划，组织管理人员开展实施计划，并对质量控制结果进行评价。

一、实验室质量管理体系的构建

李斯特菌检测实验室质量控制体系的规范运行，需要建立完整的实验室质量管理体系制度，通过体系、制度科学的管理实验室，所有工作均应有相应的程序文件、工作指导支持，检测人员的实验操作应符合操作规范，有效提升实验室检测水平和检测结果的准确性。

二、对人员和环境的控制

检测人员应具备食品相关专业或者微生物学专业背景知识，应满足国家对从事食品微生物检验检测工作的任职要求，并应具备熟练的实际操作经验。在开展李斯特菌检测工作时，检测人员应具备良好的职业道德，具备耐心、细心和责任心，具备较强的综合素质、技术能力，具备终身学习的理念。检测人员开展实验前应进行岗前培训，并定期开展有关李斯特菌检测方法和生物安全方面的培训活动，不断提高自身专业素养，培养责任意识。检测人员应多参加检测技术交流会，掌握国内外先进的李斯特菌检验技术研究进展，提高自身专业素质以及实验室的检测效率，进而更好地适应不断更新的检测要求。同时，检验人员需具备良好的个人卫生习惯，定期体检。在李斯特菌检测质量控制过程中，对工作人员的技能水平不断提升，同时引进先进的李斯特菌检测技术，使检测人员掌握全新的李斯特菌检测技术，积累实验能力及分析判断能力，为检测提供更好的服务。

检测人员应严格按照微生物检验环境监测要求，对操作环境进行科学配置，制定完善的微生物室环境管理制度，定期检查实验所需要的温湿度以及清洁度。实验室各间的规划须符合相关标准的要求，遵循单项检测流程原则，避免检测结果交叉污染而产生误差。针对无菌操作区域，实验前必须经紫外线消毒 30 min 后进行检测工作。检测工作结束后，及时做好消杀工作，妥善处理检验后的样品及废弃物。定期开展紫外灯期间核查工作，确保检验样品不受环境的影响，保持实验室环境整洁。

三、对仪器设备及试剂耗材的控制

检测人员应定期核查高压灭菌器的压力表、培养箱的温度、冰箱的温度、环境的温湿度、紫外线的消毒能力等。在监测过程中，必须具备完备的检测设备，并且正确使用相关设备。按照检测机构《程序文件》的相关要求，定期清洁仪器设备，做好仪器设备的检定、校准、维护保养及期间核查工作。定期更换检测仪器和设备，淘汰废旧设备，确保实验数据的准确性。对检测仪器进行定期维护保养，运用先进的监控技术对检测仪器进行全方位监控，保证仪器的稳定性，使检测质量得到保证。检测设备的不稳定直接导致检测人员分析和判断出现偏差或错误，影响检测结果。

培养基与试剂耗材对李斯特菌的培养及样品的质量起着决定性的作用。同时，要保证培养基与试剂处于有效期内，并将培养基与试剂存储于满足要求的环境内，以便为检测效果提供保障。定期开展培养基与试剂的技术性验收，做好一次性耗材的验收工作。配置培养基时，按照说明指导的要求规范操作，及时灭菌处理。定期核查培养基的有效期及性能测试。

四、对方法的选择和检测过程的控制

我国与李斯特菌检测有关的标准主要包括国家标准、地方标准、企业标准及行业标准。在开展检测工作时，应选择现行有效的检测标准为依据开展实验。若可供选择的检测方法有多种，需以产品明示的检测标准或客户要求的标准为主；当标准方法或权威机构发布的检验检测方法均无法满足检测要求时，则使用其他非标准方法，如超出其预定范围使用的标准方法、实验室自制方法、修改过的标准方法等。实验室在采用相关检测方法进行检测工作前，应对该方法进行验证，必要时进行方法的确认。

在开展李斯特菌检测工作过程中，应严格按照我国李斯特菌检验系列标准开展业务。按照标准规定的相关要求开展实验操作，合理进行数据处理。微生物检测包含了样品采集、样品运输、检测人员对样品核对以及保存、样品检测及培养、结果分析、数据处理、报告生成等流程。在开展样本测试时，应严格按照相关标准进行样本处理。配制试剂时，严格按照技术标准配制，采用高压湿热灭菌法对培养基进行高温消毒。实验前对无菌室进行紫外消毒、沉降菌监测工作，检测人员做好自身防护，实验过程中注意规范操作，避免交叉污染，做好空白对照、阴阳性对照，必要时使用标准菌株对样品的阴性、阳性结果进行对照分析，确保检测结果的准确可靠。实验室监督员应对检测人员做好监督，发现问题及时整改。检测结束后，需妥善处理垃圾等废弃物。另外，需加强检测方法及技术的研发及创新工作，低成本、高效率、易操作、高准确性等优势的检测技术是未来的研究方向。

五、对样品采集和保存样品的控制

样品采集是李斯特菌检验过程中的关键环节，不同的样品有不同的采集和保存方法，采样不规范或样品保存不当均会影响检测结果的准确性。样品采集应在无菌环境下开展，所使用的采样工具和容器均应是经过完全消毒，采集的样品需具有代表性，符合检验要求。采样人员应熟练操作，避免对样品进行污染，采样完成后及时记录样品信息，及时将样品存放在无菌容器中并进行标记。需即刻检测的样品应立即送回实验室开展检测，对于需要暂时存储的样品须在规定条件下放置。在样品运输环节，应避免样品在运输和存储过程中受到外界污染，避免样品外溢或微生物数量发生变化。样品从采样到送入实验室越快越好，最好 24h 内完成检测。样品到达实验室后，实验人员应先对样品进行核对，检查外观是否完好。

六、李斯特菌检测外部质量控制

李斯特菌检测外部质量控制是对实验室检测水平以及实验室检测综合能力的评判。实验室外部质量控制是对检测内部质量控制的补充，更是提高检测效率的重要手段。微生物实验室外部质量控制的主要手段有国家相关部门组织的能力验证考核和盲样考核，国家监管部门下发的监督盲样考核、实验室留样复测、仲裁检验、实验室间的比对等多重形式的考核。为确保李斯特菌检测的实际质量，一般可将多种外部质量控制手段联合使用，最大程度上保障检测的真实质量。

李斯特菌检测实验室生物安全管理：①李斯特菌实验室准入制度；②李斯特菌实验室仪器设备管理；③李斯特菌生物安全管理人员和实验室人员培训制度；④李斯特菌实验室安全制度；⑤李斯特菌菌种的安全管理制度；⑥李斯特菌实验室废物管理制度；⑦李斯特菌实验

室意外事故处理制度；⑧实验室生物安全全面检查。

（一）李斯特菌实验室准入制度

（1）实验场所限制进入。

（2）只有本实验室具有一定的专业理论和技能，经实验室生物安全培训后对李斯特菌检测熟悉的工作人员方可进入本实验室区域。

（3）只有经过授权的人员才允许进入实验室的工作区。

（4）来本中心进修学习的外单位技术人员使用实验室前，必须接受李斯特菌等生物安生相关知识培训，考核合格后方可使用。

（5）新调入人员、外来合作、进修和学习的人员在进入实验室之前必须经过实验室主任的批准。非实验室人员和非实验室物品不得进入实验室。

（二）李斯特菌实验室仪器设备管理

（1）李斯特菌检测检验中心的仪器、设备有两种管理形式：①专管共用；②专管专用。

（2）专管共用的检测仪器、设备的保管人员由实验室主任确定，使用人在使用仪器、设备时，应通知保管人，并填写使用记录。使用前后由使用人和保管人共同检查仪器设备的技术状态，经确认后办理交接手续。

（3）仪器设备的保管人应参加新仪器设备的验收、安装、调试工作，填写并保管仪器设备档案和使用记录。

（4）使用大型精密仪器设备者，均应先培训，取得操作许可证后，方可使用。

（5）仪器使用过程中，应注意有无异常情况，如发生故障，必须及时查找原因，尽快排除。遇有特殊情况，立即报告，视具体情况进行处理。

（三）李斯特菌生物安全管理人员和实验室人员培训制度

（1）进入实验区的规定

①实验场所限制进入。

②本实验室工作人员必须接受生物安全相关知识培训。

③只有经过授权的人员才允许进入实验室的工作区。

④进入实验区必须换鞋，并将换下的鞋整齐摆放。

⑤禁止在实验区内吸烟、进餐、会客、喧哗，实验区内不得贮存与工作无关的私人物品。

⑥实验区的门应保持关闭，各实验人员出入实验区必须随手关上门。

⑦来本中心进修学习的外单位技术人员使用实验室前，必须接受生物安生相关知识培训，考核合格后方可使用。

（2）安全防护

①在实验室里工作时，任何时候都必须穿连体衣、隔离服或工作服。

②当实验过程涉及直接或意外接触到血液、有传染性的材料或被感染的动物时，必须戴上合适的手套。用完后，应先消毒再摘除手套，然后必须再次洗手。

③在处理完感染性实验材料和动物后，以及在离开实验室工作区域前，都必须洗手。

④为了防止眼睛或面部受到泼溅物、碰撞物或人工紫外线辐射的伤害，必须佩戴安全眼镜、面罩或其他防护设备。

⑤严禁穿着实验室防护服离开实验室。

⑥不应在实验室内穿露脚趾的鞋子。

⑦实验室内的防护服不可与日常服装放在同一柜子内。

⑧实验室各污染区配备高压消毒锅，生物潜在危害污染废弃物应经有效的高压消毒后才放进污物桶清洗。

（3）人员培训和管理

①向管理人员和所有检测人员提供并完成与工作相关的充足有效的技术培训。

②强化全员安全培训。

③必须告知新上岗人员实验室工作的潜在危险，进行安全教育，直至其有能力后方可单独工作。

（四）李斯特菌实验室安全制度

（1）实验室必须认真贯彻中心有关安全制度，实验室主任要经常对有关人员进行安全教育，明确各室安全责任人。

（2）按照有关规定，严格执行对易燃、易爆、剧毒、放射性、病原微生物样品等物品的领用、保管、使用的管理；贵重物品和高档设备，要专人保管。

（3）加强对水、电、火源的管理，要经常检查管道线路及开关的安全。室内严禁擅自乱拉电线，严禁带事故隐患运行；要正确使用和维护仪器设备，非工作时不得使用空调、烘箱和电炉等。

（4）仪器设备在使用过程中要有人员在岗，下班时负责关掉各种开关，进行安全检查。

（5）实验室要保持安静、整洁的环境和良好的工作秩序，实验室内不准吸烟，不准闲杂人员出入。

（6）防火、防盗的安全防范措施要经常检查，按规定放置消防器材，不得挪作他用。

（7）一旦发生事故，及时上报，配合有关部门查明原因，分清责任。对违反安全规定造成事故的，要追究个人责任，并实行赔偿制度；情节严重者，除经济赔偿外，还要酌情给予行政处分或依法追究刑事责任。

（五）李斯特菌菌种的安全管理制度

（1）李斯特菌应有专人负责管理，应具有严格的隔离管理、实验条件；所保存的菌种应按国家规定范围使用，任何单位及个人不得擅自保留。

（2）认真做好登记，统一编号，冻干保存，按期传代、鉴定，并做好有关实验记录，在保存过程中发生菌种变异或死亡，应及时上报。

（3）需要使用李斯特菌时，应提交申请报告，办理审批手续，在使用过程中应接受李斯特菌报管人员的监督，工作结束后应做好善后处理。销毁李斯特菌应至少有两人参加。使用、销毁时均应做好登记备案。

（4）未经实验室批准，任何单位或个人不得以工作之便，进行国家或地区间的各类菌、毒株交流。

（六）李斯特菌实验室废物管理制度

（1）一次性实验用品使用李斯特菌后，必须由卫生行政部门和环保部门颁发的卫生许可证、经营许可证的集中处置单位统一收集处置。

（2）李斯特菌的培养基、标本和菌种等高危废物，应当首先在本实验室进行压力蒸汽灭菌或化学消毒处理，然后由集中处置单位统一收集处置。

（3）实验室管理人员要加强监督，定期检查。

（七）李斯特菌实验室意外事故处理制度

（1）发生意外事故时，应立即进行紧急处理，并报告实验室负责人。

①皮肤针刺伤或切割伤：立即用肥皂和大量流水冲洗，尽可能挤出损伤处的血液，用70％乙醇或其他消毒剂消毒伤口。

②皮肤污染：用水和肥皂冲洗污染部位，并用适当的消毒剂浸泡，如70％乙醇或其他皮肤消毒剂。

③黏膜污染：用大量流水或生理盐水彻底冲洗污染部位。

④衣物污染：尽快脱掉污染的衣物，进行消毒处理。

⑤污染物泼溅：发生小范围污染物泼溅事故时，应立即进行消毒处理。发生大范围污染物泼溅事故时，应立即通知实验室主管领导和安全负责人到达事故现场查清情况，确定消毒的程序。

（2）如果实验室一旦发生了重大污染事故，应按严重情况处理，并采取以下措施。

①从污染处疏散人员，但要防止污染扩散。

②控制污染：锁门并防止进一步污染。

③通知实验室主管领导、安全负责人等，以便查清情况，确定消毒处理的程序。

（八）实验室生物安全全面检查

（1）实验室每年至少组织一次生物安全全面检查。

（2）实验室负责人负责实验室生物安全的全面管理，不定期进行生物安全工作检查。及时发现、纠正违规行为，避免生物安全事故发生。

（3）对于检查中发现的问题及时纠正，必要时制定纠正措施或实施整改，并进行跟踪验证。

（4）实验室相关人员应无条件参加安全自查工作。

（5）将检查发现的问题作为实验室生物安全培训计划解决。

（耿士忠）

参考文献 ●

崔琳，杜弈，陈定江，等，2020. 以安全准入为核心的实验室安全管理信息化系统构建及应用［J］. 实验技术与管理，37（11）：277-281.

董洁，2021. 食品检测实验室质量控制及管理研究［J］. 食品安全导刊（22）：31-32.

冯有为，2021. 4h 型李斯特菌多重 PCR 检测方法的建立及 SmcL 单克隆抗体的研制与初步应用［M］. 扬州：扬州大学.

谷宇佳，杨广英，彭璐，等，2021. 病原微生物实验室生物安全管理对策研究［J］. 农场经济管理（6）：52-53.

郭岩，成玉梁，姚卫蓉，等，2015. 有机酸对牛肉原料表面致病菌的清洗抑制研究［J］. 安徽农业科学（13）：267-269，286.

孔令明，贾昌锋，陈知雨，等，2021. 生物实验室安全培训与管理探索［J］. 实验技术与管理，38（3）：298-301.

李祥，王芸，刘毅，等，2020. 高校实验室安全事故原因剖析及对策［J］. 教育教学论坛（8）：376-377.

刘芳，2017. 浅谈病原微生物实验室生物安全管理工作中风险评估的作用［J］. 中国卫生产业，14（30）：22-23.

刘媛，2013. 有机酸对主要食源性病原在猪肉和虾仁中的灭活动力学研究［D］. 杭州：浙江大学.

卢葛锦，2020. 隐丹参酮对单增李斯特菌感染的保护作用及机制研究［D］. 长春：吉林大学.

马国玉，李景妍，席艳霞，等，2020. 高校动物病原微生物实验室生物安全管理研究［J］. 畜牧兽医科学（23）：146-148.

麦宇红，2021. 以 5 大发展理念引领实验室安全管理工作体系建设的探索与实践——以华南农业大学为例［J］. 实验技术与管理（8）：269-272.

毛振钢，李超杰，周苑松，等，2020. 绿色实验室环境安全体系构建：以实验室废液、废水安全管理为例［J］. 环境工程学报（11）：2924-2929.

沈晓盛，郑国兴，李庆，等，2004. 食品中单核细胞增生李斯特菌的危害及其检测［J］. 食品与发酵工业，30（8）：87-91.

王焕玲，2015. 单核李斯特菌病临床研究［D］. 北京：北京协和医学院.

王建锋，2015. 抗单核细胞增多性李斯特菌溶血素化合物的发现及作用机制研究［D］. 长春：吉林大学.

夏飞，郑雪，吴静，等，2021. 陕西省常见食源性致病菌耐药性研究进展［J］. 食品与生物技术学报，40（7）：10-18.

徐尧，2023. 区分羊李斯特菌属不同致病种感染的 ELISA 试剂盒的研制及初步应用［M］. 扬州：扬州大学.

曾燕，2020. 病原微生物实验室生物安全管理研究［J］. 基层医学论坛，24（35）：5112-5113.

张辉，王冉，包红朵，等，2012. 李斯特菌噬菌体体内消长规律及其免疫特性分析［J］. 食品科学，33（21）：169-172.

赵梦迪，2022. 单核细胞增生李斯特菌 ActA 单抗竞争 ELISA 试剂盒的研制及初步应用［M］. 扬州：扬州大学.

赵勇，李欢，张昭寰，等，2018. 食源性致病菌耐药机制研究进展［J］. 生物加工过程，16（2）：1-10.

Aprea G，Zocchi L，Di Fabio M，et al，2018. The applications of bacteriophages and their lysins as biocontrol agents against the foodborne pathogens *Listeria monocytogenes* and *Campylobacter spp.*: An updated look［J］. Vet Ital，54，293-303.

Asano K，Sashinami H，Osanai A，et al，2016. Passive immunization with anti-ActA and anti-listeriolysin O antibodies protects against *Listeria monocytogenes* infection in mice［J］. Sci Rep，6（1）.

Byrne V D V，Hofer E，Vallim C D，et al，2016. Occurrence and antimicrobial resistance patterns of *Listeria monocytogenes* isolated from vegetables［J］. Braz J Microbiol，47（2）：438-443.

Carlton R M，Noordman W H，Biswas B，et al，2005. Bacteriophage P100 for control of *Listeria monocytogenes* in foods：Genome sequence，bioinformatic analyses，oral toxicity study and application［J］. Regul Toxicol Pharmacol，43：301-312.

Cristina E，Diego G，María G R C D，et al，2017. Antimicrobial resistance profiles of *Listeria monocytogenes* and *Listeria innocua* isolated from ready-to-eat products of animal origin in Spain［J］. Foodborne Pathog Dis，14（6）：357-363.

Diederik B D V，Jan G D，Lodewijk S，et al，2004. Clinical features and prognostic factors in adults with bacterial meningitis［J］. N Engl J Med，351（18）：1849-1859.

Feng Y，Yao H，Chen S，Sun X，et al，2020. Rapid detection of hypervirulent serovar 4h *Listeria monocytogenes* by multiplex PCR［J］. Front Microbiol，11：1309.

Fleming D O，Richardson J H，Tulis J J，et al，1995. Laboratory safety：principles and practices［M］. ASM Press.

Gaeng S，Scherer S，Neve H，et al，2000. Gene cloning and expression and secretion of *Listeria monocytogenes* bacteriophage-lytic enzymes in *Lactococcus lactis*［J］. Appl Environ Microbiol，66（7）：2951-2958.

Hashempour-Baltork Fataneh，Hosseini Hedayat，Shojaee-Aliabadi S，et al，2019. Drug resistance and the prevention strategies in food borne bacteria：an update review［J］. Adv Pharm Bull，9（3）：335-347.

Holck A，Berg J，2009. Inhibition of *Listeria monocytogenes* in cooked ham by virulent bacteriophages and protective cultures［J］. Appl Environ Microbiol，75（21）：6944-6946.

Kawacka I，Olejnik-Schmidt A，Schmidt M，et al，2020. Effectiveness of phage-based inhibition of *Listeria monocytogenes* in food products and food processing environments［J］. Microorganisms，8：1764.

Kiro R，MolshanskiM S，Yosef I，et al，2013. Gene product 0.4 increases bacteriophage T7 competitiveness by inhibiting host cell division［J］. Proc Natl Acad Sci，110（48）：19549-19554.

Lang L H，2006. FDA approves use of bacteriophages to be added to meat and poultry products［J］. Gastroenterology，5：1370.

Li W, Bai L, FU P, et al, 2018. The epidemiology of *Listeria monocytogenes* in China [J]. Foodborne Pathog Dis, 15 (8): 459-466.

Liao X, Ma Y, Dalir E B M, et al, 2020. Interplay of antibiotic resistance and food-associated stress tolerance in foodborne pathogens [J]. Trends in Food Sci Technol, 95 (sup1): 97-106.

Listed N, 1980. Safety from infection in the microbiology laboratory [J]. J Infect, 2 (2): 101-104.

Loessner M J, Kramer K, Ebel F, et al, 2002. C-terminal domains of *Listeria monocytogenes* bacteriophage murein hydrolases determine specific recognition and high-affinity binding to bacterial cell wall carbohydrates [J]. Mol Microbiol, 2: 335-349.

Mai V, Ukhanova M, Visone L, et al, 2010. Bacteriophage administration reduces the concentration of *Listeria monocytogenes* in the gastrointestinal tract and its translocation to spleen and liver in experimentally infected mice [J]. Int J Microbiol: 624234.

Matle I, Mbatha K R, Madoroba E, et al, 2020. A review of *Listeria monocytogenes* from meat and meat products: Epidemiology, virulence factors, antimicrobial resistance and diagnosis. Onderstepoort [J]. Can J Vet Res, 87 (1): e1-e20.

Pagliano P, Ascione T, Boccia G, et al, 2016. *Listeria monocytogenes* meningitis in the elderly: epidemiological, clinical and therapeutic findings [J]. Infez Med; 24 (2): 105-111.

Radoshevich L, Cossart P, 2017. *Listeria monocytogenes*: towards a complete picture of its physiology and pathogenesis [J]. Nat Rev Microbiol, 16 (1): 32-46.

Roach D R, Khatibi P A, Bischoff K M, et al, 2013. Bacteriophage-encoded lytic enzymes control growth of contaminating *Lactobacillus* found in fuel ethanol fermentations [J]. Biotechnol Biofuels, 6 (1): 20.

Schlech W F, 2019. Epidemiology and clinical manifestations of *Listeria monocytogenes* infection [J]. Microbiol Spectr, 7 (3).

Soni K A, Nannapaneni R, Hagens S, et al, 2010. Reduction of *Listeria monocytogenes* on the surface of fresh channel catfish fillets by bacteriophage Listex P100 [J]. Foodborne Pathog Dis, 4: 427-434.

Turner M S, Waldherr F, Loessner M J, et al, 2007. Antimicrobial activity of lysostaphin and a *Listeria monocytogenes* bacteriophage endolysin produced and secreted by lactic acid bacteria [J]. Syst Appl Microbiol, 30 (1): 58-67.

Yu K Y, Noh Y, Chung M, et al, 2004. Use of monoclonal antibodies that recognize p60 for identification of *Listeria monocytogenes* [J]. Clin Diagn Lab Immunol, 11 (3): 446-451.

第八章 · 疫苗研究及应用

第一节　李斯特菌病疫苗

　　山羊、绵羊、猪、牛、鸡等患李斯特菌病的散发或暴发病例时有报道，对养殖业造成了较大的经济损失。动物源 Lm 污染农场并通过食品加工环节传染给人，是导致人类李斯特菌病发生的重要原因，严重威胁了人类健康。疫苗接种是预防李斯特菌病的有效方法，但尚未有上市的人用或动物用李斯特菌病疫苗。目前，李斯特菌病的治疗方案仍主要使用广谱抗生素，导致 Lm 耐药谱变宽。疫苗的研究主要集中于传统的减毒活疫苗和灭活疫苗，同时亚单位疫苗、纳米疫苗、基因疫苗等新型疫苗的研究也在不断推进。针对常见血清型 Lm 的疫苗研发和应用，对预防和控制 Lm 的感染和传播具有重要意义。此外，Lm 独特的胞内生存过程能够诱导机体产生强烈的 $CD4^+$ T 细胞和 $CD8^+$ T 细胞免疫应答，是成为运送异源抗原至抗原递呈细胞的理想疫苗载体。Lm 已被广泛作为运送肿瘤和病毒抗原的载体，用于研发可诱导较强细胞免疫应答的预防性或治疗性活载体疫苗。

　　疫苗是利用疾病的致病原或其相关组分（蛋白/多肽、多糖或核酸），经免疫接种后直接或间接通过载体诱导机体对相应病原产生免疫力的一类生物制剂，其在预防传染病中的作用已为世人公认。当前疫苗的研发与应用趋势已从预防疾病发展到治疗疾病，从感染性疾病拓展到癌症、自身免疫性疾病、慢性老年性疾病等非传染性疾病。根据疫苗的成分和制备技术，可将疫苗分为传统疫苗和新型疫苗：前者包括灭活疫苗、减毒活疫苗以及从微生物或其衍生物分离提取的亚单位疫苗；后者包括基因工程亚单位疫苗、基因缺失活疫苗、重组载体活疫苗、核酸疫苗等。李斯特菌病疫苗的研发相对滞后，最初研发的疫苗多为灭活疫苗，但是随着李斯特菌全基因测序的完成以及对其感染免疫研究的深入，近几年李斯特菌病新型基因缺失减毒活疫苗、亚单位疫苗、核酸疫苗等新型疫苗的研发均取得新进展。

一、灭活疫苗

　　灭活疫苗通过物理或化学方式灭活病原体并保留其免疫原性，接种后可刺激机体免疫系统产生免疫应答，预防传染性疾病的发生。通常选择抗原性较全、免疫原性和遗传稳定性良好、交叉保护范围广、诱导免疫应答水平高的菌株制备疫苗。灭活疫苗在接种后,病原体在接种者的体内不会繁殖,因此也被称为死疫苗。自 19 世纪末首次被使用以来,灭活疫苗已经成为预防细菌感染的有效策略之一。灭活疫苗的安全性良好、制备工艺简单、稳定性高,但通常需要添加佐剂增强抗原的免疫原性,同时形成抗原库延长刺激免疫系统的时间,从而增强疫苗的免疫保护作用。Lm 是一种兼性胞内感染的致病菌,有效的疫苗不仅要激发体液免疫应答,更重要的是能够引起持久的细胞免疫应答。传统灭活疫苗以激发体液免疫为主,有关甲醛灭活、热灭活等传统李斯特菌灭活疫苗方面的研究报道较少。近年来随着新型灭活疫苗以及佐剂的出现,李斯特菌病灭活疫苗的研究也取得了较大进展。

(一)甲醛灭活疫苗

甲醛溶液和 β-丙内酯是制备灭活疫苗常用的化学灭活剂。甲醛中的醛基与细菌蛋白质的 ε 氨基交联并使之变性,从而破坏细菌的正常生命活动实现灭活。甲醛相对于十二烷基硫酸钠(sodium lauryl sulfate,SDS)等其他离子性去污剂对蛋白质的变性作用较小,同时甲醛灭活方式比热灭活可以更好地保留细菌表面的抗原性。迄今为止,约 50% 的灭活疫苗使用 0.1%~0.5% 的甲醛作为灭活剂。甲醛灭活一般需要在 37℃ 处理 24h 以上,灭活效果易受温度、pH、浓度、有机物杂质、病原体的种类和含氮量等因素影响,且应控制疫苗中残留的游离甲醛含量。万亮等使用浓度 0.4% 甲醛将李斯特菌灭活 24h 后,与弗氏完全佐剂混合制备成全菌灭活疫苗,肌内接种 15 日龄京粉雏鸡;结果显示注射部位及内脏器官无病变损伤,表明该疫苗具有比较高的安全性;免疫保护试验结果显示,针对致死剂量的野生菌攻毒,$1×10^{10}$ CFU 的免疫剂量能诱导 100% 的免疫保护;该研究表明甲醛灭活 Lm 全菌疫苗在免疫鸡后能够产生保护性免疫应答。Bacicd 等使用终浓度 0.4% 甲醛制备二价 Lm 灭活疫苗,分别以氢氧化铝和皂苷为灭活疫苗的佐剂,免疫绵羊后能诱导产生良好的体液免疫应答,并且在加强免疫后的 6 个月内可在接种动物的血清中检测到具有保护作用的抗体水平,但未进行免疫保护试验。周邦信等通过将 Lm 自身抗原重组蛋白 p60 和低剂量 LLO 与 Lm 灭活疫苗混合,可诱导家兔产生较好的特异性体液免疫和 Th1 型应答,增强灭活疫苗的免疫效果,有效抵抗野生型 Lm 的感染。孟凡增等使用甲醛灭活 Lm 与 ISA 61 VG 油包水佐剂制备新型灭活疫苗,诱导小鼠产生体液和细胞免疫,能对致死剂量 Lm 攻毒的小鼠提供 100% 的免疫保护;孟凡增等进一步制备超强毒力株 Lm XYSN 的 ISA 61 VG 佐剂增强型灭活疫苗,能诱导小鼠产生较好的体液免疫和细胞免疫,且对 1/2a、1/2b、4b 和 4h 血清型 Lm 攻毒能提供比较好的交叉免疫保护能力;该型疫苗免疫湖羊后显示出良好的安全性并能诱导较强的免疫应答。已有的研究结果显示,甲醛灭活辅以氢氧化铝、弗氏佐剂等常用佐剂制备的 Lm 灭活疫苗多诱导体液免疫反应,免疫保护效率不高、时间不长,与传统灭活疫苗具备的免疫保护特点相一致。尽管如此,由于灭活疫苗具有较好的安全性,如何选择合适的佐剂进行配伍,从而弥补细胞免疫应答诱导能力的缺陷,仍是 Lm 灭活疫苗研究的主要方向。

（二）辐照灭活疫苗

辐照灭活是指利用高能射线使微生物中的某些物质氧化或产生自由基再作用于生物分子，或者直接作用于生物分子，通过打断氢键使双键氧化、破坏环状结构或使某些分子聚合等原理，破坏和改变生物大分子的结构，从而杀死微生物的一类方法，已经被广泛应用于医疗器械、食品等消毒。利用 γ 射线辐照灭活病原体制备灭活疫苗的方式，能够降低病原体表面抗原的变性，保留外部的抗原表位，提高免疫原性并降低毒性的同时能够诱导细胞免疫应答。董慧等以 γ 射线辐射、热灭活和甲醛灭活法分别制备灭活的 Lm 并比较其免疫保护效果，结果发现辐射灭活疫苗免疫小鼠在高剂量野生菌株的攻毒下提供 100％ 的保护能力，显著高于热灭活疫苗和甲醛灭活疫苗（分别为 35％、30％）。Datta 等通过 γ 射线辐照灭活 Lm，能较好地保留细菌的表面抗原和佐剂结构，通过 Toll 样受体（TLR）有效地激活树突状细胞，并诱导小鼠产生保护性 T 细胞应答。Lebreton 等研究发现辐照后的李斯特菌抗原在宿主体内通过 TLR 机制，依赖于胞质中蛋白酶体的处理和内质网腔中 HLA Ⅰ类分子装配的重要蛋白（TAP 相关蛋白）诱导保护性 T 细胞应答。还有研究将 γ 射线灭活的 Lm 在海藻酸钠-壳聚糖微粒中包埋制备的李斯特菌灭活疫苗，可以有效预防小鼠李斯特菌病的发生。这些结果表明，辐照疫苗可以诱导保护性 T 细胞应答，而一般认为这类免疫应答需要活菌才能介导产生。尽管利用 γ 射线辐射灭活病原体制备相关疫苗的研究多见于寄生虫方面，但这类方法应用于细菌等其他病原体仍具有潜在价值。冻干辐照疫苗制剂在生产、储存和运输时无需冷藏，成本相对较低，有利于增加对最需要疫苗的资源贫乏地区的供应。不过，辐照灭活疫苗中的抗原蛋白存在被射线破坏以及存在病原体灭活不彻底的风险，这些不足还有待于通过技术和工艺的不断优化而得到完善。

（三）其他新型灭活疫苗

1. 菌影　菌影（bacterial ghosts，BGs）是由细菌通过胞膜中的一个通道释放出细菌细胞质和核酸后形成的无生命的、空壳的细菌菌体。通常利用噬菌体 phiX174 裂解蛋白 E 诱导菌体裂解来制备 BGs，由于该蛋白只能裂解革兰氏阴性菌，因此这种方法无法应用于革兰氏阳性菌 BGs 制备。近年来，有通过化学方法成功制备 BGs 的报道，不仅具有比基因工程方法更稳定、制备效率更高等优点，还将 BGs 制备技术拓展到革兰氏阳性菌。转化并在菌体中表达的 E 蛋白通过 N 端疏水序列和 C 端的结构性特征，使细菌细胞内外膜融合，细胞壁裂解穿孔，在菌体中段或两极产生 40~200nm 的特异性跨膜裂解通道。制备获得的 BGs，保留了完整的细菌空壳，其表面的脂多糖、肽聚糖等外膜基本成分得到了保留，因此具有良好的免疫原性。BGs 可以通过类似自然感染的方式进入宿主，能够诱导机体产生体液免疫、细胞免疫以及局部的黏膜免疫应答。BGs 只存在细菌空壳，没有生命活动，不存在毒力恢复的可能，安全性良好。此外，BGs 的生产具有制备简单、不需冷链运输和保存、易于储存等优点，使其在细菌疫苗制备中拥有广阔的应用前景。

目前，通过 E 蛋白制备的 BGs 已经成功地应用于治疗和预防各种大肠杆菌、鼠伤寒沙门菌、肠炎沙门菌、肺炎克雷伯菌、支气管败血波氏杆菌、幽门螺杆菌、霍乱弧菌、胸膜肺炎放线杆菌、流感嗜血杆菌等引起的感染。BGs 具有诱导宿主产生免疫应答的特性，无潜在的毒力返强和致病风险，使得越来越多的研究者认同将其作为新型疫苗载体的潜力。近年来将 BGs 作为佐剂开发出治疗肿瘤的药物方面受到广泛的关注，尤其是 BGs 能够诱导树突状细胞（DCs）的成熟，使其能够抵抗各种肿瘤细胞裂解物所带来的免疫抑制和耐受。Dobrovolskiene 等研究发现，BGs 具有完整的细胞表面结构，具备诱导 DCs 成熟所需的佐剂性质，而内部结构又可填充肿瘤抗原，通过诱导 DCs 成熟、促进抗原表位的有效递呈以激活 CD8$^+$ T 细胞功能。利用细菌菌影装载外源抗原递呈给免疫系统，以树突状细胞为基础的肿瘤免疫治疗方案已经用于人结肠癌、黑色素瘤等临床治疗。

利用 E 蛋白制备 BGs 的裂解效率低，同时产量不高，且在 BGs 制剂中存在致病性孤岛和抗生素耐药基因，使其在应用方面受到限制。2016 年 Wu 等利用一些简单化学试剂成功制备出 Lm 菌影：将菌体用 NaOH、CaCO$_3$ 和 SDS 混合液处理，收集沉淀继续用 H$_2$O$_2$ 溶液处理，再经 60% 乙醇处理，收集沉淀即为完全灭活的 Lm 菌影。将该 BGs 皮下多点注射接种小鼠，血清中抗体滴度可达 10^4 U，经致死剂量 Lm 攻毒后小鼠 100% 存活，表明 Lm BGs 可作为一种极具潜力的灭活疫苗候选株。这种用来生产 BGs 的新方法，有可能应用于其他食源性病原体的 BGs 疫苗开发。值得注意的是，目前国内外在细菌 BGs 的研究方面，大多采用基于噬菌体 phix174 裂解基因 E 诱导菌体裂解，利用化学方法制备革兰氏阳性细菌 BGs 仍处于起步阶段，化学试剂是否会对免疫宿主造成损失或者潜在的危害，依然需要进一步的研究。但是，细菌 BGs 作为一种新型的疫苗形式和递送体在病原体感染、肿瘤等疾病预防和治疗方面都具有广阔的应用前景。

2. KBMA 疫苗　传统灭活细菌疫苗具有很高的安全性，但是主要诱导体液免疫应答。对于胞内兼性或专性寄生的病原微生物，则需要能够诱导偏向细胞免疫应答的疫苗用于传染性疾病的预防。2005 年 Brockstedt 等发现了"被杀死但代谢活跃"（killed but metabolically active，KBMA）疫苗能诱导细胞免疫应答的新机制。KBMA 疫苗是指一种基于整个微生物细胞的新型疫苗，与热灭活和甲醛灭活的细菌不同，KBMA 病原体仍保持足以诱导免疫的代谢活性，但无法复制、生长和传播，有良好的安全性。其制备基本原理是利用高活性补骨脂素（S-59）和长波紫外线（UVA）处理细菌，可阻断 DNA 链分离而无法复制，但大多数没有 S-59 插入的染色体区域可被转录，从而产生复制不完全但仍有代谢活性的细菌。

最初开发的 Lm KBMA 疫苗与减毒活疫苗相比，其免疫保护性较差。Brockstedt 等构建了制备 KBMA 疫苗的新技术，去除了核苷酸切除修复所需的基因（*uvrAB*），获得对 S-59 和 UVA 光敏感的 LmΔ*uvrAB* 突变体，消除 Lm 的核苷酸修复功能，使 KBMA-Lm 不能复制，但大部分基因能够转译和表达有活性的蛋白。该 LmΔ*uvrAB* 疫苗能进入树突状细胞（DCs）的细胞质并具有代谢能力，能够诱导小鼠产生较强的 CD4$^+$ T 和 CD8$^+$ T 细胞反应。

Lauer 等通过修饰转录调控因子 *prfA*，将 PrfA 155 位的甘氨酸置换为丝氨酸（PrfA G155S），实现了该调控因子的组成型表达，上调其调控的毒力基因表达，从而显著提高了 Lm KBMA 疫苗的免疫效力。与减毒活疫苗、灭活疫苗以及亚单位疫苗相比，KBMA 疫苗具有良好的安全性且能诱导宿主产生持续时间较长的细胞免疫应答。Lm KBMA 能诱导良好的细胞免疫应答，具备作为肿瘤疫苗载体的潜力，可用于预防和治疗癌症。但是，目前 Lm KBMA 疫苗的免疫效力低于减毒活疫苗，同时其代谢物质对宿主的影响需要进一步探究。但不可否认，KBMA 疫苗在传染病预防和癌症治疗方面具有广泛的应用前景。

二、减毒活疫苗

将病原体经过一定处理后获得对宿主致病性减弱的菌株，接种后不会引起机体病变和宿主全身性感染；但同时可以在体内生长繁殖，引发机体免疫反应，这类疫苗称为减毒活疫苗。接种减毒活疫苗后，病原体在体内存活一定的时间，诱导机体产生细胞、体液和局部黏膜免疫，产生长期或终生免疫保护作用。

（一）减毒株的制备方法

减毒活疫苗研发的关键是选育减毒适宜、免疫原性和遗传稳定性良好的菌种。常用的获取减毒株的方法有以下几种。

1. 体内、体外传代减毒　将病原接种特定培养基、细胞或某些宿主动物，在体外或体内长期传代培养，病原会发生遗传变异，从中可能筛选获得减毒株用于疫苗的研发。卡介苗是传统传代方法制备细菌疫苗株的典型例子。将牛分枝杆菌接种于含 5% 甘油胆汁的马铃薯培养基，经过 13 年 230 余代培养，获得致病力丧失但保持免疫力的减毒株并开发为预防结核病的卡介苗。传代法制备减毒株往往需要较长传代培养时间，由于其是非定向突变，还需进行大量筛选工作以获得安全性良好的减毒株。

2. 诱变减毒　应用化学或物理方法的诱变使细菌或病毒的基因发生改变，通过筛选可能获得毒力减弱的弱毒株。通过施加一定诱导因素可以增加基因突变的概率，但也多为非定向突变，需要大量的筛选鉴定工作以获得合适的候选疫苗株。例如，伤寒 Ty21a 活疫苗是 20 世纪 70 年代经亚硝基胍处理伤寒 Ty2 菌株而获得的减毒株；研究发现该菌株缺失尿苷二磷酸半乳糖-4-异构酶，不能合成半乳糖，在无外源半乳糖供给时不能形成细胞壁，又被称为细胞壁缺陷突变株，也被认为是一种原生质体疫苗。

（二）Lm 的基因缺失减毒活疫苗

该疫苗是通过分子生物学技术在病原基因组中定向去除毒力相关基因，获得的基因缺失突变株制成的减毒活疫苗。研发基因缺失减毒疫苗株的前提是明确需要缺失的目标基因，要求其缺失后能显著降低菌株的致病性同时又不减弱甚至可以增强免疫原性，有时可以同时缺失多个靶基因以进一步提高效果。与自然突变株相比，基因缺失突变株具有突变性状明确、稳定、不易返祖的优点，且研发周期短，已经成为研究安全有效的新型疫苗的重要途径。本部分主要介绍 Lm 的基因缺失减毒活疫苗的相关进展。

1. 毒力基因缺失减毒株　针对 Lm 的胞内感染特性，具有较好激发细胞免疫和体液免疫的活疫苗更具研发潜力。随着对 Lm 毒力因子及其致病机制研究的深入，已经发现编码 Lm 毒力因子或关键代谢途径的酶基因突变以及控制 Lm 菌株在体内生存的调节基因失活，均可使其减毒且保留高度的免疫原性。目前发现 Lm 的毒力岛 1 中的 *hly*、*actA*、*plcA*、*plcB*、*mpl* 和 *prfA* 及内化素 *inlA*、*inlB* 等毒力基因，在该菌的黏附、侵袭和胞内增殖中发挥重要作用。这是一群与细菌侵袭力相关的毒力因子，这些毒力因子的编码基因均被作为靶基因进行了 Lm 基因缺失减毒株的构建，多数研究显示这些缺失株的毒力下降，对肝细胞的入侵和在细胞间的运动减少等，表现出减毒疫苗候选株的潜力。随着更多 Lm 毒力相关基因的发掘和功能解析，会构建更多基因缺失减毒疫苗候选株。在保持比较高的安全性的同时诱导较强的保护性免疫，是李斯特菌减毒疫苗研究的重点。将 Lm 中关键的毒力基因通过基因工程手段敲除是最常用的构建 Lm 减毒株的方式。

（1）*hly* 基因缺失　编码李斯特菌溶血素 O（LLO）蛋白的 *hly* 基因是 Lm 的一个重要毒力基因。LLO 蛋白作为一种穿孔毒素在帮助 Lm 裂解并逃逸出吞噬体，增强胞内的增殖，以及开启 MHC Ⅰ类抗原递呈途径中起到关键作用。殷月兰等构建了 Lm *hly* 基因缺失突变株，感染小鼠后能快速被免疫系统清除，可诱导对李斯特菌感染的保护性免疫。Bouwer 等构建了一株 *hly* 基因缺失 N 端分泌信号序列（称为 cytoLLO）的李斯特菌，其 *prfA* 基因中有一个碱基突变，使 cytoLLO 结构和所有 PrfA 控制的毒力基因组成型过表达。该菌不能逃逸吞噬体，也不能在骨髓来源的巨噬细胞内复制，在 BALB/c 小鼠中减毒 10^5 倍，可被正常和免疫功能低下的小鼠迅速清除，但表现出促进 MHC Ⅰ类分子抗原递呈的能力。由 *hly* 缺失李斯特菌菌株产生的保护性免疫可能是一个有用的疫苗递送平台。在肿瘤疫苗载体的构建中，将编码 LLO 蛋白的启动子和分泌信号肽部分与外源蛋白组成融合蛋白的方式已经相对成熟。这种方式在降低 Lm 毒性的同时，能达到其分泌外源蛋白的作用。研究发现肿瘤抗原与 LLO 前 420 个氨基酸的融合，可以促进抗原的分泌，增加抗原递呈并且有助于刺激树突状细胞的成熟。目前，Lm *hly* 基因缺失株广泛用于递送肿瘤、病毒等外源抗原的载体疫苗研究。

（2）*actA* 基因缺失　*actA* 编码肌动蛋白聚合蛋白 ActA，是 Lm 的一种表面蛋白，参与细菌表面的肌动蛋白成核，促进细菌在细胞内及细胞间运动。LmΔ*actA* 缺失株可以在宿主细胞胞质中增殖，但缺乏肌动蛋白依赖性的细胞间传播，其 LD_{50} 比野生型菌株高 10^3 倍。以亚致死剂量的 LmΔ*actA* 单次静脉注射小鼠，可诱导产生持久的保护性免疫，且主要由 CD8+ T 细胞介导（去除 CD4+ T 细胞不会显著影响保护水平）。口服免疫的 LmΔ*actA* 能够在无菌小鼠的肠黏膜中长期定植而不引起疾病，同时诱导分泌型 IgA 产生，显示其诱导了肠道黏膜免疫应答。*actA* 基因的缺失不会影响 Lm 在细胞质中的复制以及通过 MHC Ⅰ类途径递呈抗原的能力，显示出较好的应用前景。

（3）*plcB* 基因缺失　　*plcB* 基因能编码广谱性磷脂酶 C（PC-PLC），可水解鞘磷脂在内的各种磷脂，有助于 Lm 逃离吞噬小体，是引起李斯特病的重要毒力因子之一。使用小鼠模型评估 Lm *actA*/*plcB* 双缺失株，结果显示其毒力极低，在感染后数天内即被小鼠迅速清除。有趣的是，该缺失株可有效诱导记忆 CD8[+] T 细胞的产生，而诱导 CD4[+] T 细胞介导炎症应答的能力显著降低，可较好地保护免疫小鼠免受野生型 Lm 的攻击。朱腾飞等构建了 LmΔ*actA*/*plcB*/*orfX* 三基因缺失的减毒活疫苗，显著降低 Lm 毒力的同时能诱导小鼠和绵羊的保护性免疫应答，该疫苗免疫后对野生型 NTSN 菌株攻毒后存活率为 78%，同时具有良好的安全性和 DIVA 特性。Angelakopoulos 等首次开展了 LmΔ*actA*/*plcB* 缺失株的临床安全性研究，口服不同剂量（$10^6 \sim 10^9$ CFU）缺失株的志愿者没有出现腹泻、发热等不良症状，Lm 在 4d 或更短时间内被排出体外。与此同时，接种者表现出 Lm 特异性体液、黏膜和细胞免疫应答，表明 Lm 减毒疫苗在人体中的安全性和有效性。

（4）*mpl* 基因缺失　　*mpl* 编码一个依赖锌的金属蛋白酶 Mpl，参与 PC-PLC 的成熟、活化过程，产生有生物活性磷脂酶 B 以裂解双膜液泡，能增强李斯特菌扩散到相邻细胞的能力。缺失完整卵磷脂酶操纵子（由 *mpl*、*actA* 和 *plcB* 基因组成）的 Lm 缺失株，对 BALB/c 小鼠的 LD_{50} 比野生株高 10^3 倍，可诱导特异性 T 细胞反应和小鼠的保护性免疫。

（5）*inlB* 基因缺失　　编码内化素的 *inlA*、*inlB* 等基因也是 Lm 减毒株的重要靶基因。内化素是一群与细菌侵袭力相关的毒力因子，是 Lm 内化进入非吞噬细胞系的关键毒力因子。Qian 等构建了 Lm *actA*/*inlB* 双基因缺失突变株，该突变株对 C57BL/6 小鼠的毒力比野生株显著降低。Brockstedt 等构建的 Lm *actA*/*inlB* 双基因缺失株诱导小鼠产生有效和持久的免疫反应，同时未发现对肝脏产生毒性，表明其在保证免疫原性的同时大大减低毒性，提高了安全性。

（6）*prfA* 基因缺失　　转录激活因子 *prfA* 基因是 Crp/Fnr 家族的成员，大多数与 Lm 致病相关基因产物的表达受这一转录调节因子调控，其在 Lm 的致病性中起着核心作用。研究发现，与野生型亲本株相比，缺乏 *prfA* 的 Lm 突变菌株的毒性显著降低。

（7）*frvA* 基因缺失　　有研究制备 *frvA*（Fur-regulated virulence factor A）缺失株导致李斯特菌胞内铁稳态的破坏以及细菌毒力显著下降，但同时 LmΔ*frvA* 突变体能够在抗原递呈细胞内生长，有效地将 LLO（91~99）和 p60（217~225）抗原表位递呈给 CD8[+] T 细胞，其水平与 Lm 菌株 EGDe 相当。在使用 LmΔ*frvA* 免疫后，用野生型菌株攻毒的小鼠能完全免受李斯特菌感染。

2. 营养缺陷型减毒株　　开发营养缺陷型菌株是研制减毒细菌疫苗的另一种常用策略，即需要特定营养物质才能生长的菌株。营养缺陷型突变是一种可靠的减毒方法，不存在毒力返强的问题。

D-丙氨酸是几乎所有细菌合成细胞壁黏肽成分所必需的，并且只存在于微生物中。Rayevskaya 等通过缺失 D-丙氨酸消旋酶（*dal*）和 D-丙氨酸转氨酶（*dat*）合成基因，抑制

D-丙氨酸的合成，构成营养缺陷型突变菌株，只有在提供外源 D-丙氨酸时才可生长。免疫 BALB/c 小鼠后，该菌株毒力比亲本株下降 4 个数量级以上，可诱导 CD8$^+$ T 细胞应答，并产生针对野生型 Lm 致死量攻击的保护性免疫。该营养缺陷型菌株在培养过程中需要添加大量的 D-丙氨酸，尽管大量的 D-丙氨酸对于一些小型啮齿动物是安全的，但是对于人类的安全性还未知。Zhao 等通过构建一个含有 *dal* 基因的质粒，研发了一种改良型的 Lm *dal*/*dat*/pRRR 菌株，可在无 D-丙氨酸补充的液体培养中生长并感染宿主细胞。该系统仅允许重组李斯特菌在受感染细胞中短暂生长，在小鼠中存活 2～3d，可诱导黏膜免疫和全身 CTL 反应。

减毒活疫苗应包含适当的减毒突变，这些基因是菌株在宿主细胞中生存或代谢所必需的。与单个基因突变的菌株相比，含有两个以上毒力或毒力相关基因的减毒突变菌株的毒性往往会进一步降低。然而，过多的减毒可能会降低疫苗的免疫原性。因此，疫苗减毒（安全性）和维持免疫原性之间的平衡是候选疫苗临床应用的重要问题之一。

三、亚单位疫苗

亚单位疫苗是指使用细菌和病毒等病原体的部分蛋白和多肽等作为免疫原制备的疫苗，也称组分疫苗。白喉类毒素和破伤风类毒素是最早使用的亚单位疫苗。制备亚单位疫苗的抗原组分可以直接从病原自身分离提取，也可以利用重组 DNA 技术克隆并表达获取，后者又称为基因工程亚单位疫苗。用基因工程表达的抗原产量大、纯度高、免疫原性好，可用来代替常规方法生产的亚单位疫苗。这类疫苗显著降低了抗原的副作用并具有抗原稳定性，因此具有更好的安全性。但亚单位疫苗免疫原性弱于灭活疫苗和减毒活疫苗，通常需要佐剂来增强其免疫原性。

（一）蛋白疫苗

LLO 是胆固醇依赖性细胞毒素家族中的成孔毒素，是 Lm 的关键毒力因子，同时也是重要的保护性抗原。研究表明，LLO 能刺激 T 细胞并特异性结合 CD4$^+$ T 细胞和 CD8$^+$ T 细胞表面受体，从而产生针对 Lm 的适应性免疫反应。LLO 被用作一些亚单位疫苗的抗原，加入佐剂增强 Lm 抗原诱导的保护性免疫应答能力。全长 LLO 类毒素（LLO^T）不能结合胆固醇，丧失在细胞膜表面成孔的特性，但保留了被抗原递呈细胞捕获的能力，LLO^T 免疫小鼠后能够诱导产生 LLO 中和抗体，并刺激产生 Th1、Th2 和 Th17 的免疫反应，诱导针对 Lm 的免疫保护。Luo 等人利用 Lm 毒力因子 p60 和 LLO 蛋白制备的亚单位疫苗诱导较强的 T 细胞免疫应答，能有效清除胞内 Lm 以及预防李斯特菌病。Calderon-Gonzalez 等通过将 Lm 抗原肽 GAPDH 1～22 肽链与树突状细胞结合，构建了一种安全性良好的亚单位疫苗，能预防李斯特菌病的发生。Lm 的另一重要毒力因子 ActA 具有病原相关分子模式（pathogen-associated molecular pattern，PAMP）的特性，导致促炎细胞因子的产生和抗原递呈细胞的成熟。有研究直接将表达 ActA-E7 的重组 Lm 疫苗与表达 tllo-E7 的疫苗进行比较，两种疫苗均可使小鼠体内 E7 特异性 CD8$^+$ T 细胞水平提高，并产生抑制肿瘤的作用。在对 Lm 的保护性免疫中，Lm 的 p60 蛋白也是一个重要的抗原成分，是刺激机体 B 细胞和 T 细胞产生免疫反应的主要抗原分子之一。周邦信等将 p60 与低剂量 LLO、灭活 Lm 混合，以 Montanide™ ISA 206 为佐剂制成亚单位疫苗皮下免疫家兔，发现添加 p60 和低剂量 LLO 重组蛋白的亚单位 Lm 疫苗免疫家兔后能强烈诱导其产生体液免疫和细胞免疫。

亚单位疫苗也存在一些不足之处，如免疫原性比较单一，需要在疫苗中使用大量纯化的抗原以及佐剂，增加了疫苗的研发和生产成本。此外，亚单位疫苗诱导细胞免疫应答的能力受到一定的限制，免疫保护水平不足，因此选择抗原性强、毒性小的多肽是疫苗研发的重点。Lm 毒力因子在诱导宿主免疫应答机制方面的不断研究，为研制出更多的能用于临床的 Lm 亚单位疫苗奠定了基础。

（二）外膜囊泡疫苗

细菌的外膜囊泡（extracellular outer membrane vesicles，OMVs）是细菌向外界释放的一种具有膜结构的囊泡，大小为 20～250nm，其产生过程不涉及菌体细胞裂解或死亡。OMVs 在形成过程中会携带脂多糖、磷脂、肽聚糖、外膜蛋白、核酸（DNA 和 RNA）、离子代谢物等，具有释放毒素、入侵和感染宿主细胞、促进生物膜形成、应对外界压力等重要的生物学功能，在细菌天然自身防御中发挥重要作用。OMVs 在革兰氏阴性菌中研究较多，如铜绿假单胞菌 OMV 含有多种毒力因子，如肽聚糖水解酶、磷脂酶 C、溶血素、碱性磷酸酶和各种抗菌因子。近年来关于革兰氏阳性菌 OMVs 的报道逐渐增多，如金黄色葡萄球菌、炭疽芽孢杆菌等。研究发现 OMVs 的产生和释放在革兰阴性菌和革兰阳性菌之间似乎都是保守的。Jung 等首次从培养 Lm 的上清液中分离得到 OMVs，蛋白质组学分析表明提取的 OMVs 含有宿主感染所需的重要毒力因子，如 LLO、PlcB、PlcA、p60 以及 SigB 调控的应激反应蛋白等，在促进 Lm 感染宿主细胞中发挥着重要的作用。进一步研究显示应激转录因子 SigB 在 Lm 产生 OMVs 中起着关键作用。Lm 的 OMVs 能抑制单纯由 LLO 诱导的自噬，保护细菌免受甲氧苄啶和链霉素等抗生素的杀伤，有助于 Lm 在真核细胞内存活。目前有关 Lm 的 OMVs 研究多集中在其对 Lm 感染和胞内存活的影响等分析，疫苗应用潜能需要进一步开发。

基于外膜囊泡的疫苗研究在脑膜炎球菌研究中进展较快，已有两种疫苗批准上市，已应用于法国、新西兰、古巴等国家 B 型脑膜炎球菌感染的防控。焦新安团队利用超速离心法提取了肠炎沙门菌 OMVs，免疫海兰白雏鸡能够产生 90% 的保护力，为沙门菌亚单位疫苗的研制提供了新思路。已有研究利用工程外膜囊泡疫苗传递外源抗原，预示着 OMVs 作为新一代预防性和治疗性疫苗载体平台的可能性。与活疫苗相比，OMVs 疫苗无细胞活性，在机体内不能繁殖，具有更好的安全性。OMVs 中所包含的多种蛋白质如何在宿主体内引起免疫应答的机制是未来研究外膜囊泡疫苗的关键。

四、核酸疫苗

核酸疫苗是使用能够表达抗原的基因或由编码病原体抗原的 mRNA 等制成的疫苗。核酸疫苗一般通过在注射部位细胞表达外源抗原，也可以在吞噬了外源抗原基因的免疫细胞内直接表达外源抗原，诱发机体免疫应答。核酸疫苗易于制备，开发迅速，抗原表达高效，同时安全性好，可定制性高，便于保存，在小动物试验中显示出良好的免疫效果。Mayer 等在 2022 年开发一种脂质纳米颗粒包裹的 mRNA 疫苗制剂，编码 Lm 的免疫肽段，对接种小鼠提供了免疫保护，该研究对开发临床李斯特菌 mRNA 疫苗提供了新的思路。流感 DNA 疫苗能在小鼠体内表达流感病毒序列保守的核蛋白，对不同毒株的攻击有交叉免疫保护作用。乙肝 DNA 疫苗可消除转基因动物体内的乙肝表面抗原，提示其具有治疗作用。迄今为止，艾滋病、流感、单纯疱疹、乙肝、疟疾等多种传染性疾病的 DNA 疫苗已进行了临床研究，但由于表达量低而产生的免疫应答不佳，表明 DNA 疫苗对大型动物和人体的免疫效果不理想。Jahangiri 等通过生物信息学方法预测 LLO 的人白细胞抗原（human leukocyte antigen，HLA）结合表位，建立了一种可用于人的 Lm DNA 疫苗，通过肌内注射诱导 Th1 偏向性免疫应答，而基因枪法接种疫苗主要促进 Th2 型免疫反应。Kim 等通过构建编码 MHC Ⅰ类分子 LLO（91～99 肽段）单链三聚体（MHC Ⅰ SCT）DNA 疫苗，克服 DNA 疫苗靶向诱导 CD8$^+$ T 细胞免疫的抗原递呈和免疫原性差的缺点，能够为宿主提供针对 Lm 感染的免疫保护。但是 Lm DNA 疫苗引起 T 细胞免疫应答的确切机制仍有争议，如何提高 DNA 疫苗的抗原表达、免疫原性和抗感染的免疫保护力，仍是未来核酸疫苗需要攻克的难题。

五、其他类型疫苗

（一）原生质体疫苗

在某些条件下，细菌可以主动或通过诱导丢失其部分或全部的细胞壁，形成开放膜结构的原生质体，其可在特殊的固体培养基上形成"油煎蛋"状菌落，这种特殊形态又被称为 L 型。原生质体仍然保留细菌的抗原组分，具有激活宿主免疫应答的潜力。有研究制备了 Lm 原生质体，与 Lm 热灭活疫苗和全菌蛋白疫苗相比，原生质体诱导小鼠产生 Th1 型细胞因子，且 IgG2a/IgG1 的抗体亚型比值较高，提示 Lm 原生质体疫苗能够激发宿主的 Th1 偏向性免疫应答。虽然通过单步程序即可相对容易地制备原生质体，但是无法在标准实验室条件下进行大量培养。另外，在连续传代培养下可能对其生长和分离造成损害，影响相应保护性抗原的表达，导致疫苗保护效率的降低。Lm 原生质体疫苗的研究仍处于起步阶段，希望通过技术的改进，使其能够作为针对细胞内病原体更好的疫苗。

（二）纳米颗粒疫苗

纳米颗粒疫苗是一种新型的疫苗，具有特异性高、安全性好的优点。通常利用纳米颗粒体积小、免疫排斥反应小的特点，携带短肽链抗原穿越血脑屏障以及血胎屏障，对于预防脑膜炎、胎儿流产等李斯特菌病症状，具有潜在的应用前景。糖金纳米颗粒（GNPs）是通过纳米金微粒构成的金属核心，将碳水化合物配体通过硫醇共价键连接到核心膜上制备成的纳米分子。将含有李斯特菌溶血素肽 91～99（LLO）的糖金纳米颗粒制备成一种 Lm 纳米疫苗，通过给孕妇接种能阻断小胶质细胞凋亡以及 Lm 的传播来预防新生儿李斯特菌病。此外，另一项研究提出了一种新的纳米疫苗制剂，将糖金纳米颗粒与 Lm 中 GAPDH 蛋白的 1～22 位多肽结合的纳米疫苗 GNP-GAPDH1-22，诱导 Lm 的特异性免疫，具有一定的逆转李斯特菌病症状的能力。纳米颗粒疫苗可以突破血脑屏障和血胎屏障，以减少胎儿和新生儿的致死性感染，但目前并未深入探究这种疫苗对新生儿以外的个体的免疫效果。

（三）CpG 寡核苷酸（ODNs）疫苗

CpG 以未甲基化的 CpG 二核苷酸回文序列为核心，两端为 poly G 尾，加上侧翼区域组成，可合成寡脱氧核苷酸（oligodeoxynucleotides，ODNs），具有一定的免疫刺激能力。这种未甲基化的现象经常出现在原核生物 DNA 中，但是在脊椎动物等真核生物 DNA 中很少发现。CpG ODNs 直接激活浆细胞样 DCs 和 B 细胞，有效诱导孕鼠先天和适应性免疫反应，提高母体存活率，并阻止 Lm 感染胎儿。腹腔注射合成的 CpG ODNs 可降低 BALB/c 小鼠对 Lm 的易感性。单剂量 CpG ODN 接种小鼠，致死量 Lm 攻毒 48～96h 后，Lm 细菌载量明显降低。此外，CpG-ODN 也可诱导免疫细胞产生 IFN-γ，刺激宿主细胞分泌一氧化氮对抗细菌感染。在细菌感染期间，释放的 DNA 中未甲基化的 CpG 基因序列，具有较强的 Toll 样受体 9（TLR-9）的刺激作用，可促进淋巴细胞产生 Th1 偏向性免疫应答和促炎细胞因子的表达，从而诱导产生针对细菌的先天免疫反应。CpG ODNs 疫苗具有良好的免疫诱导作用，是一种预防李斯特菌病的高效、安全性好的疫苗。

六、展望

随着新现疾病的威胁和现有病原体对常规治疗药物的抗药性增强，人们越来越关注疫苗的研制，以诱导保护性免疫反应，实现疾病的有效预防。李斯特菌病的高死亡率对人类和动物的公共安全构成了极大威胁。目前治疗 Lm 感染的主要临床手段是使用抗生素，但近年来 Lm 的耐药性问题越来越严重，导致李斯特菌病的治疗难度增加。Lm 疫苗接种是预防和治疗李斯特菌病最有效、最安全的方法。虽然 Lm 疫苗在临床使用动物模型具有良好免疫效果，但是目前仍没有获得批准上市的疫苗，大部分疫苗的研究仍然处在起步的阶段，多数临床试验在近几年才开始。相信随着各项相关实验的进展，未来 Lm 疫苗会为李斯特菌病的预防提供重要保障。

第二节　李斯特菌载体疫苗研究和应用

Lm 独特的胞内生存过程能够使其分泌的抗原进入 MHC Ⅰ和 MHC Ⅱ类抗原递呈途径，诱导 CD4⁺ T 细胞和 CD8⁺ T 细胞免疫应答。细菌的胞质定植有利于将运送的抗原进入 MHC Ⅰ类递呈途径，从而产生 CD8⁺ T 细胞免疫应答。由于 Lm 能够诱导强烈的保护性细胞免疫应答，因此 Lm 是具有潜力的疫苗载体，在运送细菌、病毒、寄生虫抗原和运送肿瘤抗原方面均表现出较好的优势，具有广阔的应用前景。

一、Lm 载体疫苗的构建策略

重组活载体疫苗的安全性尤为关键，因此在设计 Lm 载体疫苗时需要在保持免疫原性的同时，通过构建 Lm 减毒株降低其致病性。目前用于 Lm 载体改造的主要策略包括删除毒力因子、构建营养缺陷株、制备 KBMA 状态的 Lm 等，相关减毒株的免疫应答特性等研究进展在本章第一节已叙述。值得注意的是，虽然减毒活疫苗在临床环境中表现出较高的安全性，但在免疫力缺陷的人群中仍可能具有高致病性，造成无法预知的危害。有报道指出，虽然以高度减毒 Lm 为载体的肿瘤治疗性疫苗毒力显著降低，但是一些载体疫苗在治疗后导致部分接种者出现全身性李斯特菌感染，具有一定的安全风险。为了探索更安全、有效的减毒活疫苗载体方案，需要进一步研究 Lm 毒力下降与免疫效力的关系。

Lm 载体疫苗研发的另一个重要内容是如何将外源抗原构建至 Lm 中并运送至宿主体内，从而诱导特异性针对外源抗原的免疫应答。减毒 Lm 载体疫苗系统有两种递呈抗原的方法，通过李斯特菌自身产生的抗原蛋白递呈，或者使用其作为 DNA 疫苗载体。当前有多种重组 Lm 疫苗的构建策略，均具有不同的优势。

（一）运送抗原蛋白

编码目的抗原的外源基因可以通过质粒携带或整合到李斯特菌基因组中，其中含有外源基因的质粒在李斯特菌中保持游离状态。许多用于其他革兰氏阳性菌的质粒载体已成功应用于 Lm，对其中一些还进行了特定的改造。外源抗原基因通常由李斯特菌 *hly* 或 *actA* 启动子驱动，考虑 Lm 通常使用富含 A 和 T 的密码子，必要时可通过密码子优化提高外源抗原基因的表达效率。重组 Lm 产生的抗原蛋白被分泌到宿主细胞胞质中，然后通过 MHC Ⅰ类和 MHC Ⅱ类途径被加工和递呈。据报道，即使感染后仅 1d 李斯特菌就被完全清除，但仍能较强地诱导宿主产生 CD8⁺ T 和 CD4⁺ T 细胞应答，因此重组李斯特菌疫苗的体内短期抗原递呈可能足以诱导免疫应答。Paterson 等以质粒互补系统构建重组疫苗株，主要通过构建多拷贝重组质粒 pGG-55，转化至 *prfA*-突变株。pGG-55 质粒携带 *hly* 或 *actA* 启动子驱动表达 LLO 或 ActA 与外源抗原的融合蛋白，同时携带 *prfA* 基因，与宿主菌构成互补系统，该方式构建重组疫苗株表达融合蛋白 LLO 或 ActA 在免疫应答中起良好的佐剂效应。Verch 等开发了 D-丙氨酸消旋酶缺陷型李斯特菌突变体（Δ*dal*Δ*dat*；Lmdd），质粒中含有李斯特菌 p60 启动子驱动的 *dal* 基因，其表达补充了细菌生长对外源 D-丙氨酸的需求，实现非抗性筛选。

此外，外源抗原基因也可被整合到李斯特菌基因组中，从而可以稳定保留外源基因。利用同源重组技术，采用温敏型质粒 pKSV7 可将编码目标抗原的基因定点整合至 Lm 基因组的合适位置，该技术在 42℃ 进行靶基因的同源重组，然后在 30℃ 下连续传代的方式脱掉质粒，不需要抗生素维持，在临床应用方面具有一定的优势。目前采用 Lm 噬菌体载体，借助 Lm 噬菌体整合酶将外源基因定点整合至 Lm 基因组的非必需区域，该方法快速便捷，但仍需抗生素维持载体。

（二）运送抗原 DNA

Lm 除了表达外源抗原蛋白并分泌至宿主细胞外，还有一种传递抗原的方法是使用减毒 Lm 作为 DNA 疫苗载体，此时 Lm 仅用作将外源基因转运到真核细胞中的工具/载体。使用 Lm 递送质粒 DNA 无需在注射前纯化质粒，提供了一种比裸 DNA 疫苗策略更有效、更低成本的替代方法。Dietrich 等构建了基于自毁性 Lm Δ2 减毒株的 DNA 疫苗运送系统，该菌株可感染巨噬细胞并在宿主细胞胞质中复制，但不能扩散到相邻细胞，同时引入了一个含有 Lm 噬菌体 *ply*118 裂解蛋白基因的质粒，可裂解从吞噬体中逃逸的 Lm，从而将质粒 DNA 释放到宿主细胞胞质中。Miki 等利用该系统制备了携带结核分枝杆菌 Ag85A、Ag85B 和 MPB/MPT51 分子的 DNA 疫苗，静脉注射免疫 BALB/c 小鼠可诱导针对结核分枝杆菌强毒株攻击的显著保护性免疫应答。Hanson 等利用 Cre-lox 系统构建了一种自杀性 Lm 疫苗 Lm-RIID，通过诱导 Cre 重组酶删除 *loxP* 位点两侧的必需基因，使 Lm 在宿主细胞内死亡，能诱导有效的 CD8[+] T 细胞应答，且能更高效地被清除，即使在免疫功能低下的小鼠中也会导致自限性感染，成为构建 Lm 载体疫苗的新选择。

（三）载体免疫对重组疫苗免疫效果的影响

围绕活载体疫苗的一个重要问题是体内已存在的载体是否会减弱目标抗原诱发的免疫应答，尤其 Lm 是在环境中普遍存在的一类微生物。病毒（如重组痘病毒）载体可以诱导抗体介导记忆应答，但反复免疫会降低机体的免疫应答水平，严重阻碍病毒载体的临床应用。许多研究表明已存在的 Lm 载体免疫不会引起疫苗免疫效果的显著下降，感染野生型 Lm 的动物机体不会降低后续 Lm 载体疫苗免疫后的保护效力。但是，也有研究表明已存在的 Lm 特异性细胞免疫应答可能会减弱抗原特异性初始 T 细胞增殖活化，这种影响主要依赖于先前感染 Lm 的剂量及时间，可以通过重组疫苗的重复免疫去克服。总之，研究 Lm 载体效应对重组疫苗免疫效力的影响，为合理设计 Lm 重组疫苗免疫程序奠定重要基础。

二、不同类型的 Lm 载体疫苗

近几年来，Lm 独特的胞内生活史及其诱导强烈的 MHC Ⅰ 免疫应答的特性，使其作为疫苗载体运送其他外源抗原成为研究的重要方向。Schafer 等首先论证了使用 Lm 作为有效减毒活疫苗诱导细胞介导的免疫应答，尤其是 CD8+ T 细胞应答的可行性。目前，减毒 Lm 活疫苗广泛作为携带肿瘤、病原微生物抗原的载体来激发细胞介导的免疫应答，在小鼠、兔、猫、鸡和猴子等动物模型以及人临床试验进行了广泛的研究，并取得良好的结果。

（一）运送肿瘤抗原的 Lm 载体疫苗

有效癌症疫苗的必要特征是能够高效精准递送抗原、对正常组织影响小以及引发强大的抗肿瘤免疫反应的能力。早期的 Lm 载体疫苗研究主要运送一些模式抗原（如 β-半乳糖苷酶、卵清白蛋白），以及淋巴细胞脉络丛脑膜炎病毒（lymphatic choriomeningitis virus, LCMV）和流感病毒的 NP 蛋白等。1992 年，Schafer 等首次报道了应用 Lm 运送外源抗原诱导强烈的抗原特异性细胞毒性 T 淋巴细胞（cytotoxic lymphocyte, CTL）应答。Pan 等应用 Lm 运送模式肿瘤抗原，可以保护小鼠抵抗致死性肿瘤细胞的攻击，并且能引起肉眼可见的肿瘤消退，证明 Lm 载体运送肿瘤抗原用于肿瘤治疗具有很强的优势。随着运送体系的成熟及效果明确，以 Lm 作为疫苗载体进行癌症免疫预防和治疗研究成为众多学者的研究方向之一，并已广泛应用于乳腺癌、肝癌、宫颈癌、卵巢癌、胰腺癌等多种肿瘤疫苗的研究。表 8-1 总结了目前处于不同临床阶段的 Lm 重组抗肿瘤疫苗。

表8-1　Lm 重组抗肿瘤疫苗的临床试验情况

临床状态	Lm 载体疫苗名称	目标抗原	针对的疾病	临床阶段
	ADXS-NEO	多种个性化抗原	多种癌症	Ⅰ 期
	ADXS-HPV	HPV16 E7	宫颈癌	Ⅲ 期
	ADXS-PSA	PSA	前列腺癌	Ⅰ/Ⅱ 期
	ADXS-HPV	HPV16 E7	宫颈癌、头颈癌	Ⅰ/Ⅱ 期
	ADXS-HPV	HPV16 E7	口咽癌	Ⅱ 期
	ADXS-HOT LUNG	多种抗原（热点突变）	非小细胞肺癌	Ⅰ/Ⅱ 期
进行中	CRS-207	间皮素	胰腺癌	Ⅱ 期
	CRS-207	间皮素	胰腺癌	Ⅱ 期
	ADXS31-164	Her2	HER2 表达实体瘤	Ⅰ/Ⅱ 期
	ADXS-HPV	HPV16 E7	肛门癌、直肠癌	Ⅱ 期
	ADXS-HPV	HPV16 E7	肛门癌	Ⅰ/Ⅱ 期
	CRS-207	间皮素	胰腺癌	Ⅱ 期
	ADXS31-164	Her2	HER2 表达实体瘤	Ⅰ/Ⅱ 期

（续）

临床状态	Lm 载体疫苗名称	目标抗原	针对的疾病	临床阶段
	ADXS-HPV	HPV16 E7	肛门癌、直肠癌	Ⅱ期
	ADXS-HPV	HPV16 E7	肛门癌	Ⅰ/Ⅱ期
	ADXS-HPV	HPV16 E7	宫颈癌	Ⅰ/Ⅱ期
	ADXS-HPV	HPV16 E7	宫颈癌	Ⅱ期
	CRS-207	间皮素	胰腺癌	Ⅱ期
	ADU-623	EGFRvⅢ、NY-ESO-1	星形胶质瘤、多形性胶质母细胞瘤、变性胶质瘤、脑肿瘤	Ⅰ期
	ANZ-100（CRS-100）	N/A	癌症和肝转移	Ⅰ期
	JNJ-64041809	多种前列腺抗原	前列腺癌	Ⅰ期
	ADXS-HPV	HPV16 E7	宫颈上皮内瘤	Ⅱ期
	ADXS-HPV	HPV16 E7	口咽癌	Ⅰ期
完成，撤销或终止	pLADD	多种个性化抗原	结直肠癌	Ⅰ期
	CRS-207	间皮素	恶性胸膜间皮瘤	Ⅰ期
	CRS-207	间皮素	恶性胸膜间皮瘤	Ⅱ期
	CRS-207	间皮素	胰腺癌	Ⅱ期
	CRS-207	间皮素	胃癌、胃食管交界癌、食管癌	Ⅱ期
	CRS-207	间皮素	恶性上皮间皮瘤、胰腺癌、卵巢癌、非小细胞肺癌	Ⅰ期
	CRS-207	间皮素	卵巢癌、输卵管癌、腹膜癌	Ⅰ/Ⅱ期
	CRS-207	间皮素	胰腺癌	Ⅱ期
	JNJ-64041757	EGFRvⅢ、间皮素	非小细胞肺癌	Ⅰ期
	JNJ-64041757	EGFRvⅢ、间皮素	肺癌	Ⅰ/Ⅱ期
	ADXS-HPV	HPV16 E7	非小细胞肺癌	Ⅱ期
	JNJ-64041809	多种前列腺抗原	前列腺癌	Ⅱ期

1. 人乳头瘤病毒相关抗原　WHO 研究显示，世界范围内每年新增宫颈癌病例约 50 万，在全球妇女肿瘤发生中居第二位，同时也是诱发发展中国家妇女高死亡率的一个主要原因，严重影响全球女性健康。研究表明，人乳头瘤病毒（human papilloma virus，HPV）的持续感染是诱发宫颈癌的主要病因，HPV DNA 存在于 99％以上的宫颈癌患者体内，HPV 的感染还与肛门癌、头颈癌、乳腺癌等其他多种类型癌症的产生相关。在 HPV 引起的癌症细胞中早期 E7 蛋白高度表达，并且与肿瘤的恶性转化相关，因此 E7 蛋白通常被作为 HPV 相关癌症免疫治疗的主要靶抗原。

Gunn 等通过不同策略构建了两株表达 HPV16 E7 抗原的重组李斯特菌疫苗 Lm-E7 和 Lm-LLO-E7，结果显示后者能够诱导肿瘤的消退，具有显著抗肿瘤作用。Sewell 等进一步将 Lm-LLO-E7 应用于自发生长肿瘤的转基因模型中，发现其免疫小鼠后能抑制自发肿瘤的生长，并诱导脾脏、肿瘤组织及外周血中均出现一定数量的抗原特异性 CD8[+] T 细胞，说明

Lm-LLO-E7 能打破转基因小鼠的免疫耐受。Jia 等应用减毒李斯特菌（Lm$\Delta actA$/$plcB$）构建了 Lm1-2-E7 减毒疫苗，预防性实验表明该疫苗免疫小鼠后可以保护 87.5％的小鼠免受 TC-1 细胞的攻击，并能提供持久性的免疫保护；治疗性实验表明该疫苗免疫小鼠后可以诱发 50％的小鼠肿瘤完全消退，并能诱导细胞免疫应答及 E7 特异性的细胞毒性 T 淋巴细胞杀伤效应。Jia 等进一步利用 Lm4Δhly 缺失株构建了表达 E7 的 Lm4Δhly：：E7 载体疫苗，腹腔注射该疫苗后能显著减小甚至完全消除宫颈癌小鼠模型中构建的肿瘤，分析发现该疫苗能诱导显著的肿瘤内 T 细胞浸润，激发强烈的特异性 T 细胞应答。Duan 等进一步将 E7 蛋白的密码子优化成 Lm 偏好的密码子，构建了 Lm4Δhly：：E7-1 及 Lm4Δhly：：E7-3 重组菌株，能够抑制小鼠肿瘤生长、促进抗原特异性淋巴细胞增殖、诱导小鼠产生倾向于 Th1 型免疫应答及强烈的特异性 CTL 杀伤活性。Maciag 等将 Lm-LLO-E7 应用于 1 期临床试验（ADXS-HPV 的 ADXS11-001），评价疫苗的安全性，是首次将 Lm 载体疫苗应用于人体。试验中，选取 15 名转移瘤或浸润性宫颈癌（invasive carcinoma of the cervix，ICC）病人，分别以 1×10^9、3.3×10^9 和 1×10^{10} CFU 等 3 个剂量静脉注射患者，3 周后加强免疫 1 次，结果显示所有病人有类似流感的症状，但无需处方治疗；有 40％的患者出现 3 级副反应，无 4 级副反应出现。即便是注射最高剂量的患者仅出现短暂的高热和低血压，初步证明重组李斯特菌疫苗的安全性。目前 Lm-LLO-E7 的 3 期临床试验 AIM2CERV（NCT02853604）仍在进行中，结果尚未公布。此外，将 Lm-LLO-E7 疫苗应用于 HPV 相关的肛门癌的 1/2 期临床结果表明该疫苗安全性较好，表明 Lm-LLO-E7 未来可能作为多种 HPV 相关肿瘤的一线治疗手段。

2. 胰腺癌相关抗原 胰腺导管腺癌（pancreatic ductal adenocarcinoma，PDAC）是目前最具治疗挑战性的恶性肿瘤之一，尤其是免疫检查点抑制剂的治疗方法相比其他肿瘤而言效果有限。PDAC 也表达间皮素（mesothelin）等肿瘤相关抗原，但仍然很少有 T 细胞浸润，被认为是免疫冷肿瘤的代表之一。Lm 载体疫苗能够调节肿瘤微环境，使其更有利于抗肿瘤免疫应答的发生，因此也是 PDAC 治疗性疫苗研究中被关注的候选疫苗。Brockstedt 等利用高度减毒的 Lm LADD 菌株构建了融合表达 Lm ActA 前 100 个氨基酸和人间皮素抗原的载体疫苗（Lm-mesothelin，CRS-207），在 1 期临床试验中 37％的患者使用该疫苗后存活 15 个月以上，且存活时间较长的患者产生了更强的特异性 T 细胞应答。在 2 期临床试验中，CRS-207 疫苗组间皮素抗原特异性 CD8$^+$ T 细胞应答产生相比对照组出现得更早，其 12 个月生存率由对照组的 12％增加至 24％。

3. Her-2/neu 抗原 Her-2/neu 是酪氨酸激酶表皮生长因子家族中的一员，在 20％～40％乳腺癌、卵巢癌、肺癌、胰腺癌及胃肠道癌症中过度表达。Paterson 等构建分别表达鼠 Her-2/neu 胞外区、胞内区片段和 LLO 融合蛋白的 Lm 载体疫苗，均能诱导小鼠体内 Her-2/neu 特异性 CTL 应答，在乳腺癌 FVB/N 小鼠模型中显示良好的抗肿瘤作用，同时也表明 LLO 融合蛋白能够增加肿瘤抗原的免疫原性，表现出较好的佐剂效应。由于移植瘤模型的缺陷在于肿瘤发展过程不能模拟天然耐受机制，因此肿瘤转基因小鼠更加适合应用癌症疫苗的效力评价。Singh 等在表达 HER-2/neu 的转基因小鼠体内评价以上疫苗的免疫治疗效果，尽管转基因小鼠体内缺乏高亲和力的 $CD8^+$ T 细胞，并有大量的 $CD4^+CD25^+Foxp3^+$ 调节型 T 细胞的存在，免疫重组疫苗仍能够产生足够刺激去打破转基因小鼠的免疫耐受，进而显著减缓肿瘤的生长，显示抵御 HER-2/neu 肿瘤的预防和治疗效应。在前期研究基础上，Seavery 等发现 LM-LLO-EC1、LM-LLO-EC2 及 LM-LLO-IC1 等 3 株重组疫苗在抗肿瘤效果方面显示出很大的优越性，因此研究者将 EC1、EC2 及 IC1 蛋白的 HLA 表位嵌合，构建表达嵌合表位的重组李斯特菌疫苗应用于抗 HER-2/neu 阳性乳腺癌的研究。研究结果显示嵌合疫苗能产生针对 3 个表位的免疫应答，Her-2/neu 蛋白内优势表位能成功诱导保护性 $CD8^+$ T 细胞，并可以预防自发肿瘤模型的肿瘤出现，在移植瘤模型中能够诱导已形成的肿瘤消退，预防乳腺癌肺转移瘤的出现及降低转移瘤的数量。这些结果显示嵌合疫苗可以达到 3 株疫苗联合免疫所产生的抗肿瘤效果，在临床应用方面具有较大的优势，同时也可望应用于表达 HER-2/neu 分子的结肠癌及胰腺癌的免疫治疗。

4. 非小细胞肺癌相关抗原 肺癌在全球造成的死亡人数比任何其他形式的癌症都多，其中非小细胞肺癌（NSCLC）占绝大多数。与其他癌症相比，NSCLC 缺少有效的治疗手段，即使是免疫检查点抑制剂治疗效果也相对有限，5 年生存率为 15%～25%。基于 Lm 载体疫苗减少肿瘤微环境中的免疫抑制并激活肿瘤特异性免疫的特点，其在 NSCLC 治疗中的应用也受到关注。Brahmer 等利用 Lm LADD 菌株载体平台构建了表达 NSCLC 相关抗原 EGFRvⅢ和间皮素的二价疫苗 JNJ-75，将其单独或与纳武单克隆抗体（Nivolumab）联合使用进行了 1b/2 期临床试验。单药治疗组中，给 18 名患者两次静脉注射 JNJ-75 10^8 或 10^9 CFU，结果未表现出剂量限制性毒性，预期发热和寒战持续时间不超过 24h，联合用药组也显示出类似的安全性数据。所有受试者中仅观察到 6 例与治疗相关的严重副反应（3 级或更高），给药后 4h、2d 和 4d，在血液、粪便或尿液样本中均未发现细菌脱落。在单药治疗研究中，给药后 24h 血清中促炎细胞因子水平升高，T 细胞和 NK 细胞的活化增加，但细胞因子水平在 48h 恢复到基线水平，且间皮素特异性 T 细胞应答水平有限。

5. 黑色素瘤相关抗原 许多黑色素瘤相关抗原已经被鉴定，其中一些如 Mage 家族抗原、高分子质量黑色素瘤相关抗原（HMW-MAA）及 TRP-2 等已成为免疫治疗黑色素瘤的靶向抗原。Kim 等为了提高抗原的运送效率，应用李斯特菌运送 Mage-b 抗原构建重组疫苗，其研究将 Mage-b 抗原分为 3 个部分，结果表明 LM-Mage-b/2nd（311～660 位氨基酸）是抵抗 4T1 乳腺癌肿瘤最有效的疫苗，且能显著抑制转移瘤的数量和消除转移瘤，但对原位瘤无明显效果。HMW-MAA 又被称为黑色素瘤相关硫酸软骨素蛋白聚糖，在 90% 的良性黑色素瘤病变中过度表达，除了存在于转化细胞中，还表达于周细胞（或称壁细胞）表面，常作为黑色素瘤免疫治疗的靶点。Maciag 等构建表达 HMW-MAA-C 片段（2 160～2 258 位氨基酸）与 LLO 融合蛋白的重组李斯特菌载体疫苗 Lm-LLO-HMW-MAA-C，能抑制表达 B16F10-HMW-MAA 肿瘤的生长，而且诱导小鼠产生抗肿瘤免疫所需的效应性 $CD4^+$ T 细胞和 $CD8^+$ T 细胞。有趣的是，Lm-LLO-HMW-MAA-C 疫苗对黑色素瘤、结肠癌及乳腺肿瘤等不表达 HMW-MAA 的模型均有抗肿瘤效果。研究者推测可能是周细胞表面表达 HMW-MAA，而周细胞在维持肿瘤血管形成方面有重要作用，说明 Lm-LLO-HMW-MAA-C 疫苗对血管抑制方面有一定作用，从而对以上几种肿瘤模型均显示出抗肿瘤作用。研究显示免疫该疫苗对小鼠伤口愈合无影响，且对正常血管形成无副作用，表明该疫苗有很好的安全性。Trp-2 是一种由黑素细胞衍生而来的分化抗原，在黑色素瘤中高量表达。研究表明表达黑色素瘤自身抗原 Trp-2 的 Lm 载体疫苗可以产生肿瘤特异性效应 T 细胞，显示 Lm-Trp-2 疫苗能对注射 B16 黑色素瘤细胞的小鼠起预防和治疗作用；0.001 LD_{50} 就可以诱导初始 T 细胞应答，同样剂量能有效诱导再次免疫应答；Lm-Trp-2 免疫小鼠能诱导长期有效的抗肿瘤效果，并且对皮下肿瘤和肺脏中的转移瘤结节等均能提供系统性保护作用。

6. 前列腺癌相关抗原 前列腺特异抗原（prostate specific antigen，PSA），是由前列腺腺泡和导管的上皮细胞分泌的一种单链糖蛋白，PSA 在恶性的前列腺细胞中过量表达，而在正常的前列腺上皮细胞和其他器官中低表达，因此已成为前列腺癌的免疫靶抗原。Shahabi 等构建表达融合蛋白的重组李斯特菌疫苗 Lm-LLO-PSA，能诱导 pCa 小鼠模型肿瘤浸润性 T 细胞的数量下降，诱发 80% 小鼠肿瘤肉眼可见的消退。酶联免疫斑点（enzyme-linked immunospot，ELISPOT）试验和胞内染色试验表明该疫苗诱导小鼠分泌 IFN-γ 水平增加；CTL 实验表明 PSA 特异性的 T 细胞能够识别和裂解 PSA 靶细胞。Wallecha 等应用减毒李斯特菌（LMΔdal/dat/actA）运送 PSA 抗原，对其安全性进行了探索。研究表明虽然该减毒重组菌在体内的存活率降低，但是仍然能有效诱导清除肿瘤所必需的细胞免疫应答，诱导产生大量特异性浸润 T 细胞，引起表达 PSA 的肿瘤消退。

7. 中枢神经系统肿瘤相关抗原 中枢神经系统是免疫特赦区，在治疗中枢神经系统的恶性肿瘤方面往往面临免疫应答较弱等难题。Liau 等尝试构建运送淋巴细胞脉络丛脑膜炎病毒核蛋白（LCMV-NP）的重组李斯特菌，用于研究皮下或颅内表达 NP 抗原的神经胶质瘤模型治疗。研究结果显示重组疫苗对皮下肿瘤模型有显著保护作用，而对颅内肿瘤模型无效，能够诱导皮下肿瘤模型小鼠产生抗原特异性 CD4+ T 细胞和 CD8+ T 细胞，发挥效应功能介导杀伤肿瘤细胞作用。Prins 等在此基础上，构建了 Lm-NP（NP396～404 表位）及 Lm-NP/TRP-2（NP396～404 和 TRP180～188 融合表位）重组李斯特菌疫苗，同时建立实时荧光素系统监测肿瘤发展进程。研究结果表明 rLm-NP/TRP-2 能够诱导强烈的 TRP-2 抗原特异性 CD8+ T 细胞应答，产生较高水平的 IFN-γ。研究表明 Lm 表达 TRP-2 能有效抵抗颅内 B16 肿瘤的攻击，通过建立表达萤火虫荧光素酶基因的 B16 肿瘤细胞系，利用生物素影像观察到动物颅内肿瘤显著减小，进而延长小鼠存活时间。

8. Lm 载体疫苗的新趋势 近 30 年来，运送各种肿瘤相关抗原重组 Lm 活载体疫苗的研究正在进行，众多临床前研究已经证实重组 Lm 载体疫苗是一种极具前景的肿瘤免疫治疗载体。在动物模型中，评价重组 Lm 疫苗抗肿瘤效应的金标准是观察已存在的肿瘤消退效果。虽然目前很多载体疫苗候选正在进行不同阶段的临床试验且表现出诱人的前景，但是尚未有这类疫苗被批准用于临床。如何设计更新、更安全和更有效的 Lm 载体疫苗仍然是 Lm

载体疫苗的研究重点。肿瘤的异质性和肿瘤微环境是限制很多治疗方法有效性的重要因素。如果免疫治疗真正应用于癌症患者中，应当联合使用其他疗法，如外科切除手术、放射或者化疗，以及免疫检查点抑制剂或过继细胞疗法等。针对一些癌症来说，应用常规治疗之后常出现肿瘤复发的现象，而这些肿瘤治疗性疫苗诱导产生长久有效的保护性的抗肿瘤效果，对治疗易复发肿瘤表现出较大的潜在优势。随着 Lm 载体疫苗的发展以及对其临床性能认识的深入，基于 Lm 载体疫苗的肿瘤治疗显示巨大的应用潜力。

（二）运送病毒抗原的 Lm 载体疫苗

虽然许多的研究都是关注于李斯特菌载体在治疗肿瘤性疾病中的应用，但是对于传染性疾病 Lm 载体疫苗也有很大的应用潜力。有研究者构建了能够表达人免疫缺陷病毒（human immunodeficiency virus，HIV）Gag 蛋白的重组李斯特菌疫苗 Lm-gag 及 Lmdd-gag，体外试验表明疫苗能促进人的 Gag 特异性的 CTL 反应，在小鼠体内能够诱导针对 HIV 的强烈、持久的特异性 CTL 杀伤作用，克服了有些 HIV 亚单位疫苗能诱导 CD4$^+$ T 细胞反应但不能诱导 CD8$^+$ T 细胞反应的缺陷。HIV 的自然传播发生在黏膜上，黏膜相关淋巴组织可能是病毒复制的最早部位。因此，成功诱导强大的黏膜免疫可能需要通过黏膜途径接种疫苗。使用 Lmdd-gag 进行免疫，对 HIV-1-Gag 的重组病毒提供了全身性免疫保护。Peters 等用表达 HIV-1-Gag 的重组 Lm 对小鼠进行口服免疫，可诱导约 35% 的固有层 CD8$^+$ T 细胞产生 Gag 特异性应答，两次免疫后可在黏膜淋巴组织中观察到显著水平的 Gag 和 LLO 特异性 CD8$^+$ T 细胞。

Ikonomidisde 利用野生型 Lm 制备了融合表达 LLO 和流感病毒 NP（流感病毒的主要保护性抗原）重组菌，能通过 MHC Ⅰ类途径加工和递呈 NP 抗原给 CD8$^+$ T 细胞。相反，hly 缺陷型 Lm 表达 LLO-NP 融合蛋白只能将 NP 抗原递呈给 CD4$^+$ T 细胞，而不是 CD8$^+$ T 细胞。为避免重组李斯特菌中质粒丢失，进一步使用 $prfA$ 缺陷型 Lm 突变体作为 LLO-NP 重组质粒的载体，有助于快速清除感染小鼠的流感病毒，表明重组李斯特菌疫苗用于流感病毒疫苗的可行性。Johnson 等开发了以 Lm$\Delta actA/plcB$、Lm$\Delta actA/inlB$ 双基因缺失株为载体的流感疫苗，1 期临床安全性试验表明，该疫苗对人体无不良反应，但是并未检测到流感抗原特异性免疫应答，可能与外源抗原的表达等有关。

Mahdy 等利用伊氏李斯特菌构建了表达口蹄疫病毒（foot and mouth disease virus，FMDV）优势抗原 VP1 蛋白的重组载体疫苗 Li$\Delta actAplcB$-$vp1$，免疫小鼠 7d 后，在肝脏和脾脏中病毒被完全清除，表明其安全性良好；间隔 14d 免疫 2 次后，即可检测到 VP1 特异性高水平 IgG 抗体和 T 细胞分泌的 IFN-γ、TNF-α、IL-2 等细胞因子，表明该疫苗可以诱导抗原特异性细胞免疫和体液免疫应答，有望成为克服传统灭活口蹄疫疫苗缺点的新型候选疫苗。

（三）运送细菌抗原的 Lm 载体疫苗

结核病仍然是世界范围内紧迫的公共卫生问题，目前唯一使用的疫苗卡介苗（bacillus

calmette guerin，BCG）的保护效力不稳定，迫切需要研制新的更稳定有效的疫苗。Miki 等利用 LmΔ2 菌株构建了分枝杆菌 Ag85 复合分子（Ag85A 和 Ag85B）和 MPB/MPT51 分子的重组疫苗，静脉免疫 BALB/c 小鼠可诱导分枝杆菌抗原特异性 Th1 型细胞免疫应答，产生抵抗 H37Rv 静脉攻毒的保护性细胞免疫，与 BCG 所引起的免疫应答相当。殷月兰等利用 LmΔactA/plcB 构建融合表达分枝杆菌 FbpB-ESAT-6 抗原的重组载体疫苗 Lm∷fbpB-esat-6（rLM），经 BCG 初次免疫后并经过 rLM 加强免疫（prime-boost）的小鼠的 Th1 型细胞因子（IFN-γ、IL-17 和 IL-6）和 CTL 活性显著增强，能抵抗 H37Rv 菌株的攻毒。也有研究利用 LmΔactA/plcB 融合表达 4 种分枝杆菌抗原（Rv2460c、Rv2660c、Rv3875、Rv3804c）T 细胞表位，在小鼠模型中安全性良好，并诱导抗原特异性 $CD8^+$ T 细胞应答。这些研究表明携带分枝杆菌抗原的重组 Lm 疫苗能有效诱导产生 Th1 和 CTL 为主的保护性免疫应答。利用 Lm 的 LLO 蛋白在激活 $CD4^+$ 和 $CD8^+$ T 细胞应答中具有关键作用，将 BCG 与 Lm hly 基因结合构建重组 BCG（hly＋rBCG），增强了抗结核分枝杆菌的特异性免疫保护。通过构建缺失尿素酶 C 的重组 BCG（即 ΔureC hly＋rBCG），以提供更接近 hly 最佳活性的吞噬体内 pH，获得了更高的疫苗保护效力，还对结核分枝杆菌 Beijing/W 型菌株提供了极强的保护，而 BCG 保护作用却非常有限。

三、Lm 载体疫苗的利弊

1. Lm 载体疫苗的优点

（1）感染抗原递呈细胞（APC）的倾向　Lm 可特异性感染专职 APC，其抗原能通过 MHC Ⅰ类途径递呈 $CD8^+$ T 细胞，也会通过 MHC Ⅱ类途径递呈 $CD4^+$ T 细胞。

（2）易于基因操作　质粒疫苗载体电转化 Lm 相对容易，很多新建立的遗传操作也适用于 Lm。

（3）佐剂性　小鼠对 Lm 的免疫应答基本上是 Th1 型，其中 IFN-γ 和 IL-12 的产生占主导地位。Lm 的细胞表面成分可通过 TLR 激发先天免疫应答，如脂磷壁酸和可溶性肽聚糖（革兰氏阳性菌的主要刺激成分）可通过 TLR2 介导细胞的活化。此外，Lm 基因组 DNA 中丰富的非甲基化胞苷磷酸鸟苷（CpG）序列可通过 TLR9 介导的信号刺激先天免疫。因此，减毒活李斯特菌作为"天然佐剂"，促进先天免疫的细胞活化并促进 APC 的成熟和激活。

（4）处理和存储的简便性　Lm 可制作为冻干粉储存，类似于卡介苗的制备程序。此外，Lm 对青霉素和四环素等常见抗生素敏感，易于筛选。

（5）黏膜免疫途径　通过不同黏膜（如口服、鼻内、胃内或直肠等）途径施用 Lm 疫苗通常会诱导宿主的免疫应答，类似于自然感染，并可导致持久的保护性黏膜和全身免疫应答。此外，通过黏膜途径接种疫苗的副作用较少，并且在许多情况下递送成本较低。

（6）DNA 疫苗载体的体内扩增　Lm 允许其携带的 DNA 疫苗质粒在胞内复制，可以增加 DNA 疫苗载体在体内的数量，从而提高 DNA 疫苗的免疫保护效率。

2. Lm 载体疫苗的缺点

（1）携带的基因整合到宿主细胞染色体的潜在风险。

（2）质粒在多种组织中的扩散和长期存在。

（3）诱导对免疫抗原的耐受性。

（4）诱导抗 DNA 抗体导致自身免疫性疾病的风险。

（5）恢复到毒力表型的可能性。疫苗的安全性始终是人们关注的问题，在构建重组疫苗时，在降低细菌毒力的同时能保持其强烈的免疫原性，是设计 Lm 等细菌载体疫苗时所要重点考虑的问题。

四、展望

Lm 独特的胞内生活史及其诱导强烈的天然免疫应答和特异性免疫应答，使其具有活载体疫苗的众多优势，目前已有 Lm 重组疫苗进入 3 期临床试验。但是也存在需进一步克服的问题，如疫苗的抗性、外源抗原的表达水平等，此外在应用 Lm 作为载体时如何将其毒力降至最低以保证疫苗的安全性也是主要考虑的问题。随着研究的不断深入，Lm 重组疫苗会得到不断的优化和改进，从而在预防和治疗传染性疾病和肿瘤性疾病中显示出广阔的应用前景。

第三节　李斯特菌疫苗佐剂研究和应用

免疫原性较弱的疫苗中通常需要加入佐剂来增强抗原的免疫刺激能力，并通过延长疫苗刺激免疫系统的时间来增强免疫反应。佐剂还有许多潜在的功能，如降低疫苗接种的频率，减少疫苗的抗原剂量，提高免疫反应的质量，促进交叉免疫，提高疫苗的稳定性等。预防李斯特菌病的有效手段就是通过接种疫苗，诱导持续性免疫应答。Lm 是一种细胞内寄生菌，灭活疫苗需要添加佐剂诱导细胞免疫应答用于彻底清除感染的 Lm。根据疫苗成分、适用对象、接种部位和方式的不同，疫苗佐剂主要为无机盐佐剂、油乳佐剂、生物天然佐剂等。

一、无机盐佐剂

20 世纪 20 年代铝佐剂被首次使用，是目前使用时间最长、应用最广泛的佐剂，约 1/3 的批准疫苗中含有氢氧化铝，该佐剂可通过激活炎性小体并从死亡细胞中释放双链 DNA 发挥刺激免疫系统的作用。灭活李斯特菌中加入皂苷和氢氧化铝佐剂可以促进体液免疫，增强 Th2 型免疫应答。但铝佐剂疫苗不能诱导细胞免疫应答，且稳定性较差，在冷冻后会聚集成颗粒从而降低疫苗品质。Lm 作为兼性胞内寄生菌，诱导 Th1 偏向型免疫应答的李斯特菌疫苗有利于清除该致病菌，但铝盐佐剂疫苗主要诱导 Th2 型体液免疫应答，不适合作为 Lm

等胞内病原菌疫苗的佐剂。

除了铝佐剂以外，其他矿物盐佐剂如磷酸钙，与明矾盐的性质相似，是人体的天然化合物。磷酸钙具有良好的耐受性，同时能较好地吸附抗原，诱导产生高水平 IgG 抗体，已被用于百日咳疫苗，接种后引起的神经反应很少。二价锰离子（Mn^{2+}）可促进 I 型干扰素（IFN）的产生，并激活 IFN 信号通路，已证实 Mn^{2+} 可作为疫苗佐剂。王超等基于锰佐剂制备的亚单位疫苗对肠炎沙门菌感染提供了较好的免疫保护能力。

二、油乳佐剂

油佐剂主要分为水包油（O/W）佐剂和油包水（W/O）佐剂两类。水包油（O/W）佐剂的主要类型是动物油角鲨烯佐剂 MF59，是一种由人体沿胆固醇合成途径合成的完全可代谢的脂类。AS03 含有 α-生育酚和角鲨烯，角鲨烯能激活注射部位的局部免疫细胞，促进单核细胞向树突状细胞的转化，并招募抗原递呈细胞摄取抗原，从而增强疫苗免疫效应。1997年意大利首次批准将 MF59 佐剂用于人三价流感疫苗（TIV），MF59 以及 AS03 佐剂系统已被欧洲以及美国 FDA 批准用于多种人用疫苗的佐剂，被广泛应用于人用大流行性流感疫苗的制备。角鲨烯佐剂在人用疫苗中被证实具有良好的安全性，但刺激产生的保护性免疫应答能力不如油包水佐剂。

油包水佐剂主要分为完全弗氏佐剂（complete freund's adjuvant，CFA）和不完全弗氏佐剂（incomplete freund's adjuvant，IFA），其中 CFA 含有矿物油以及灭活的结核分枝杆菌，IFA 不含细菌成分。CFA 佐剂具有良好的细胞免疫应答的免疫刺激能力，但由于其含有灭活的结核分枝杆菌，能在接种部位引起较严重的副作用，安全性较差。与 CFA 相比，IFA 有更好的安全性，不易引起宿主接种部位的炎症，广泛作为兽用疫苗佐剂。Montanide™ ISA 61 VG 是法国赛彼科公司生产的 W/O 佐剂，主要原料为矿物油，能够包裹灭活的抗原，用于反刍动物灭活疫苗的制备，可以促进强烈的体液和细胞特异性免疫应答。朱腾飞等使用 ISA 61 VG 制备灭活 Lm 疫苗，诱导小鼠产生 Th1 型偏向性免疫应答，为小鼠提供免疫保护。

油乳佐剂是一种重要的佐剂类别，常用于兽用和人用临床疫苗的研究。但 CFA 油包水佐剂疫苗接种后的副作用较大，同时 AS04 和 AS03 等水包油佐剂直接作用于天然免疫细胞，而不能产生适应性免疫应答。因此，需要进一步开发出更高效更安全的油乳佐剂。

三、生物天然佐剂

有些细菌分泌的蛋白、天然植物或动物的化合物能够增强免疫效力，从而被当作疫苗佐剂。脂质体是一种含有磷脂双分子层和亲水中心的球形颗粒，疫苗的抗原组分可以被包裹在膜中，结合在膜上或吸附在脂质体上作为递送抗原和免疫刺激分子。病原体本身的一些代谢产物也能够作为疫苗的佐剂，如 Lm 的毒力因子 p60 和 LLO 蛋白，可以用作 Lm 灭活疫苗的佐剂，增强细胞免疫应答能力。此外，LLO 具有很强的免疫原性，可用作异源抗原疫苗的佐剂，提高弱免疫原性疫苗的免疫效力。如前文所述，LLO 作为疫苗佐剂的效用已经在很多重组 Lm 载体疫苗的研究中得到证实。在宫颈癌模型中，使用 LLO 作为 HPV-16 E7 蛋白的佐剂，无论是蛋白混合还是基因融合，都能有效根除移植到小鼠体内的肿瘤。但是 LLO 佐剂特性的分子基础目前尚不清楚。有研究将 LLO 佐剂效力归因于其溶血特性，但通过截短分子去除溶血相关的结构域，LLO 佐剂效力未受明显影响。推测认为 LLO 更像是一个经典的病原相关分子模式（PAMP），被特异性病原体识别受体（PRR）识别后激活免疫刺激级联反应，导致促炎细胞因子如 TNF-α 和 IL-12 的释放，进而促进 APC 的成熟和抗原特异性 CTL 的激活。CpG ODNs 不仅可以作为疫苗，其本身可以作为预防细菌、寄生虫等病原体感染的疫苗佐剂，同时也可以作为肿瘤治疗疫苗的佐剂，能增强抗原的免疫原性，诱导良好的肿瘤抑制作用。作为疫苗的佐剂，CpG-ODNs 激活专职 APC，从而增强诱导体液免疫应答的能力。CpG 佐剂能增强并延长表达细胞毒性 T 淋巴细胞表位 OVA 的重组 Lm（Lm OVA）对野生株攻毒的免疫保护。然而，CpG ODNs 作为疫苗佐剂，在宿主体内发挥作用的机制仍需要进一步的研究。

动植物天然佐剂，如蜂胶、皂苷、花粉多糖等具有免疫增强的作用，因其毒性低、排异性低的优点，被广泛应用于实验和生产中。有研究利用海藻酸钠-壳聚糖包埋的 γ 射线辐照疫苗 KLM-γ，制备一种李斯特菌辐照灭活疫苗，诱导更好的免疫保护作用。蜂胶是由蜜蜂合成的一种天然物质，能形成凝胶网络结构，对抗原进行包裹，延长抗原刺激免疫系统的时间，提高抗体水平，增强体液免疫应答，可作为疫苗的免疫增强剂。皂苷佐剂是从皂角中提取的天然甾体或三萜苷类化合物，可诱导强烈的 Th1/Th2 平衡免疫反应。由于其低成本、配方简单、安全性好等优点，常用于兽药的研发和生产。通过反相色谱法从提取物中纯化的成分可以诱导细胞免疫应答，并用作明矾佐剂的替代物。此外，皂苷也用于 Lm 灭活疫苗，以诱导小鼠的保护性免疫。这类天然佐剂具有安全、副作用小的优点，是疫苗佐剂的良好选择。

四、展望

李斯特菌病的高死亡率对人类和动物的公共安全构成了极大威胁。目前长期使用抗生素治疗李斯特菌病导致 Lm 的耐药性增加，同时尚未有 Lm 疫苗获准上市，因此开发一种安全稳定的 Lm 疫苗显得至关重要。随着科学技术的进步，将有更多的 Lm 疫苗被开发、研究和应用，为李斯特菌病的预防和治疗提供保障。

（潘志明　孟　闯）

参考文献 ●

Ansari M A，Zia Q，Kazmi S，et al，2015. Efficacy of cell wall-deficient spheroplasts against experimental murine listeriosis [J] . Scand J Immunol, 82 (1): 10-24.

Black S, 2015. Safety and effectiveness of MF-59 adjuvanted influenza vaccines in children and adults [J]. Vaccine, 33 (S2): 3-5.

Bode C, Zhao G, Steinhagen F, et al, 2011. CpG DNA as a vaccine adjuvant [J] . Expert Rev Vaccines, 10 (4): 499-511.

Brahmer J R, Johnson M L, Cobo M, et al, 2020. JNJ-64041757 (JNJ-757), a live, attenuated, double-deleted *Listeria monocytogenes*-based immunotherapy, in patients with non-small cell lung cancer: Results from 2 Phase 1 studies [J] . JTO Clin Res Rep, 2: 100103.

Brockstedt D G, Bahjat K S, Giedlin M A, et al, 2005. Killed but metabolically active microbes: a new vaccine paradigm for eliciting effector T-cell responses and protective immunity [J] . Nat Med, 11 (8): 853-860.

Brockstedt D G, Dubensky T W, 2008. Promises and challenges for the development of *Listeria monocytogenes*-based immunotherapies [J] . Expert Rev Vaccines, 7 (7): 1069-1084.

Calderon-Gonzalez R, Frande-Cabanes E, Teran-Navarro H, et al, 2017. GNP-GAPDH (1-22) nanovaccines prevent neonatal listeriosis by blocking microglial apoptosis and bacterial dissemination [J]. Oncotarget, 8 (33): 53916-53934.

Campbell J, 2017. Development of the CpG adjuvant 1018: A case study [J] . Methods Mol Biol, 1494: 15-27.

Deng W, Lira V, Hudson T E, et al, 2018. Recombinant *Listeria* promotes tumor rejection by CD8+ T cell-dependent remodeling of the tumor microenvironment [J] . Proc Natl Acad Sci U S A. 115 (32): 8179-8184.

Dobrovolskiene N, Pasukoniene V, Darinskas A, et al, 2018. Tumor lysate-loaded Bacterial Ghosts as a tool for optimized production of therapeutic dendritic cell-based cancer vaccine [J] . Vaccine, 36 (2): 4171-4180.

Duan F, Chen J, Yao H, et al, 2021. Enhanced therapeutic efficacy of *Listeria*-based cancer vaccine with codon-optimized HPV16 E7 [J] . Hum Vaccin Immunother, 17 (6): 1568-1577.

Eisenbarth S C, Colegio O R, O'connor W, et al, 2008. Crucial role for the NALP3 inflammasome in the immunostimulatory properties of aluminium adjuvants [J] . Nature, 453 (7198): 1122-1126.

Fernández-Tejada A, Chea E K, George C, et al, 2014. Development of a minimal saponin vaccine adjuvant based on QS-21 [J] . Nat Chem, 6 (7): 635-643.

Galicia-Carmona T, Arango-Bravo E, Serrano-Olvera J A, et al, 2021. ADXS11-001 LM-LLO as specific immunotherapy in cervical cancer [J] . Hum Vaccin Immunother, 17 (8): 2617-2625.

Gunn G R, Zubair A, Peters C, et al, 2001. Two *Listeria monocytogenes* vaccine vectors that express different molecular forms of human papilloma virus-16 (HPV-16) E7 induce qualitatively different T cell immunity that correlates with their ability to induce regression of established tumors immortalized by HPV-16 [J] . J Immunol, 167 (11): 6471-6479.

Hanson W G, Benanti E L, Lemmens E E, et al, 2019. A potent and effective suicidal *Listeria* vaccine platform [J] . Infect Immun, 87 (8): e00144-19.

Jahangiri A，Rasooli I，Gargari S L，et al，2011. An in silico DNA vaccine against *Listeria monocytogenes* ［J］. Vaccine，29（40）：6948-6958.

Jia Q，Dillon B J，Masleša-Galić S，et al，2017. *Listeria*-vectored vaccine expressing the *Mycobacterium tuberculosis* 30-Kilodalton major secretory protein via the constitutively active *prfA** regulon boosts *Mycobacterium bovis* BCG efficacy against Tuberculosis ［J］. Infect Immun，85（9）：e00245-17.

Jia Q，Masleša-Galić S，Nava S，et al，2022. *Listeria*-vectored multi-antigenic tuberculosis vaccine protects C57BL/6 and BALB/c mice and guinea pigs against *Mycobacterium tuberculosis* challenge ［J］. Commun Biol，5（1）：1388.

Jia Y Y，Tan W J，Duan F F，et al，2017. A genetically modified attenuated *Listeria* vaccine expressing HPV16 E7 kill tumor cells in direct and antigen-specific manner ［J］. Front Cell Infect Microbiol，7：279.

Jia Y Y，Yin Y，Duan F，et al，2012. Prophylactic and therapeutic efficacy of an attenuated *Listeria monocytogenes*-based vaccine delivering HPV16 E7 in a mouse model ［J］. Int J Mol Med，30（6）：1335-1342.

Johnson P V，Blair B M，Zeller S，et al，2011. Attenuated *Listeria monocytogenes* vaccine vectors expressing influenza A nucleoprotein：preclinical evaluation and oral inoculation of volunteers ［J］. Microbiology and immunology，55（5）：304-317.

Kim S H，Castro F，Gonzalez D，et al，2008. Mage-b vaccine delivered by recombinant *Listeria monocytogenes* is highly effective against breast cancer metastases ［J］. Br J Cancer，99（5）：741-749.

Kim S，Zuiani A，Carrero J A，et al，2012. Single chain MHC I trimer-based DNA vaccines for protection against *Listeria monocytogenes* infection ［J］. Vaccine，30（12）：2178-2186.

Lauer P，Hanson B，Lemmens E E，et al，2008. Constitutive Activation of the PrfA regulon enhances the potency of vaccines based on live-attenuated and killed but metabolically active *Listeria monocytogenes* strains ［J］. Infect Immun，76（8）：3742-3753.

Le D T，Wang-Gillam A，Picozzi V，et al，2015. Safety and survival with GVAX pancreas prime and *Listeria monocytogenes*-expressing mesothelin（CRS-207）boost vaccines for metastatic pancreatic cancer ［J］. J Clin Oncol，33（12）：1325-1333.

Lin M，Guo R，Ma C，et al，2021. Manganese breaks the immune tolerance of HBs-Ag ［J］. Open Forum Infect Dis，8（2）：ofab028.

Liu S J，Tian S C，Zhang Y W，et al，2020. Heterologous boosting with *Listeria*-based recombinant strains in BCG-primed mice improved protection against pulmonary Mycobacterial Infection ［J］. Front Immunol，11：2036.

Maciag P C，Seavey M M，Pan Z K，et al，2008. Cancer immunotherapy targeting the high molecular weight melanoma-associated antigen protein results in a broad antitumor response and reduction of pericytes in the tumor vasculature ［J］. Cancer Res，68（19）：8066-8075.

Mahdy S E，Liu S，Su L，et al，2019. Development of a recombinant vaccine against foot and mouth disease utilizing mutant attenuated *Listeria ivanovii* strain as a live vector ［J］. J Virol Methods，273：113722.

Mariam O，Yvonne P，Laurence M W，2021. Clinical experience and recent advances in the development of *Listeria*-based tumor immunotherapies ［J］. Front Immunol，12：642316.

Marichal T, Ohata K, Bedoret D, et al, 2011. DNA released from dying host cells mediates aluminum adjuvant activity [J]. Nat Med, 17 (8): 996-1002.

Mayer R L, Verbeke R, Asselman C, et al, 2022. Immunopeptidomics-based design of mRNA vaccine formulations against *Listeria monocytogenes* [J]. Nat Commun, 13 (1): 6075.

Mcelhaney J E, Beran J, Devaster J M, et al, 2013. AS03-adjuvanted versus non-adjuvanted inactivated trivalent influenza vaccine against seasonal influenza in elderly people: a phase 3 randomised trial [J]. Lancet Infect Dis, 13 (6): 485-496.

Miki K, Nagata T, Tanaka T, et al, 2004. Induction of protective cellular immunity against *Mycobacterium tuberculosis* by recombinant attenuated self-destructing *Listeria monocytogenes* strains harboring eukaryotic expression plasmids for antigen 85 complex and MPB/MPT51 [J]. Infect Immun, 72: 2014.

Miller E A, Spadaccia M R, Norton T, et al, 2015. Attenuated *Listeria monocytogenes* vectors overcome suppressive plasma factors during HIV infection to stimulate myeloid dendritic cells to promote adaptive immunity and reactivation of latent virus [J]. AIDS Res Hum Retroviruses, 31 (1): 127-136.

Olafsdottir T, Lindqvist M, Harandi A M, 2015. Molecular signatures of vaccine adjuvants [J]. Vaccine, 33 (40): 5302-5307.

Pastor Y, Camacho A I, Zuniga-Ripa A, et al, 2018. Towards a subunit vaccine from a *Shigella flexneri* Delta-tolR mutant [J]. Vaccine, 36 (31): 7509-7519.

Peters C, Peng X, Douven D, et al, 2003. The induction of HIV gag-specific CD8$^+$ T cells in the spleen and gut-associated lymphoid tissue by parenteral or mucosal immunization with recombinant *Listeria monocytogenes* HIV Gag [J]. J Immunol, 170: 5176.

Pouriayevali M H, Bamdad T, Sadat S M, et al, 2019. Listeriolysin O immunogenetic adjuvant enhanced potency of hepatitis C virus NS3 DNA vaccine [J]. IUBMB life, 71 (10): 1645-1652.

Rodriguez-Del Rio E, Marradi M, Calderon-Gonzalez R, et al, 2015. A gold glyco-nanoparticle carrying a Listeriolysin O peptide and formulated with Advax^{TM} delta inulin adjuvant induces robust T-cell protection against *listeria* infection [J]. Vaccine, 33 (12): 1465-1473.

Seavey M M, Pan Z K, Maciag P C, et al, 2009. A novel human Her-2/neu chimeric molecule expressed by *Listeria monocytogenes* can elicit potent HLA-A2 restricted CD8-positive T cell responses and impact the growth and spread of Her-2/neu-positive breast tumors [J]. Clin Cancer Res, 15 (3): 924-932.

Sewell D A, Douven D, Pan Z K, et al, 2014. Regression of HPV-positive tumors treated with a new *Listeria monocytogenes* vaccine [J]. Arch Otolaryngol Head Neck Surg, 130 (1): 92-97.

Shahabi V, Reyes-Reyes M, Wallecha A, et al, 2008. Development of a *Listeria monocytogenes*-based vaccine against prostate cancer [J]. Cancer Immunol Immunother, 57 (9): 1301-1313.

Singh R, Dominiecki M E, Jaffee E M, et al, 2005. Fusion to Listeriolysin O and delivery by *Listeria monocytogenes* enhances the immunogenicity of HER-2/neu and reveals subdominant epitopes in the FVB/N mouse [J]. J Immunol, 175 (6): 3663-3673.

Singh R, Paterson Y, 2007. In the FVB/N HER-2/neu transgenic mouse both peripheral and central tolerance limit the immune response targeting HER-2/neu induced by *Listeria monocytogenes*-based vaccines [J]. Cancer Immunol Immunother, 56 (6): 927-938.

Skoberne M，Yewdall A，Bahjat K S，et al，2008. Use of KBMA *Listeria monocytogenes* as an antigen loading platform for dendritic cell-mediated induction of antitumor immunity ［J］. J Clin Oncol，26（15）：3044-3054.

Subharat S，Shu D，Zheng T，et al，2016. Vaccination of sheep with a methanogen protein provides insight into levels of antibody in saliva needed to target ruminal methanogens ［J］. PloS One，11（7）：e0159861.

Verch T，Pan Z K，Paterson Y，2004. *Listeria monocytogenes*-based antibiotic resistance gene-free antigen delivery system applicable to other bacterial vectors and DNA vaccines ［J］. Infect Immun，72：6418.

Wallecha A，Maciag P C，Rivera S，et al，2009. Construction and characterization of an attenuated *Listeria monocytogenes* strain for clinical use in cancer immunotherapy ［J］. Clin Vaccine Immunol，16（1）：96-103.

Wu X，Ju X，Du L，et al，2017. Production of bacterial ghosts from gram-positive pathogen *Listeria monocytogenes* ［J］. Foodborne Pathog Dis，14（1）：1-7.

Xu H，Alzhrani R F，Warnken Z N，et al，2020. Immunogenicity of antigen adjuvanted with AS04 and its deposition in the upper respiratory tract after intranasal administration ［J］. Mol Pharm，17（9）：3259-3269.

Yin Y，Lian K，Zhao D，et al，2017. A promising *Listeria*-vectored vaccine induces Th1-type immune responses and confers protection against Tuberculosis ［J］. Front Cell Infect Microbiol，7：407.

Yin Y，Zhang C，Dong H，et al，2010. Protective immunity induced by a LLO-deficient *Listeria monocytogenes* ［J］. Microbiol Immunol，54（4）：175-183.

Zeng H，Xie M，Ding C，et al，2020. Attenuated *Listeria monocytogenes* as a vaccine vector for the delivery of OMPW，the outer membrane protein of *Aeromonas hydrophila* ［J］. Front Microbiol，11：70.

Zhou B X，Cai X P，Zhang S H，et al，2010. Immune enhancement effect of recombinant protein P60 and LLO on inactivated vaccine against *Listeria monocytogenes* ［J］. Chinese Veterinary Science，40（6）：609-615.

第九章 · 动物源性食品李斯特菌监测与防控

第一节　基本概念

一、动物性食品卫生学

动物性食品卫生学是以兽医学和公共卫生学的理论为基础，从预防角度出发，研究肉、蛋、乳和水产品等动物性食品的预防性和生产性卫生质量监督、产品质量鉴定、控制及加工利用等，以保障人和畜禽的健康，防止疾病传播的综合性应用科学。它主要研究如何保证人们获得符合卫生要求，适于人类消费的动物性食品，防止人兽共患病原体和其他可能存在的有害因素经由动物性产品对人体健康造成危害，并防止畜禽疾病的传播，力求既能保障食用者安全，又能促进养殖业的发展。

二、李斯特菌与食源性疾病

李斯特菌病是一种人兽共患传染病，畜禽因摄食被 Lm 污染的饲料而引起感染，通过养殖、屠宰和销售环节的产业链，从农场到餐桌，引起人类的感染。Lm 可能通过食物进行传播的方式早在 1926 年就被发现了，当时 Murray 等人描述了一种兔子因感染 Lm 引起的疾病。Potel 在 20 世纪 50 年代首次报告了 Lm 食源性传播给人类的有力证据。1945—1952年，在德国哈雷市的死产案例显著增加，一个诊所记录的死产案例多达 100 例。通过调查发现一头患非典型乳腺炎奶牛的牛乳中分离出的 Lm，与食用了该牛牛乳的流产妇女的死胎中分离的菌株具有相同的血清型。另外，在新生儿托儿所中发现了聚集性、迟发性新生儿李斯特菌病，这表明李斯特菌的感染也存在医院传播的可能性。出生时健康和足月的新生儿可能通过产道时的感染，导致迟发性李斯特菌病。最近统计分析发现由食源性传播引起的李斯特菌病病例占 99%。

针对食源性李斯特菌病暴发的流行病学调查极大地促进了我们对该病的了解。侵袭性李斯特菌病暴发往往很难确定和调查，对它们的发现和面临的挑战进行讨论，将有助于我们更好地理解调查结果和结论。与许多疫情相关的人群在地理上分布比较分散，暴露个体较少，这使调查变得困难。另外，对李斯特菌病的监测和病例的识别也很有限。例如，在自然流产病例中缺乏诊断李斯特菌病的常规检测，从感染到确诊时间较长，影响了识别感染载体的能力。在 1985 年洛杉矶暴发的由墨西哥风味软奶酪引起的李斯特菌病病例中，潜伏期为31 d，期限为 11～70 d。研究人员通常评估李斯特菌病患者在诊断前 4～6 周内的食物接触情况，而患者往往难以回忆他们的食物接触情况。易感人群的范围难以确定，大约有 20％的李斯特菌病病例发生在健康成年人中，但大多数病例发生在孕妇、新生儿、老年人或免疫功能低下的人中。

微生物污染的食品同样阻碍了食品运输中病原菌的识别。Lm 在自然环境中很常见，有多种亚型可能会污染食物，鉴定从患者和食物中分离出的 Lm 亚型是将食物与人类感染联系起来的关键手段。然而，在食品运输工具和患者中发现多种亚型，其中一些亚型可能会在两者间不匹配，这给识别病例和潜在食品运输工具增加一层复杂性。此外，李斯特菌病的食物载体通常是那些保质期较长的食品，尤其 Lm 可以在冰箱温度下继续缓慢生长。因此，在食品生产和储存过程中多种食品交叉污染的机会增加，使得在病情中很难识别原始来源载体。

尽管在监测、检测和调查方面存在困难，但我们还是对与李斯特菌病有关的食品有了很多了解。在本章中，我们将回顾目前从李斯特菌病暴发和监测中获得的信息。表 9-1 汇总了人李斯特菌病暴发的病例情况。

表 9-1　人李斯特菌病暴发的病例汇总

年份	国家	Lm 污染的食品	病例数[a]
1945—1952	民主德国	生牛奶、酸奶、干酪	约 100
1954	民主德国	未知	26
1956	苏联	猪肉	19
1960—1961	联邦德国	未知	81
1966	民主德国	未知	279
1969	新西兰	未知	13
1975—1976	法国	未知	162
1977—1978	南非	未知	14
1978—1979	澳大利亚	生蔬菜	12
1979	美国	生蔬菜	20
1979—1980	新西兰	未知	10
1980	新西兰	贝类、生鱼片	22
1981	英国	奶油	11
1981	捷克斯洛伐克	未知	49
1981	加拿大	凉拌卷心菜	41
1981—1982	新西兰	未知	18

（续）

年份	国家	Lm 污染的食品	病例数[a]
1983	美国	未知	10
1983	联邦德国	未知	25
1983	美国	巴氏杀菌奶	49
1983—1987	瑞士	奶酪	122
1985	美国	墨西哥奶酪	142[b]
1985—1987	丹麦	未知	35
1986	奥地利	生牛奶、蔬菜	28
1986—1987	美国	生鸡蛋	33
1986—1987	美国	多种食品	36
1987	美国	黄油	11
1987	英国	未知	23
1987—1989	英国	面团	366
1989	美国	虾	10
1989—1990	丹麦	奶酪	26
1992	法国	冻猪舌	279
1993	法国	熟肉酱	38
1995	法国	干酪	33
1997	法国	乳酪	14
1998—1999	美国	加工肉类	108
1999	芬兰	巴氏消毒的黄油	25
1999	美国	面团	11
1999—2000	法国	熟肉酱	10
1999—2000	法国	冻猪舌	32
2000	美国	熟食店火鸡肉	30
2000	美国	自制墨西哥奶酪	13
2002	美国	熟食店火鸡肉	54
2002	加拿大	奶酪	17
2003	美国	墨西哥式奶酪	12
2005	瑞士	奶酪	10
2005	美国	熟食和墨西哥式奶酪	25
2006—2008	德国	即食香肠	16
2008	加拿大	熟食肉	57
2008	加拿大	奶酪	38
2008	美国	豆芽菜	20
2009	葡萄牙	奶酪	30

（续）

年份	国家	Lm 污染的食品	病例数[a]
2009	美国	墨西哥式奶酪	18
2009	丹麦	牛肉	14
2009—2010	奥地利、德国	奶酪	34
2010	美国	奶酪	14
2010	美国	芹菜	10
2010—2015	美国	冰淇淋	10
2011	美国	哈密瓜	147
2011	美国	干酪	15
2012	美国	干酪	22
2013—2014	瑞士	沙拉	32
2014	丹麦	五香肉卷	41
2014—2015	美国	焦糖苹果	35
2014—2024	美国	软奶酪	26
2015—2016	加拿大	巧克力牛奶	34
2015—2016	意大利	奶酪	24
2015—2016	美国	沙拉	19
2015—2016	加拿大	沙拉	16
2017—2018	南非	火腿	1060
2018	奥地利	动物肝脏	13
2018—2019	德国	血肠	112
2019	西班牙	即食猪肉	207
2020—2021	德国、奥地利、丹麦、瑞士	虹鳟鱼片	55
2023	加拿大	杏仁奶、椰奶、燕麦奶	18

[a] 数值为实验室流行病学调查确认的病例，只统计了大于 10 例的病例。

[b] 含有 63 个流行亚型。

三、动物源性食品生产与危害分析的临界控制点

虽然食品安全主要通过生产质量管理规范（good manufacture practice，GMP）和动物源性食品生产与危害分析的临界控制点（hazard analysis and critical control point，HACCP）体系的有效实施来提高，包括先决条件程序，但微生物标准也可以用来帮助生产者验证 HACCP 计划的正确实施。出于贸易目的，食品中的微生物负荷通常是必需的，这尤其适用于速食食品中的李斯特菌。一些国家，如美国、奥地利、澳大利亚、新西兰和意大利要求在≥25 g 的食物中不含 Lm（称为零容忍）。其他国家，如德国、

荷兰和法国，在速食食品有＜100 CFU/g 的标准。在英国，该标准只正式适用于乳制品。除了 Lm 的标准不同外，几个国家使用不同的抽样计划和方法。当前欧盟正处于讨论阶段，试图统一标准。

因此，为了保护公众健康和促进产品贸易，有必要在风险评估原则的基础上，制定 Lm 的微生物标准。出于监管的目的，假设所有 Lm 菌株都具有潜在的致病性，关于标准的讨论往往集中在普通人群和高危人群的剂量反应上。在国际层面，国际食品法典委员会（CAC）正在鼓励食品卫生法典委员会（Codex Committee on Food Hygiene，CCFH）制定即食食品中使用 Lm 的指南。在应用标准的地方，通常有一个抽样计划和推荐的分析方法。两级或三级抽样方案通常基于国际食品微生物标准委员会（International Commission of Microbiological Specializations on Food，ICMSF），三级计划用于指定可接受、边际可接受或不可接受的食品，用于分离边际可接受和不可接受质量食品的最大数量（最大允许水平）。

四、动物源性食品安全风险评估

（一）定义

在任何风险评估过程中，术语的定义都很重要。以下是微生物风险评估实施原则和指南中列出的定义。危害是指食品中的生物、化学或物理物质，或其状况可能对健康造成的不利影响（伤害）。相比之下，风险是对健康产生不利影响的可能性和这种影响严重程度的函数表示。了解可能与食品有关的危害和消费者遭受不利于健康的风险之间的联系，对于制定合适的食品安全控制措施尤其重要。

风险分析：由风险评估、风险管理和风险沟通组成。

风险评估：一个基本的科学过程，包括以下步骤：①危害识别；②危害描述；③暴露评估；④风险描述。

定量风险评估：风险评估提供风险的数字表达式和伴随的不确定性的指示。

定性风险评估：基于数据的风险评估，虽然对数字风险估计的基础不充分，但在事先的专家知识和伴随的不确定性的条件下，允许风险分级或划分成描述性的风险类别。

危害识别：对能够造成不利于健康影响的生物、化学和物理制剂的识别，可能存在于特定的食品或食品组中。

危害特性：对与危害相关的不利于健康影响的性质进行定性或定量评估，包括剂量反应评估。出于微生物风险评估（microbiological risk assessment，MRA）的目的，关注点与微生物或其毒素有关。

剂量-反应评估：确定化学、生物或物理因素的暴露量（剂量）与相关不良健康影响（反应）的严重程度或频率之间的关系。

暴露评估：对可能通过食物摄入的生物、化学和物理因素以及其他来源的暴露进行的定性或定量评估。

风险特征：基于危害识别、危害特征描述和暴露评估的特定人群的不利健康影响，确定定性和定量估计的过程，包括已知或潜在的发生概率或伴随的不确定性。

风险估计：风险特征的输出。

风险管理：根据风险评估的结果权衡政策选择的过程，选择和实施合适的控制选项，包括监管措施。

风险沟通：风险评估者、风险管理者、消费者和其他相关方之间关于风险和风险管理的信息和意见的互动交流。

敏感性分析：一种用于通过测量输入变化导致的输出变化来检查模型行为的方法。

透明：一个过程的特征，完整和系统地陈述和记录其中所表达的基本原理、发展逻辑、约束条件、假设、价值判断、决定、限制和不确定性决定，并可供审查。

不确定性分析：一种用于估计与模型输入、假设和结构/形式相关的不确定性的方法。

（二）风险评估过程

控制食品中的 Lm 为需要考虑结构化风险的管理方法提供了一个例子。一般人群经常少量食用 Lm，没有明显的不良影响。有人认为，只有较高水平的 Lm 才会导致严重的疾病问题。还有人认为 Lm 是一种一直存在于环境中的病原体。因此，关键问题是如何控制其生存和生长，将潜在风险降到最低，而不是如何防止 Lm 污染食品。尽管少数国家采取了零容忍政策，但许多 CAC 成员认为，在所有即食速食食品中完全不存在 Lm 是不可能实现的，试图实现这一目标可能会限制贸易，对公共卫生没有任何好处。因此，风险管理选项侧重于与李斯特菌病有关的食品和支持 Lm 高水平生长的食品，而不是不支持 Lm 生长的食品。因此，在特定食品中建立可容忍的低水平 Lm 是风险管理者经过严格透明的风险分析后建立的食品安全目标之一。CAC 目前正在考虑这种方法。

在微生物风险评估的一般原则文件中，尽管定性方法可能根据管理者的需要行之有效，CAC 当前首选微生物风险评估的定量方法，这主要是因为没有一个专家委员会处理关于何时以及如何审议质量评估的各种问题。并非所有已公布的评估都完全遵循下列原则和指导方针，部分原因是它们比用于 Lm 问题的特定模型更通用：

（1）微生物风险评估应以科学为基础。

（2）风险评估和风险管理之间应该有功能上的区分。

（3）微生物风险评估应根据结构化方法进行，该方法包括危害识别、危害特性、暴露评估和风险特性。

（4）微生物风险评估应明确说明练习的目的，包括将输出的风险评估形式。

（5）微生物风险评估的进行应是透明的。

（6）应该识别影响风险评估的任何约束条件，如成本、资源或时间，并描述它们可能产生的后果。

（7）风险评估应包括评估中的不确定性以及风险评估过程中可能产生不确定性地方的

描述。

（8）数据应能够确定风险评估中的不确定性；数据和数据收集系统应尽可能具有足够的质量和精度，使风险评估中的不确定性降到最低。

（9）微生物风险评估应明确考虑食物中微生物生长、存活和死亡的状态，食用后人与制剂之间相互作用（包括后遗症）的复杂性，以及进一步传播的潜力。

（10）在可能的情况下，应通过与独立的人类疾病数据进行比较，对风险估计进行重新评估。

（11）微生物风险评估由于有了新的相关信息可能需要重新评估。

风险评估可用于对危害进行排序或测量以评估暴露程度，描述多种食品或病原体有关的风险。对于 Lm，大多数风险评估遵循 4 个阶段：危害识别、危害特征、暴露评估和风险描述。危害识别的目的是确定其通过一种或多种食品传播可能产生的不利于健康影响的类型。信息可以从已发表和未发表的科学文献中获得，包括食品工业、政府和国际组织来源，可征求专家意见。相关信息包括以下领域的数据：临床研究、流行病学研究和监测、实验动物研究、微生物特征调查、从初级生产到消费、消费的食物链中微生物与环境之间的相互作用以及类似微生物的情况的研究。

理想的危害特征包括以感染或疾病等为终点的剂量-反应评估，这些可能使用动物模型和人类暴发的情景。应该尝试对不同人群，尤其是那些风险较高的人群产生影响。毒力、二次传播的可能性（Lm 不太可能）和属性等因素可能会改变微生物致病性的特征，如食物载体的高脂肪含量。在数据缺失的情况下，专家可能设计排序系统以便用于表征疾病的严重程度或持续时间。对于 Lm，已经得出了几种不同的剂量-反应评估，因此任何风险表征过程都变得更加不确定。

暴露评估是在各种不确定程度下估计特定食物在食用时 Lm 的水平，通常以食用分量或克为基础。评估可从食品成分开始，也可在随后的过程中进行。Lm 的复杂之处在于不同菌株可能不同步骤中产生，这可能是加工厂中罕见的最终污染，但也是最关键的。大多数评估都是从处理阶段开始的，部分原因是在较早的步骤中缺乏数据。在理想情况下，评估人员试图通过某种增长、下降和再污染的措施来模拟其在生产和加工过程中的变化。消费者的做法很重要，因为长期在冰箱中储存会极大影响病原体的生长。此外，消费模式需要根据性别、年龄、国籍、季节和消费者偏好进行估计。虽然一些全国性的调查可以证明某些食品的价值，但这些消费数据通常受到专家意见的限制。

风险描述集合了前面步骤的所有定性或定量信息，以提供给定的总体风险估计。如果在定量和定性数据的整合后没有足够的信息，则可能只进行定性的风险估计。通常，在定量风险评估中，估计值将以每份（膳食量）或每个人口（地区或国家）的风险表示，但这两者都应伴随一些不确定性估计。

第二节 动物源性食品李斯特菌流行病学调查

一、养殖与屠宰环节李斯特菌流行病学调查

食源性疾病长期威胁着人类的健康和食品工业的发展。食源性致病菌可以在食物的不同阶段传播，肉类食物中典型的来源是污染的肉、皮毛和内脏、养殖环境等，我国养殖屠宰企业还处于发展阶段，各方面措施还不够完善，进行持续性的调查与监控十分必要，这有助于企业的健康快速发展以及国民的生命健康。

（一）猪

2018—2019 年间，吴秋玲等从河南省 3 个地区 7 个生猪养殖场，采集了 1 001 份样品，其中鼻腔拭子样品 400 份，肛门拭子样品 556 份，水样品 15 份，空气样品 15 份，饲料样品 15 份，未分离到 Lm。据调查，Lm 在环境中分离率较高，但在粪便样品中分离率较低。2015 年，刘凯等共采集了 1 322 份猪粪便样品，Lm 分离率仅为 1.74％。除了环境中分布的细菌外，猪体表携带的 Lm 也是重要的污染源，Schoder 等发现无症状携带 Lm 的猪成为屠宰环节污染的重要原因。尽管养殖环节污染较低，但是国内仍有散发性的猪李斯特菌病报道，2018 年河南某生猪养殖场 109 头肉猪中有 46 头患病，感染率达到 42.20％。

在屠宰环节中，Lm 能够污染生猪胴体，并在不同猪胴体和环境传播。Sala 等在罗马尼亚的生猪屠宰加工厂进行调查，发现 25.8％的样本污染，Lm 阳性样本大部分来自环境。因此，做好环境消毒是控制 Lm 传播的重要手段之一。

（二）牛和羊

在自然界中，反刍动物牛和羊是 Lm 的易感种群。Lm 可以通过受感染的奶牛和山羊的肠道定植，同时通过粪便传播到环境中。在我国，有关养殖环节反刍动物李斯特菌病散发的报道大部分集中在甘肃、新疆、内蒙古、黑龙江等畜牧业发达地区。对没有发生疫情的养殖场，Lm 的分离率较低但依旧存在感染的隐患。2018 年宋晓莉等对江苏 12 个羊养殖场进行流行病学调查，两个养殖场检测到 Lm，阳性率为 1.01％。赵强调查发现 Lm 在牛羊养殖环节不同样本类型中分离率为 0～1.8％，平均分离率为 0.4％。日本 1 738 份黑牛粪便样本中 Lm 分离率为 6％，美国 734 份奶牛粪便样本中 Lm 的分离率高达 43％。

研究表明，对牛羊肉食品中李斯特菌的污染而言，屠宰加工环节高于养殖环节。赵强发现牛羊屠宰过程中刀具中 Lm 分离率最高为 12.2％，其次为胴体，分离率为 12.1％。牛羊屠宰环节中，Lm 在牛皮毛上的检出率很高。Ryan 等研究发现牛皮毛 Lm 污染率最高，为 33.33％。Guerini 等在美国屠宰场中，皮毛环节的 Lm 检出率高达 77％。由此可见，屠宰环节中牛羊皮毛是 Lm 的主要污染源。除此之外，牛羊胴体在屠宰环节污染机会增大，并在

内脏去除和处理过程中有较高的污染风险，这可能是由于去内脏后的牛羊胴体与设备、操作台、分割刀具以及员工工作服之间的交叉污染所导致的。牛羊屠宰过程中，不同国家、地区的 Lm 的检出率有较大差异。Demaître 等在比利时的牛屠宰场中采样发现在 46％的牛胴体中检出 Lm，且不同屠体部位的污染水平有很大差异。Jang 等在韩国牛屠宰场进行样品采集发现工人的手套是污染的主要来源。因此，在屠宰过程中应遵循良好的操作规范和卫生安全以减少 Lm 的污染。

（三）禽类

孙晓文等曾对江苏省某生鸡屠宰场环境样品和鸡胴体擦拭样品进行 Lm 检测，分离率仅为 15.6％。在国外，家禽养殖场中 Lm 的流行率较高，Dijkstra 等发现荷兰的 1 025 个鸡舍中 243 个（23.7％）存在 Lm 污染。Rørvik 等在瑞典鸡屠宰场中随机采集样本，51.0％样本检测出 Lm 阳性。Sakaridis 等检测了希腊 100 份屠宰样品，结果显示分离率为 38.0％。屠宰加工后期 Lm 分离率明显高于前期，可见 Lm 能够沿着屠宰链传播，地面、排水沟、挂钩、滚筒、刀具等是屠宰场 Lm 的主要污染源。因此，为禽类屠宰加工的所有环节引入更严格的卫生设备，并在每个环节进行清洁和消毒，可有效减少家禽生产链中 Lm 污染。

二、国外市场食品李斯特菌流行病学调查

单核细胞增生李斯特菌广泛存在于自然界中，可在极端的环境下生长繁殖。各种食物都容易受到该菌污染，尤其是肉及肉制品。据世界卫生组织（WHO）报告：有 4％~8％的水产品，5％~10％的乳及乳制品，15％以上的家禽和 30％以上的肉制品被该菌污染。在肉加工过程中的传送带、滚筒、挂钩和冷库环境中均有 Lm 检出。目前，人们对各种肉及肉制品的需求量越来越大，因此有必要针对肉及肉制品开展 Lm 流行病学调查，弄清该致病菌的传播规律，为精准防控提供科学依据。

（一）肉类产品

1. 猪肉 1992 年，法国暴发了大规模的食源性李斯特菌病，共有 279 人被感染，包括 92 例妊娠相关病例和 187 例非妊娠相关病例，有 22 例孕妇流产，总共 63 名患者死亡。所有病例都是由血清型 4b 菌株引起的。流行病学调查结果确定冻猪舌是此次暴发的主要传染源，猪舌熟食产品在食品商店加工过程中受到二次污染。应用血清型分型、噬菌体分型、脉冲场凝胶电泳（PFGE）和核糖分型技术，发现该流行菌株与之前在欧洲和北美洲引起李斯特菌病暴发的分离菌株高度同源。对零售商店和超市的进一步调查，发现从法国的许多熟食店中均分离到相同基因型的菌株，与瑞士、美国和丹麦暴发的流行株具有相同的血清型，表明这些国家的李斯特菌病均由 Lm 污染的冻猪舌引起。

2014 年 6 月，丹麦暴发了该国有史以来规模最大的李斯特菌病疫情，共有 41 名患者感

染，其中 17 人死亡。调查发现，此次疫情源于 A 公司生产的五香肉卷等熟食肉制品。基于全基因组测序（WGS）的单核苷酸多态性（SNP）分析，证实从李斯特菌病患者分离的菌株与 A 公司产品中的分离株高度同源，序列型为 ST224，表明导致李斯特菌病暴发的菌株来源于 A 公司的产品。2014 年 4—8 月，A 公司的产品被持续检出与疫情相关的菌株，表明该菌株在其生产环境中持续存在。此外，所有从 A 公司产品中分离出的李斯特菌菌株均与疫情菌株相同，而在与此次疫情无关的其他食品样本中，均未发现序列型为 ST224 的菌株。随着丹麦相关部门召回该公司熟食肉产品后，疫情得以控制。

2017 年 1 月至 2018 年 7 月，南非暴发了大规模的李斯特菌病疫情，共报告 1 060 例病例，最终导致 216 人死亡。世界卫生组织（WTO）称此次疫情为全球有史以来最大的李斯特菌病暴发事件。南非国家传染病研究所工作人员对患者进行了病原微生物分离、鉴定和分析，从患者体内共分离出 600 余株李斯特菌（Lm），其中 91% 的菌株属于 ST6 型。基于单核苷酸多态性（SNP）分析，从某食品企业生产的猪肉肠"Polony"中分离出的 ST6 型 Lm 与 91% 的临床分离株高度相似，最终确定 ST6 型 Lm 引起此次疫情的暴发。2018 年 3 月 4 日，南非采取措施召回被 Lm 污染的食品，并关闭了涉事企业的生产设施，从而有效遏制了疫情的进一步扩散。

从 2017 年 7 月 8 日至 2018 年 8 月 11 日，美国北卡罗来纳州和弗吉尼亚州共报告了 4 例李斯特菌病病例，患者被相同遗传背景的 Lm 感染，且全部住院治疗，其中一例在住院期间死亡。流行病学调查、实验室检测及回溯分析均表明，约翰斯顿县火腿公司生产的即食火腿可能为此次疫情的感染源。2018 年 10 月 3 日，约翰斯顿县火腿公司出于李斯特菌污染的担忧，召回了其即食火腿产品，使疫情得以快速控制。

2018 年 8 月至 2019 年 4 月，德国暴发了由血肠引发的李斯特菌病，导致 112 人感染，是当时欧洲记录中规模较大的李斯特菌病疫情之一。此次疫情由 ST6 型的 Lm 引起，共造成 2 人死亡。在疫情暴发后，德国相关部门迅速对涉事公司的产品进行召回，并在 2019 年 2 月彻底将所有血肠产品撤出市场，有效控制疫情的进一步扩散。

2019 年 7 月 1 日至 10 月 26 日，西班牙安达卢西亚暴发了该国历史上规模最大的一次李斯特菌病疫情，共确诊 207 例病例。141 名患者表现为轻度胃肠炎（占 68.1%），其中 34 名孕妇感染发病，因症状严重需住院治疗。此次疫情共导致 5 名孕妇流产，3 人死亡。溯源调查显示，疫情由血清型 4b、基因型 ST388 的 Lm 菌株引起，感染源为一家生产商的即食猪肉产品。疫情暴发后，相关部门通过一系列措施，召回 8 t 以上的受污染肉制品，同时对疑似病例进行问诊，以及通过社交媒体向公众开展宣传活动。在实施控制措施后，李斯特菌病病例迅速减少。

2020 年，美国 CDC、多个州的公共卫生与监管机构以及美国农业部食品安全检疫局（USDA-FSIS）共同调查了一起涉及多州的李斯特菌病疫情，该疫情与熟食肉制品有关。在佛罗里达州、路易斯安那州、马萨诸塞州和纽约州，共有 12 人被 Lm 感染而发病，其中佛罗里达州报告了一例死亡病例。流行病学调查显示，熟食猪肉可能为感染源。在对 11 名患者的随访中，所有患者均报告曾食用意大利风味的肉制品，如意大利腊肠、意大利肉肠和意大利熏火腿，且均为在不同地点的熟食柜台购买的预包装或切片肉制品。这一调查结果强调了加强熟食柜台食品安全管理和对消费者的食品安全教育，以减少李斯特菌病的暴发。

2. 鸡肉 1988 年，美国首次确证禽肉产品与李斯特菌病之间的关联性。当时的一位患者因食用被血清型 1/2a 李斯特菌污染的火鸡香肠而确诊为败血症。基于最可能数（MPN）法的检测，从患者冰箱中的火鸡香肠样本（MPN>1 100 CFU/g）以及当地商店未开封的同品牌火鸡香肠样本（MPN<3 CFU/g）中均分离出 Lm。对病人和食品中的分离菌株进行脉冲场凝胶电泳（PFGE）基因分型分析，证明两种来源分离菌株具有高度相似性。基于这些证据，美国农业部（USDA）迅速启动产品召回。随后，美国食品药品监督管理局（FDA）、疾病控制与预防中心（CDC）对加工设施中的环境调查进一步确认，Lm 污染源自加工环境，且在加工区域持续存在。因此，该工厂生产的即食肉类和禽肉产品在包装前被污染，导致接下来的 12 年内 3 次多州范围的大规模李斯特菌病疫情。1989 年，为减少即食肉类和禽肉产品中的 Lm 污染风险，美国农业部与 FDA 联合制定了针对 Lm 和其他病原体的"零容忍"政策，标志着食品安全监管的重大进展。

2002 年 7—10 月，美国 9 个州暴发了李斯特菌病，共有 54 例李斯特菌病确诊病例，其中大多数患者因感染严重需住院治疗。疫情导致 8 人死亡，3 名孕妇出现流产。疫情首先由宾夕法尼亚州卫生官员发现，通过脉冲场凝胶电泳（PFGE）分析和 PulseNet 数据库比对，确认了与疫情相关的特异性亚型。9 个州的 54 株临床分离株符合该亚型，而这种 PFGE 模式在 6 年内仅在国家数据库中记录了 20 次。溯源过程中，USDA-FSIS 对 15 家常见加工厂进行了系统评估，发现在 C 加工厂建筑施工开始，与疫情相关菌株的阳性环境样品数量开始增加。最终，两家加工厂主动召回了合计超过 13 600 t 的即食家禽产品以控制疫情。溯源分析表明，疫情由血清型 4b 的 Lm 引起，污染源为即食火鸡熟食肉。此次疫情促使美国联邦监管机构出台了更严格的防控措施，以防止即食肉类和禽类产品受到李斯特菌污染。

3. 牛肉 2009 年 5 月，丹麦暴发了李斯特菌病，共有 14 人感染，3 名患者死亡。溯源研究表明，多名患者在发病前 3 周内吃过同一家餐饮公司销售的牛肉，经过流行病学调查研究，证实血清型 4b 的 Lm 菌株导致了此次感染，污染源头是一种即食的牛肉片。

2016 年 5 月，意大利皮埃蒙特北部发生了 5 例李斯特菌病病例，地方卫生部门发现其中两例为由 Lm 感染引起的发热性胃肠炎。随后开展的流行病学、微生物学和溯源调查显示，疫情源头为都灵省两所不同学校食堂提供的熟牛肉火腿，感染者包括来自不同村庄的学生和教职员工。从食物样本、住院学生的粪便样本以及熟牛肉火腿生产工厂的环境样本中均分离出相同的 Lm。除了少数菌株外，所有分离株血清型均为 1/2a，且具备高度一致的脉冲场凝胶电泳（PFGE）基因型，全基因组测序（WGS）显示 100% 相同。结合传统的流行病学方法与分子分型及 WGS 技术对此次疫情进行溯源调查，确认了被 Lm 污染的冷藏牛肉火腿片引起了本次李斯特菌病的暴发。上述综合方法在食源性疾病追踪和源头确定中发挥了关键作用。

（二）乳制品等产品

1. 奶酪 1985 年，美国洛杉矶暴发了与奶酪相关的李斯特菌病疫情，共持续 8 个月，导致 142 人感染。疫情以围产期感染为主，占病例的 65%，其中 87% 的病例发生在西班牙裔妇女中。87 例围产期感染或胎儿感染的死亡率为 63%，总死亡率为 34%。在 105 株临床分离的菌株中，血清型 4b 菌株占 82%，其中 73% 为相同噬菌体型，被定义为流行株。该流行菌株在 A 品牌奶酪中被检测出，证实被李斯特菌污染的奶酪导致了本次疫情的暴发。尽管 A 品牌奶酪标明由巴氏消毒奶制成，但原料奶被意外混入消毒牛奶中，最终导致约 226 t 产品受到污染并销往 26 个州及多个国家。随后，美国食品药品监督管理局（FDA）在 1989 年对其监管的即食食品实施 Lm 零容忍政策，并加强了 Lm 监测的标准化和常规亚型分型。

2000 年，美国北卡罗来纳的墨西哥移民中暴发了与非法生产的软奶酪有关的李斯特菌病。这次暴发最初被发现是由血清型 4b 菌株引起的围产期感染，导致 13 例病例，包括 11 例围产期感染和 5 例流产。一项病例对照研究的结果表明，软奶酪最有可能为传播媒介。血清型 4b 的菌株从一名患者家中食品和两家西班牙裔杂货店销售的墨西哥软奶酪中分离到，还从当地一家制造奶制品公司的散装生牛奶样品中检测到。对临床分离株与食品分离株通过血清分型、核糖体分型和 PFGE 等分析，进一步证明了食用被李斯特菌污染的非法生产奶酪和李斯特菌病病例之间的分子流行病学联系。由于这次暴发，李斯特菌病在北卡罗来纳州成为一种需要报告的传染性疾病。2003 年，在美国农业部与 FDA 联合风险评估中，新鲜软质奶酪被归类为对消费者构成李斯特菌病中等风险的因素。

2008 年，加拿大魁北克省发生一起严重的李斯特菌病疫情，与食用巴氏消毒奶制成的奶酪有关。2008 年 6 月 8 日至 12 月 31 日，加拿大公共卫生监管部门报告了 38 例确诊的被李斯特菌 P93 菌株感染的病例，其中包括 16 例母婴感染病例（14 名孕妇和 2 名婴儿）。魁北克省食品监测部门对涉事的零售商和奶酪厂进行调查发现，两家奶酪厂的产品受到 Lm 污染。2008 年 9 月 8 日的 PFGE 分析结果显示，其中一家工厂的奶酪与李斯特菌病暴发有关。上述两家工厂的产品已被分发至全省 300 多家零售商，导致库存奶酪交叉污染。李斯特菌在加工处理后的软质奶酪中易于滋生繁殖，通过持续的监管和行业生产工艺改进，减少食品中的 Lm 污染显得尤为必要。

2009 年 3 月至 2012 年 2 月，葡萄牙暴发李斯特菌病疫情，直至 16 个月后才被确认。此次疫情共报告 30 例感染病例，其中 27 例发生在里斯本等地。非孕妇或新生儿病例患者的平均年龄为 59 岁，其中 65 岁及以上的患者占 13 例，总病死率为 36.7%。所有病例均由血清型 4b 菌株引起，分离菌株在脉冲场凝胶电泳和核糖型谱检测中呈现的带型一致。通过与国家卫生和食品安全部门合作调查，确认李斯特菌病暴发的源头为一家加工厂生产的奶酪。这是葡萄牙首次报告的食源性李斯特菌病疫情，提示建立有效监测系统以便早期发现和应对疫情尤为必要。自 2014 年 4 月起葡萄牙监管部门将李斯特菌病列为应报告疾病。

2012 年 3—10 月，美国 14 个州报告了 22 例李斯特菌病病例，包括 4 例死亡和 1 例流产病例。流行病学调查显示，6 名患者食用了意大利乳清干酪，另有多名患者食用了可能通过设备交叉污染的奶酪。随后，美国食品药品监督管理局召回了疑似受污染的奶酪产品。这次多州疫情与从意大利进口的由巴氏消毒羊奶制成的乳清干酪有关。调查表明，污染奶酪产自意大利阿普利亚一家工厂，该工厂加工的半成品奶酪购于撒丁岛的五家供应商。在"紧急取样"期间，758 种产品中有 179 种（23.6%）检测出 Lm 阳性。PFGE 分析显示，美国临床菌株与意大利乳清干酪分离株的相似性达 100%，有力证实了疫情来源。分子数据的共享在追溯疫情源头中发挥了关键作用，意大利和美国共享的分子数据表明，早在 2011 年意大利暴发的李斯特菌病病例的 PFGE 谱与美国病例的 PFGE 谱具有 100% 相似性。奶酪的交叉污染引起疫情暴发提示在加工过程完善消毒方案的必要性。

2014 年，美国 CDC 报告了两个州共 8 人感染 Lm，所有患者均为西班牙裔，其中加利福尼亚州 1 人，马里兰州 7 人，加利福尼亚州的感染者死亡。在经过地方和州公共卫生和监管机构、美国 CDC 和 FDA 的一项合作调查表明，特拉华州的 Roos Foods 公司生产的奶酪产品是此次疫情的源头，并从该公司生产的奶酪产品中分离到与引起疫情暴发 Lm 高度同源的菌株，这些被污染的奶酪产品已被召回。2014 年 3 月 11 日，FDA 暂停了 Roos Foods 公司的食品设施注册，这意味着该公司不能生产、销售任何产品。

2020 年 3 月底至 5 月初，在瑞士的瓦莱州发生的 Lm 感染引起了 6 例患者住院治疗，其中 1 例死亡。对这些 Lm 菌株的分子分型结果表明，此次感染与受污染的软奶酪有关。生产商随后召回了被 Lm 污染的奶酪，疫情随之结束。

2024 年 2 月，美国 CDC 报告指出，从 2014 年 6 月首次发现乳制品李斯特菌病疫情后，在 10 年中，有 11 个州的乳制品李斯特菌污染源头已经调查清楚，均与加利福尼亚州莫德斯托市的 Rizo-Lopez 食品公司生产的软奶酪和其他乳制品有关。

2. 牛奶 1986 年，奥地利食品卫生监管部门报告了因食用生牛奶引起的李斯特菌病疫情，共有 24 例围产期感染和 4 例非围产期感染病例。在后续的调查研究中，从牛奶过滤器等设施、供应原料奶的合作社和农场采集的生奶样本中分离出包括 4b 型等多种血清型菌株。2014 年，美国加利福尼亚州和佛罗里达州的 2 位老年人因食用未经巴氏消毒的牛奶感染李斯特菌住院，其中一人死亡，直到 2016 年 1 月他们才被确诊是由 Lm 感染导致。

2015 年 11 月至 2016 年 6 月，加拿大安大略省暴发了两次由污染的巴氏消毒巧克力牛奶导致的李斯特菌病疫情，共造成 34 人感染，其中 32 人住院，4 名患者死亡，超过一半的病例是女性（20/34，59%）。经多次采样，对分离菌株进行脉冲场凝胶电泳和全基因组测序，确认是由 Lm 引起的感染。

2023 年加拿大公共卫生部证实来自安大略省、魁北克省、阿尔伯塔省等的 18 例李斯特菌病病例与饮用 Silk 牌杏仁奶、椰奶、杏仁椰奶和燕麦奶以及 Great Value 牌杏仁奶有关，导致 2 人死亡，13 人住院。加拿大食品检验局报告该疫情由第三方制造商 Joriki 股份有限公司的生产线被污染引起，已召回可能存在风险的植物性牛奶饮料。因此，加拿大公共卫生部提醒公众食用未经巴氏消毒的牛奶可能增加患李斯特菌病的风险，尤其是对于儿童、孕妇、老年人和免疫力低下的人群。

3. 冰淇淋　2010—2015 年，堪萨斯州官员对一家医院的 5 例李斯特菌病病例进行溯源调查，发现其中 4 名患者在住院期间饮用了由 Blue Bell 公司冰淇淋制成的奶昔，分离物和 Blue Bell 公司冰淇淋产品中分离的李斯特菌全基因组序列高度同源。进一步对俄克拉荷马州第二家 Blue Bell 公司生产的冰淇淋进行检测，经全基因组序列分析，发现从该食品中分离的 Lm 与其他 3 个州的 5 名患者分离的菌株密切相关。2010—2015 年，因 Blue Bell 公司冰淇淋导致的 10 名李斯特菌病患者中有 3 人死亡。之后，对 5 年来从病例分离的菌株与 2 个生产设施分离的菌株进行全基因组测序，表明 Lm 存在长期污染。进一步风险评估表明，易感人群食用李斯特菌污染水平较低（<100 CFU/g）的食品同样存在引发李斯特菌病的风险。最终 Blue Bell 公司召回了在市场上的所有产品，包括冰淇淋、冷冻酸奶、雪糕和冷冻零食。

4. 黄油　1998—1999 年，芬兰一家三级护理医院暴发了由血清型 3a 的菌株引起的 25 例李斯特菌病病例。其中 20 例患者被诊断为败血症，4 例脑膜炎，1 例脓肿；6 例患者（24%）死亡。从患者分离的菌株与从芬兰乳制品厂生产的黄油样品中分离的菌株具有相同的血清型；通过 PFGE 分析，临床菌株和食品厂分离的菌株具有完全相同的基因型。进一步对医院厨房的黄油样品与上游奶制品加工、包装设备收集的黄油样品中分离的菌株进行 PFGE 分析，发现均具有相同的分子亚型。

（三）海鲜产品

1996 年，加拿大报道了 2 例李斯特菌病病例，是患者食用由 Lm 污染的阿拉斯加鳕鱼制作的仿蟹肉引起的感染。其中 1 例成年女性患者因喷射性呕吐等严重胃肠道症状住院。从她的血液和粪便中分离出血清型 1/2b 的 Lm 菌株。从患者冰箱中采集了仿蟹肉和其他 4 种食品样品，经血清分型、PFGE 和随机扩增多态性 DNA 分析，均分离出与患者分离物高度同源的 Lm 菌株。除此之外，几次小规模的李斯特菌病暴发都与海鲜有关，包括仿蟹肉、烟熏贻贝等。通过以上李斯特菌病溯源研究发现，不同的海鲜食品可能存在交叉污染．因此，加强对消费者普及食品安全知识具有重要意义。

2020—2021 年，德国、奥地利、丹麦和瑞士暴发了李斯特菌病，共有 55 人被感染。基于核心基因组多位点序列分型（cgMLST），临床分离的 ST394 菌株形成了一个高度同源的克隆群（称为 Ny9）。对食品样品的调查发现，从丹麦生产商的烟熏虹鳟鱼片中分离出的 Lm 菌株与从患者分离的菌株聚类于 Ny9 克隆群，对患者回顾的食品进行调查，证实最有可能的感染源是虹鳟。此次李斯特菌病疫情的流行和跨国传播提示，国际食品贸易可能导致多国疫情暴发，需要跨境合作，以防止李斯特菌病跨区域流行。

（四）蔬菜

其他食品种类相比，李斯特菌病的暴发很少与食用受污染的蔬菜产品有关。本章前面讨论的在加拿大沿海省份发生的大型凉拌菜事件，这是第一次向人们提供 Lm 通过食物传播的有力证据。但早在 1979 年马萨诸塞州住院患者中就发生了可能与生蔬菜有关的病情。9 月和 10 月期间住院的 23 例病人患有李斯特菌病，在这些病例中，有 20 例（87%）是由血清型 4b（流行性血清型）引起的，与对照组相比，病例患者更有可能食用金枪鱼、鸡肉沙拉和硬奶酪。沙拉中含有这些食物，但同时也含有生菜、芹菜或西红柿等。在美国与墨西哥边境一家医院收治的患者中发生了小规模血清型 4b 感染暴发，从流行病学角度看与冷冻蔬菜有关。在 5 周的时间内发现了 5 例病例。一项病例对照研究涉及冷冻西兰花和花椰菜以及 Lm 血清型 4b，后来从这些冷冻蔬菜中的包装中分离出 Lm 而 PFGE 分型无法区分人类临床和食物分离株。

在最近的 USDA-FSIS/FDA 风险评估中，蔬菜被归类为中度风险类别，这主要是因为每年食用的蔬菜数量高，Lm 污染的频率适中（占样本的 2%～5%）。但是，蔬菜仍然很少与李斯特菌病暴发有关。Lm 不同亚型之间的潜在致病性差异不能为这一现象提供一个合理的解释，因为暴发型和与散发性病例相关的亚型都是从蔬菜中分离出来的。与其他食品种类相比，未腌制的蔬菜产品在贮藏期间的整体生长速度较低，加上上货期较短，也可能导致细菌性疾病的发生。加强卫生管理设施，以及高危人群谨慎处理生蔬菜和即食蔬菜产品，将有助于降低因食用蔬菜而感染李斯特菌病的风险。

三、国内食品李斯特菌流行病学

（一）猪肉及其制品

在猪肉及猪肉制品销售流通阶段污染是最为严重的，有学者调查显示，国内各市生鲜猪肉中 Lm 的污染率范围较广（表 9-2），最高可达到 56.0%。猪肉在经过长时间的低温冷藏运输之后，Lm 大量繁殖，阳性率进一步提高。到达销售环节后，案板、分割工具、台面等物品未定期清洁消毒，经过反复使用产生交叉污染，最终增加了 Lm 在猪肉中的污染。对于猪肉及其制品，不同的包装和预处理方式会存在差异，通常预包装和简易包装的污染率高于散装样品。张园园等发现南京菜市场和超市的生鲜猪肉中 Lm 的污染率为 15.28%，散装的生猪肉仅为 12.36%，简易包装后的生猪肉 Lm 较高达到了 18.2%。石磊等对广州的 145 份猪肉进行检测，有 44 个样本检出 Lm，样本检出率为 30.34%，并且熟肉的检出率也高达 20%。

表 9-2　我国部分地区猪肉及猪肉制品中 Lm 检出率

地点	样品（份）	年份	检出率（%）
江苏省	476	2015	5.50
浙江省	130	2017	5.38
北京市	2789	2016	15.20

（续）

地点	样品（份）	年份	检出率（%）
安徽省	707	2009—2013	2.85
甘肃省	170	2007—2013	18.20
广东省	225	2004—2007	8.00
河北省	30	2010—2011	16.70
河南省	59	2007—2009	6.70
湖北省	42	2009—2011	9.52
湖南省	51	2010—2013	5.88
福建省	39	2007—2009	2.56
辽宁省	608	2010—2014	8.88
陕西省	290	2002—2008	30.00
上海市	300	2013—2013	13.00
吉林省	1360	2011—2015	13.40
合计	7276	2002—2017	13.70

注：引自张文敏，2022。

（二）牛羊肉及其制品

牛羊肉制品在居民的肉类消费中占有较大比例，但国内对牛羊肉的跟踪调查较少，且大部分调查都集中在北方地区。2020 年，李琼琼在上海某超市的生鲜牛肉中分离出 Lm，分离率为 48.0%，显著高于猪肉和整鸡。2020 年，范霞在济宁市的 83 份生鲜羊肉中分离到 5 株 Lm，分离率为 6.02%。2005 年，徐本锦等对陕西省的生羊肉进行 PCR 检测，发现 9.1% 的样品被污染。李鹏等以酒泉市市场销售羊肉制品为研究对象，检测该地区 2015—2017 年羊肉制品中 Lm 污染情况，污染率为 0.85%。

（三）禽肉及其制品

禽类虽然不是 Lm 的易感宿主，但是禽肉及其制品可能是携带并传播 Lm 的潜在媒介。在一些省级疾病预防控制中心的支持下，我国于 2000 年首次对肉制品中的单核细胞增生李斯特菌进行了全国范围的监测。目前，有多个研究发现禽肉及其制品中 Lm 污染率处于较高水平。Wu 等人在 2012—2014 年间对我国 24 个城市的零售生鲜食品进行了 Lm 监测，结果发现我国禽肉及其制品中的 Lm 污染率为 12.3%。Zhang 等人于 2009—2019 年对上海各类食品中分离出的 Lm 进行生物信息学分析，发现上海禽肉中分离的 Lm 主要为 CC8、CC9、CC87 菌株。Zhang 等人于 2017 年 7—8 月对我国北京的肉制品进行 Lm 监测，发现禽肉中 Lm 污染率高达 41.3%，CC8、CC9 和 CC121 为禽肉中主要的 Lm 克隆复合群。此外，他们研究还表明禽肉中 Lm 分离株携带有更多的耐药和毒力基因。Wang 等人对我国优势 Lm 克隆复合群 CC619 的分离株进行比较基因组分析，发现禽肉是食品中 CC619 的主要来源之一。2003 年 10 月，浙江省台州市一所小学 8～12 岁学生暴发了因食用真空包装的去壳鸡蛋导致的李斯特菌病疫情，导致 82 名学生患病，主要症状为寒战、头痛、头晕、恶心和呕吐；其中 4 名有意识模糊、谵妄和昏迷等神经系统症状。综上所述，我国禽肉及制品存在着较为严重的食品安全问题，Lm 污染的情况屡见不鲜，且禽肉源的 Lm 菌株具有高毒力的特征。

（四）其他食品

除了肉制品以外，其他常见食品有携带 Lm 的风险。李斯特菌病主要发生在食用肉类、鱼和乳制品等食物时，这些食物在制造、后处理或在食用前长时间储存期间受到食品加工设施的污染。再加上李斯特菌在食品接触表面形成生物膜的能力，可以促进 Lm 在食品设施中的长期存在，从而增加李斯特菌病暴发的风险。此外，从外部来源频繁引入 Lm 可能会导致食品设施内暂时性菌株的高度流行，通过流出物从食品设施释放到自然环境中。因此，食品监管部门经常实施有效的监测和控制措施，调查单个污染事件中涉及的 Lm 菌株之间的相关性对于准确追踪来源是很重要的。

第三节　动物源性食品李斯特菌监测

一、WHO 的李斯特菌病监测网络

2022 年，联合国粮食及农业组织（粮农组织）和世界卫生组织（WHO）食品中 Lm 危险性评估联合专家会议在意大利召开，目的是对食品中的 Lm 进行全面的风险评估，为今后修订的李斯特菌防控准则提供信息，将李斯特菌监测放在重要位置。2015 年 12 月 3 日世卫组织发布了首个全球食源性疾病负担的估算报告，报告描述了细菌、病毒、寄生虫、毒素和化学品等造成的食源性疾病负担。其中腹泻构成全球食源性疾病的一半以上负担，每年 5.5 亿人患病和 23 万例死亡；引起腹泻的主要原因是食用受到诸如病毒、弯曲杆菌、非伤寒沙门菌和致病性大肠杆菌、单核细胞增生李斯特菌污染的肉、蛋、新鲜农产品和乳制品等。WHO 还提供关于微生物和化学危害物的独立科学评估，构成国际食品标准、指南和建议，以确保食品的安全性。WHO 和联合国粮食及农业组织建立了国际食品安全当局网络，帮助加强国家食品系统和法律框架并落实适当的基础设施以管理食品安全风险。同时根据《国际卫生条例（2005）》将食品安全作为卫生安全的一个重要组成部分进行宣传，并倡导将食品安全纳入国家政策和规划，系统的开展疾病预防和提高认识规划。

二、美国的李斯特菌病监测网络

在 20 世纪 80 年代中期之前，李斯特菌病的监测完全采用被动监测，这种监测依赖于医生和临床实验室自愿向州卫生官员报告，后者随后自愿向 CDC 报告，并通过分析医院出院数据。这些方法的低敏感性可能大大低估了其在人群中的真实发病率。1985 年的李斯特菌病疫情表明了加强对美国李斯特菌病监测的重要性。1986年开始了一项积极的监测计划，公共卫生部门定期联系5个州和洛杉矶所有临床实验室和急性护理医院的工作人员，以确定李斯特菌病病例，以更精确地估计实验室确诊疾病的发病率。

为了解决美国新出现的传染病问题，美国疾病控制与预防中心于1994年与选定的州卫生部门、地方卫生部门、学术机构和其他伙伴机构合作，启动了新发感染项目（EIP）。食源性疾病主动监测网络（FoodNet）是美国疾病控制与预防中心、美国农业部、美国食品药品监督管理局和EIP站点合作创建的，是EIP中主要食源性疾病的组成部分。FoodNet的主要目标包括：①更精准确定美国食源性疾病的负担；②监测食源性疾病的趋势；③确定特定食物引起的食源性疾病的比例；④制定和评估减少食源性疾病负担的干预措施。1996年，FoodNet开始以实验室为基础对包括李斯特菌病在内的某些食源性疾病进行积极监测。从1996—1998年基线期到2002年，FoodNet人群中李斯特菌病的相对发病率（rate ratio，RR）显著下降了45%。在美国每年估计的76 000 000例与食物相关的疾病中，Lm只导致了大约2 500例，但每年估计有500例死亡是由它造成的，占已知食源性病原体导致死亡的1/3，住院率估计为92%，病死率为20%。

美国食品药品监督管理局和美国农业部针对食品中Lm污染进行监管，对相关食品行业进行了指导，在食品安全方面做出了巨大努力，包括1989年制定的即食食品的零容忍规定、对即食食品的联合风险评估以及美国农业部最近完成的熟食肉类风险评估。2003年10月，美国农业部发布了一项规定，要求加工者加强措施，以减少即食产品中Lm的污染。食品工业努力制定应对措施以降低食品加工环境中的Lm的水平，并防止食品加工后的污染。例如，在2003年美国农业部颁布规定之后，相关部门对2 900多家生产即食肉类和家禽产品的企业进行调查发现，87%以上的企业改进了Lm的控制措施。通过对病人分离物中的Lm进行常规分子鉴定，大大促进了李斯特菌病暴发检测的及时性，从而使公共卫生和监管人员更有效地监测和控制暴发。

已利用FoodNet数据对李斯特菌病的发病率提供了最准确的估计。然而，在解释这些和从被动监测数据得出的估计时，必须考虑到局限性。为了对包括李斯特菌病在内的食源性疾病提供更准确的评价（这对指导预防工作和评估食品安全法规的有效性至关重要），Mead等人在1999年报道了利用多个来源的数据得出并验证的食源性疾病评价。

三、欧洲的李斯特菌病监测网络

欧洲疾病预防和控制中心（European Centre for Disease Prevention and Control，ECDC）于2004年在摩洛哥成立，为了及早发现公共卫生威胁，流行病情报（epidemic intelligence，EI）检测于2015年6月开始进行信息收集。ECDC同时开发了流行病情报收集的内部工具和程序，在特定事件信息系统中记录信息，包括相关的流行病学数据、媒体新闻报道和采取的系列行动。ECDC会每周会发布一份简报，即传染病威胁报告

（Communicable Disease Threats Report，CDTR），概述 ECDC 监测的传染病的当前状态。特别情况说明书和威胁评估会在需要时编制和更新。同时 ECDC 还会发布一份年度威胁报告，并将其纳入流行病学年度报告，这些报告通常通过 ECDC 网站公布。在李斯特菌病防控方面尽管取得了一定进展，但食源性李斯特菌病暴发和散发病例导致严重疾病和死亡仍在继续发生，需要进一步努力加强监测、疫情识别、调查、监管干预、行业控制和消费者教育，以实现全球的食品安全目标。

四、我国的李斯特菌病监测网络

食品安全是重大的民生问题，关系人民群众身体健康和生命安全，关系社会和谐稳定。我国从 2000 年起建立了"国家食源性疾病监测网络"，对 Lm 在内的 12 种食源性病原菌进行监测。以中国疾病预防控制中心营养与食品安全所为中心实验室，辐射到 21 个省（自治区、直辖市）、市（区、县）上千个实验室和医院，覆盖全国人口 80％以上。在借鉴国外先进经验的基础上，整合技术资源，初步形成了有中国特色的、具备复合功能的监测体系。食源性疾病监测报告系统由遍布全国的哨点医院构成，哨点医院发现接收的病人属于食源性疾病病人或者疑似病人，就会对症状、可疑食品、就餐史等相关信息进行询问和记录。然后上报全国省级疾控中心和部分地级疾控中心，通过比对分析，找到不同病例之间、病例和食品之间的关联，追溯污染源。同时对已经发现的暴发事件进行调查和归因分析，为政府制定、调整食品安全防控策略提供依据。通过食源性疾病监测信息数据库的建立，系统分析监测地区食物中毒案例，明确了我国食物中毒高危食品、高危病原、高危场所和不安全加工方式。发现，微生物性病原仍然是我国食源性疾病的主要病因。

2013 年，中国国家食品安全风险评估中心初步建成国家食源性疾病分子溯源网络（TraNetChina），该网络是食源性疾病监测报告网络的重要组成部分，主要对食品中细菌、病毒等食源性疾病致病因素进行识别，其中监测与检测的致病菌主要是沙门菌、单核细胞增生李斯特菌、副溶血性弧菌、大肠杆菌。TraNetChina 不仅可对医院提供的患者标本进行识别，还可对包装食品污染引发的食品安全事件进行病原追踪。食源性疾病分子溯源网络实现跨省比对，将大大提高病因性食品的溯源调查水平和污染模式评价能力。

2019 年 9 月，在国家重点研发计划"食品安全关键技术研发"重点专项的支持下，国家食品安全风险评估中心与中国农业大学、北京中科助腾科技有限公司合作，以国家食源性疾病分子溯源网络（TraNetChina）为基础，首次建成了基于 WGS 分型技术的新型食源性疾病分子溯源网络，是我国首个实现国家、省、市三级实际应用的分子溯源网络。WGS 技术的推广和使用需要解决庞大基因组数据的传输、储存、快速计算和精准比对，需要成熟易用的生物信息学分析流程和标准化解释系统。针对上述问题，研究人员搭建了我国首个全基因组数据计算云引擎，将标准化的 WGS 数据分析流程转移到云端，大大降低了 WGS 数据分析、运算及使用门槛。在此基础上，建立了基于 WGS 原始及拼接后数据的全基因组特征基因图谱识别算法，通过以上两种分析方式的相互校正，显著提高了全基因组特征基因分析的准确性，同时建立了分辨力高、重复性好的全基因组多位点序列分型（wgMLST）和核心基因组多位点序列分型（cgMLST）标准化方法，结合流行病学信息，构建了溯源分析知识库，实现了不同实验室间 WGS 数据的快速分析、比对与共享。研究人员还进一步研究并整合 NCBI、CARD、ResFinder、VFDB 等公共数据库中的特征基因数据，开发了常见食源性致病菌毒力因子、耐药基因、血清分子分型等自动化分析功能模块，有助于各级实验室开展食源性微生物遗传与变异特征、致病和耐药机制及菌株进化等方面的基础研究。目前，该网络已经在冷冻饮品中 Lm 的跨省追踪等事件调查中得到成功应用。网络的建成和运行，为我国食源性疾病暴发的快速调查和精准溯源提供了技术支撑。

第四节　动物源性食品李斯特菌风险评估

一、微生物风险评估

近 20 年以来李斯特菌病的暴发显著增加，特别是由即食加工食品污染引起的暴发，表明使用更有效的风险管理方法进行更好的控制是必不可少的。目前还没有关于食品中 Lm 可接受的国际标准，基于风险评估原则，在国际水平食品贸易中，恰当的 Lm 微生物标准是至关重要的。一些国家已经开始基于风险评估原则开发由国家支持的国际一级倡议，以更好地管理 Lm。1995 年世界贸易组织（WTO）及成员之间有关卫生和植物卫生协定（SPS）的签定为国际食品法典委员会（Codex Alimentarius Commission，CAC）制定所有食源性疾病危害的国际标准提供了新的动力。联合国粮农组织/世界卫生组织（FAO/WHO）食品标准联合规划的主要目的是保护消费者的健康，确保食品贸易中的公平做法。国际食品法典委员会正式采用其附属机构（如食品卫生法典委员会）制定的法典标准、指南和其他建议。此外，CAC 还为这些附属机构提供了与风险管理有关的指导。这些委员会的工作由专家机构提供支持，如联合国粮农组织/世界卫生组织食品添加剂联合专家委员会（Joint FAO/WHO Expert Committee on Food Additives，JECFA）和联合国粮农组织/世界卫生组织农药残留联席会议（Joint FAO/WHO Meeting of Pesticide Residues，JMPR）以及包括国际食品微生物规范委员会等其他专家机构。但是，直到 2000 年联合国粮农组织/世界卫生组织微生物风险评估联席会议（Joint FAO/WHO Expert Meeting on Microbial Risk Assessment，JEMRA）的成立才为微生物问题设立了具体咨询委员会。

食品安全风险分析是一门新兴学科，特别是微生物危害分析、评估和管理食品危害相关风险的方法仍在发展中。风险评估是用来解决食品安全问题的一种科学方法，但这只是管理食品危害的几个关键步骤中的第一步。风险评估是风险分析的一部分，风险分析还包括两个组成部分：风险管理和风险沟通。管理人员使用风险评估过程的风险描述结果来制定最佳管理方案以决定何时、如何进行风险评估。大多数政府机构试图将风险评估过程与管理分离开来，但频繁的咨询是必不可少的。风险特征描述产生的数据和风险管理，包括良好的生产规范（good manufacture practice，GMPs）和良好的卫生规范（good hygienic practice，GHPs）管理组成食品中微生物危害的标准。所有相关的输入和不确定性以及适当的决策需要一个整体框架来帮助管理人员制定统一方法。监管机构需要以可接受的方式更好地平衡整个社会的风险和收益，并通过公开透明的方式使决策过程更加明确。FAO/WHO 的方法有四步：风险评估、方案评估、方案实施以及监测和审查。美国国会就美国环境健康风险制定的另一个类似框架由 6 个相关步骤组成，6 个步骤及每步需要考虑的内容如图 9 - 1 所示。

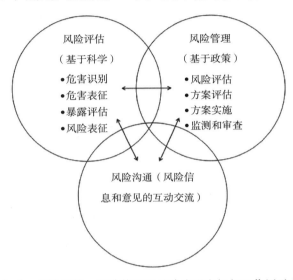

图 9 - 1　风险评估、风险管理和风险沟通之间相互作用示意图

1. 定义问题并将其置于具体环境中

（1）由微生物或其毒素引起的问题或潜在问题的特征。

（2）在利益相关者的授权和参与下确定适当的风险管理人员。

2. 在具体环境中分析与问题相关的风险

（1）风险评估包括危害识别、危害表征、暴露评估和风险表征。

（2）如果问题特定于某一地区，则需要考虑风险认知和当地区域信息。

（3）这个过程应该产生足够的信息供管理者做出决策。

3. 检查解决风险的选项

（1）考虑管理风险的监管或其他选择。

（2）探索执行这些选项的可行性。

（3）分析受影响方之间的成本效益和成本分配。

（4）确定管理行动可能引起的新风险。

4. 决定实施哪些选项

（1）决策基于最好的科学、经济和其他技术信息。

（2）行动需考虑要解决问题的所有危险源和影响。

（3）选择可行且具有与成本合理相关收益的管理选项。

（4）优先考虑预防或降低风险的选项，而不仅仅是控制风险。

（5）命令和控制方法的选择对监管很重要。

（6）必须考虑政治、社会、法律和文化因素。

（7）对创新、评估和研究的激励是长期的选择。

5. 采取行动实施决策

（1）决策实施由一个机构的一组管理人员执行，但根据需要可与其他机构进行协调。

（2）如果所有利益相关者都同意决策过程和采取的行动，合规性会更好。

6. 对行动的结果进行评估以确定以下内容

（1）决策是否产生预期效果，成本效益估计是否准确。

（2）哪些信息差距阻碍了行动的全面实施。

（3）在此过程中是否出现了有助于改进决策过程的新信息。

（4）风险管理框架和政策是否有效或需要改变。

（5）利益相关者如何对流程做出反应以及他们的投入有多大价值。

（6）吸取了哪些总体经验教训以帮助其他风险管理决策。

除此之外，还可以添加一些对决策者来说至关重要的可测量参数，这些参数包括采取行动或不采取行动的优点和缺点，利益相关者的风险感知包括各种价值判断，以及有争议的预防性原则，即采取非常保守的管理方法。虽然这种管理结构尚未得到普遍采用，但风险评估只是过程的一部分，却是关键的一部分。风险沟通可能是风险分析三个组成部分中最难理解的，因为它很难整合到一个结构中。WHO 的最新想法是风险沟通包括风险评估和风险管理，因此其范围比简单将评估和管理过程的结果联系起来更广。在任何有关 Lm 的新政策中，风险沟通策略对于解释其影响和益处将是至关重要的。即使是解释什么是"零容忍政策"也不是一件容易的事（从某种意义上说，它当然不是完全的零容忍，而只是从分析方法来看，对食物存在部分不容忍）。为此，WHO 鼓励 CAC 就病原微生物建立定量风险评估，并开发合适的工具。

二、动物源性李斯特菌风险评估

粮农组织鱼类产品中李斯特菌的贸易影响专家磋商会报告的编写，是为了协助评估来自渔业产品的李斯特菌病风险，并确定与鱼类和鱼类产品中 Lm 相关的数据缺口。由于时间限制，风险评估是不定量的，包括在消费时可能含有或不含有高水平 Lm 的产品。其列出了不同条件下的生长极限和最大生长率，提出了一种在代表鱼类产品的条件下生长的预测数学模型，并列出了一些预测，但该模型未用于暴露评估。事实上，许多数据并没有在评估中使用，人们清楚地注意到暴露评估缺乏信息，特别是热带地区的信息。计算表明，人均 Lm 剂量超过 1 000 CFU 的人类接触可能每年发生几次。尽管暴露在这种环境中，据估计每年每百万人口中只有 2～10 例李斯特菌病的总发病率。该文件主要处理了风险管理问题，并建议渔业产品有一个"使用日期"，这样产品在货架期结束时 Lm 小于 100 CFU/g。此外，卫生当局应确保支持 Lm 生长的 RTE 产品的保质期在安全范围内，并向高度易感人群通报和提供有关安全食品处理做法的指导方针。

由于缺乏欧盟关于乳制品以外的食品中 Lm 的标准，因此开展了一项研究，评估各种 RTE 食品的风险，并将报告命名为《与公共卫生有关的兽医措施科学委员会关于 Lm 的意见》。这项研究尤为重要，因为成员国对食品中的这种病原体有不同的标准，甚至没有标准，而且这个问题在欧盟内部的贸易中也很复杂，他们的工作是对一些早期风险评估的回顾，作者承认这些工作并没有构成完整的风险评估。危险特性描述最全面的方法是 Notermans 等人的小鼠剂量-反应模型；该模型中胃肠道物理屏障与先前的免疫一起具有保护作用。此外，由于 pH、水活度、温度、盐、竞争菌群等限制因素的不同，Lm 在不同 RTE 食品中的生长也不同。英国食品微观模型和美国农业部病原体建模程序软件给出了实例，以预测病原体在5 种 RTE 食品中的生长。欧盟各国的消费数据非常少，报告指出，Lm 水平＜100 CFU/g对消费者的风险非常低，但消费模式（目前尚不清楚）可能影响管理政策。作者根据具有不同控制潜力的 RTE 食品分组推荐了标准。

CAC 要求 FAO 和 WHO 与世界多国专家合作，评估各种食源性微生物风险。粮农组织/世卫组织的计划启动了各种病原体-商品组合的工作，其中包括速食食品中的 Lm。Lm评估产生了广泛的专著和解释性总结。目前进行的风险评估，部分是为了确定如何调整或扩大以前在国家一级制定的风险评估，以解决与 RTE 食品中 Lm 有关的问题。此外，风险评估人员要考虑与即食食品有关的具体问题，以下是讨论的问题：

（1）当每克或每毫升食品中的微生物数量为 25～1 000 CFU 时，或在食用时没有超过规定水平时估计食品中 Lm 的风险。

（2）评估不同易感人群（老年人、婴儿、孕妇和免疫缺陷患者）相对于一般人群的风险。

（3）评估在特定储存和货架期条件下支持生长和不支持生长的食物中 Lm 的风险。

（一）RTE 的食物选择

以 4 种 RTE 食品为例，Lm 污染表现出不同的风险。巴氏杀菌牛奶被广泛消费，污染的频率和程度都很低，但在储存期间可以生长；冰淇淋类似于牛奶，但在储存过程中不生长；发酵的干香肠经常受到污染，在生产过程中没有致命的加工步骤，但最终的成分会在储存期间阻止生长；冷熏鱼经常受到污染，没有致命的加工步骤，并在长时间储存期间生长。与牛奶和冰淇淋相比，发酵肉和熏鱼的消费量都很低。4 种选定的食物说明了不同因素如何相互作用影响每百万份和每年每 100 000 人感染 Lm 的风险。4 种食品模型具有相同结构：零售的污染频率和水平；储存温度、储存时间、指数生长率或死亡率、滞后期、最大生长率和变质等因素导致生长或失活直至消耗；消费频率及数量以及健康人群和易感人群的剂量反应关系。然而，对于这 4 种食物，建模过程的可用数据和方法并不总是相同的。

（二）零售初期污染

风险评估小组收集已发表的科学论文、政府调查和 FDA/FSIS/CDC 风险评估的数据，该评估包括了文献中所有国家和年份的数据。大多数数据与流行率有关，通常是存在或不存在这种微生物，测定基于每克 0.04 Lm 因子（每 25 g 样品 1 个微生物）的分析灵敏度。使用 Beta 分布对存在或缺失数据的不确定性进行估计，从而评估数据集中样本数量的影响。只有一小部分可用数据集表明每克阳性样本中 Lm 的水平。这些定量数据按累积频率分布排列，确定不确定度范围后，用这些分布来评估购买点食品中 Lm 的水平。

（三）前消费增长

国际审计部门在美国对 939 个家庭冰箱进行了调查，提供了考虑家庭储存温度对消费时 Lm 水平影响的数据。数据的累积分布没有任何模型拟合，调查结果表明，5% 的消费者在冰箱中冷藏食物的温度 ≤0.5 ℃，50% 的消费者使用冰箱温度 ≤3.4 ℃，95% 的消费者使用冰箱温度为 ≤6.9 ℃。风险评估人员认为储存时间和温度存在内在联系，他们认为零售和家庭中食物总存储时间变化与最短、最频繁和最长存放时间相关。例如，牛奶给定值分别为 1 d、5 d 和 12 d。为了进一步强调与存储时间值相关的不确定度，给出了最可能值和最大值的均匀分布，如牛奶最可能值的不确定度范围是 4～6 d。风险评估人员并不认为储存时间和温度是独立的，模型允许乳酸菌的腐败或生长（在烟熏鲑鱼中）是限制因素。

将储存时间和温度数据与 Lm 的生长速率信息相结合，估计食物中细菌在购买点和消费时间之间可能发生的含量变化。所选食品中的大多数生长速率来自已发表的接种包装研究，其中含有正常腐败菌群的食品接种了 Lm，将接种后的食物在不同温度下贮藏，并在不同时间取样，并测定其指数增长率。通过预测模型来估计食品中 Lm 的生长和失活率以及生长极限。在可能的情况下，生长模型还考虑了温度对最大生长水平的影响。

（四）消费

与流行率和集中度数据不同，消费模式往往是特定区域的。因此，食用分量和消费频率的例子要么来自加拿大联邦-省营养调查的数据库，要么来自全球国家消费统计数据。数据用于代表总人群或估计的易感（风险）人群。服务频率是根据一天内 10 万人的消费概率和每年的总次数来计算的。调查数据并不适用于所有年龄层，也没有任何季节性的消费模式。

（五）剂量-反应评估

暴露评估的输出被输入到剂量-反应模型中。消费分布的特点是受污染食物的累积频率为 10^{10} CFU/份。不确定性估计伴随着每个百分位值来估计百分位准确度的置信度，其他输出值是污染频率、每年食用数量和食用数量的 Beta 分布。对基于疫情数据、动物剂量研究和专家意见的 12 种剂量-反应模型进行了审查，大多数模型都是指数型的，但其中一个是与 Beta-Poisson 模型结合的，另一个是 Weibull Gamma 模型。选择指数剂量响应模型是因为它是一个单参数模型，在建模严重李斯特菌病时有很好的拟合性，并且它可以外推到感兴趣的低剂量范围。方程是：

$$P = 1 - e^{-r \times N}$$

式中，P 是严重疾病的概率，N 是消耗的 Lm 的数量，r 是定义所考虑人群的剂量-反应关系的参数。

r 值被认为是一个特定群体的常数，但其准确性取决于所考虑的群体的规模和包容性、李斯特菌病监测数据的准确性、食品中 Lm 污染的频率和水平的可靠性。指数模型是一种非阈值模型，意味着没有最小感染剂量。相反，该模型假设单个单核细胞致病的可能性非常小。食物中 Lm 的最大水平对计算的最大摄入剂量有很大影响，对最大剂量分别为 $10^{7.5}$ CFU、$10^{8.5}$ CFU、$10^{9.5}$ CFU、$10^{10.5}$ CFU 的 4 点 r 值进行了估计。假设的最大剂量越低，估计的 r 值就越大。r 值越大，Lm 的假定毒力越大。

现有的 Lm 污染和流行病学数据不允许对不同人群选择最合适的 r 值。在 CCFH 问题 1 中，易感群体的 r 值为 5.85×10^{-12}，这是目前风险评估中使用的最"保守"（即对 Lm 的最大假设毒力）剂量-反应曲线，并且是在每次最大剂量为 $10^{7.5}$ CFU 的假设下计算的。为了说明如何根据问题 2 中不同易感人群的相对风险估算 r 值，我们选择了 5.34×10^{-14} 的 r 值作为一般健康人群的参考值。这个 r 值是根据食品中等最大剂量（每份 $10^{8.5}$ CFU）的假设计算的。对于风险评估中描述的食品示例和 CCFH 问题 3，所使用的 r 值基于蒙特卡罗模拟技术的使用，并结合离散均匀分布，其中每份消耗量中 Lm 的最大数量从 $10^{7.5} \sim 10^{10.5}$ CFU。对于易感性人群，其分布的中位 r 值为 1.06×10^{-12}，健康人群的为 2.37×10^{-14}。

（六）风险表征

在风险评估的风险表征部分结合暴露评估输出和剂量-反应关系来计算感染李斯特菌病的概率。在消费时，对受污染食品中 Lm 的流行率、水平分布、剂量反应关系以及对健康和易感人群每百万份服务的风险进行估计。每份风险数量被用来估计每年每 10 万人患病的数量。显而易见，发酵肉和冰淇淋的风险比熏鱼和巴氏消毒牛奶要低得多。不仅最初的流行率和浓度水平很重要，而且储存期间的增长潜力和这些食物的消费量也很重要。

（七）对食品法典具体问题的答复

食品法典问题 1：当 $1 \sim 25$ g 食品中微生物的数量在 1 000 CFU 或每毫升食品中微生数量为 0 CFU 或在消费时不超过规定水平时，估计食品中 Lm 的风险。采用最保守的剂量-反应模型，即假定 Lm 最大毒力。该关系的 r 值为 5.85×10^{12}。摄入剂量是食物中病原体水平（CFU/g）乘以食用量的函数。因此，计算李斯特菌病发生概率的公式为

$$P = 1 - e^{(5.85 \times 10^{-12})(31.6 \times n)}$$

式中，n 为每克食品中 Lm 的菌落形成单位，CFU/g。

通过替换不同的 n 值，计算在 0.04～1 000 CFU/g 水平下李斯特菌病的可能性。根据 FDA/FSIS/CDC 风险评估草案，假设 RTE 总份数为 6.41×10^{10}，易感人群对应的李斯特菌病病例数为 2 130 例。

另一种方法是利用已知或估计的 Lm 在食物中的分布，所选择的例子是 FDA/FSIS/CDC 风险评估中 20 类 RTE 食品中 Lm 水平的总体分布。因此，这可以与剂量反应评估相结合，以估计病例数量。估计病例数的巨大差异不仅是所选择的剂量-反应模型的一个因素，也是消费的受污染食物分布的一个因素。随着污染频率或污染程度的增加，风险和预计的病例数量也会增加。因此，如果每份食物的分量保持不变，在所有即食食物中 Lm 从每份 1 CFU 增加到 1 000 CFU，患李斯特菌病的风险将增加 1 000 倍。

相反，从理论上讲，从食品供应中去除一份污染水平为 10^7 CFU/g 的 Lm，可以抵消将 10 000 份污染水平为 1 000 CFU/g 的 Lm 引入食品供应的影响。这些场景建立在假设它们的发生没有偏离设定的限制的基础上。事实上，美国的零容忍政策相当于中的第一种情况（最大值为 0.04 CFU/g 或剂量为 1 CFU）。与 FDA/FSIS/CDC 风险评估中估计的 2 130 基线水平相比，如果合规性为 100%，美国每年发生的李斯特菌病病例将少于 1 例。如果将 0.04 CFU/g 的微生物限度和 0.018% 的缺陷率（2 133 例）替换为 100 CFU/g 的限度和 0.001% 的缺陷率（124 例），则预测结果将减少 95% 的李斯特菌病病例数。因此，合规性是减少疾病的一个关键问题，比监管限制是 0.004 还是 100 CFU/g 更重要。

食品法典问题 2：估计不同易感人群消费者的风险。为建立所要求的剂量-反应关系，所采取的基本方法是利用对不同群体的李斯特菌病相对发病率的流行病学估计。这些相对易感性值是用不同群体的李斯特菌病病例总数除以总人群中估计的患病人数，然后将这个值除以一般人群的类似值得出的。利用法国的流行病学数据（移植、艾滋病、透析、癌症、肝病、糖尿病、酒精、不同年龄阶段的患者），使用相对易感性和一般人群的参考值进行比较，可以估算 r 值。相对易感性值和相应的 r 值随免疫系统损伤程度的增加而增加。受感染最严重的组（移植患者）比没有其他疾病的 <65 岁的个体（参考人群）更容易感染，r 值分别为 1.41×10^{-10} 和 5.34×10^{-14}。其次是白血病和艾滋病患者，分别是 1 364 和 865（是易感人群的两倍）。孕妇/围产期新生儿是 14 倍，老年人小于 10 倍。在能够确定 r 值的两次暴发中，美国和西班牙因使用干酪引起孕妇李斯特菌病暴发的 r 值非常接近（分别为 3×10^{-11} 和 4.51×10^{-11}）。在芬兰，食用黄油的住院移植患者李斯特菌病疫情暴发的 r 值远高于不食用黄油的移植患者的 r 值（分别为 3×10^{-7} 和 1.41×10^{-10}）。这可以解释为，在疫情中暴露的个体数量较少，人群的免疫状态极度受损和高度可变，或者与 Lm 的高毒性菌株有关。

食品法典问题 3：评估在特定储存和货架期条件下支持生长和不支持生长的食物中 Lm 的风险。风险特征表明，一种产品支持增长的能力可大大增加其成为食源性李斯特菌病媒介的风险。为了表明增长有多重要，巴氏消毒牛奶暴露评估的数学模型被修改，以忽略任何数字的增长，即该批牛奶在零售时购买后立即饮用。研究结果表明，每 10 万人口中巴氏杀菌奶中 Lm 的风险预计会增加约 1 000 倍。如果允许生长，健康人群比易感人群的风险更高，因为感染健康人群需要更多的 Lm。另一种方案是将零售牛奶的污染水平削减到 100 CFU/g，但仍允许增长（这只会将李斯特菌病的发病率降低约 2/3）。另外两种情况与增长有关：储存温度从中值 3.4 ℃提高到 6.2 ℃（两种人群的平均患病人数增加了 10 倍以上），储存时间从中值 5.3 d 增加到 6.7 d（健康人群和易感人群分别为 4.5 倍和 1.2 倍）。

对熏鱼采取了类似的方法，不仅考虑时间和温度，还考虑乳酸菌的影响。在 80%～100% 抑制模型中，每份服务和每 100 000 人口实例的风险增加了 700～1 000 倍，而在 95% 抑制模型中，从无单核细胞增生李斯特菌生长到基线（生长）情景的风险增加了 67～85 倍，将熏鱼的保质期缩短 50%（1～28 d 缩短到 1～14 d）的预测效果使生长风险的预测增加降低了 80%。

（八）评估摘要

速食食品的公共卫生影响可以通过每份风险和每年每个人口的病例数来评估，所建立的模型预测的风险可能不同。几乎所有李斯特菌病病例都是大量食用这种病原体所致。虽然只选取 4 种即食食品进行说明，但不同种类的即食食品的污染频率和污染程度分布是不同的。不同国家的生产、储存做法和消费模式的差异可能会影响污染水平，从而影响每一份食物的风险。尽管零售业受到严重污染的情况相对较少，但如果食品加工设施保持警惕，将 Lm 进入生产环境的污染概率降到最低，并对工厂进行有效的清理，感染导致的病例可能会减少。只要高污染的比例同样降低，减少污染频率的控制措施将按比例降低发病率。在美国和其他实行类似零容忍政策的国家，所有食源性李斯特菌病病例都发生在每 25 g 超过 1 CFU 的食物中。从这一评估可以看出，许多即食食品在生产过程中超过了这一水平，尽管在许多情况下并没有超过多少，但随后的增长允许其水平上升到足以引起疾病的水平。然而，同样明显的是，将零容忍标准提高到较高的值（例如，从 1 CFU/25 g 提高到 100 CFU/g），将增加李斯特菌病的发病率，除非改进的缓解战略是有效的，如降低即食食品中 Lm 的水平。在允许生长的食物中，控制措施将降低 Lm 升高带来的风险增加，如更好的温度控制或限制储存时间的长度。特定人群比其他人群风险更大，可能需要特定的控制条件。

第五节　动物源性食品李斯特菌防控

单核细胞增生李斯特菌（Lm）是最危险的食源性病原菌之一，除了给食品工业带来巨大的经济损失外，还对人类健康造成威胁。食品生产企业除了建立良好的生产操作规范（GMP）和卫生操作规范（GHP）并较好应用和执行外，还应采取适当的手段预防和控制 Lm 的污染。目前，防控动物源性食品 Lm 方法主要有物理方法、化学方法、天然抗菌剂方法和包装技术等。

一、物理方法

除了传统的加热灭菌技术，高静水压、超声波、微波、辐照、电阻加热、臭氧灭菌、脉冲场和冷等离子体等非常规技术也被广泛研究。这些技术不仅能有效地消除动物源性食品中Lm，还能更好地保持食品营养价值和感官特性。然而，当前研究表明，在食品处理过程中，这些方法对Lm的杀灭效果并非完全彻底，这一问题不容忽视。因此，需要联合多种防控技术以彻底消除动物源性食品Lm污染。当前，对非常规技术的研究还较少，并且其在食品加工厂中的可操作性较差。此外，物理措施的设备成本较高，难以完全适应商业化食品生产需求，因此，仍需要进一步优化与改进，以提升其可行性和经济性。

（一）加热灭菌

加热灭菌处理作为传统且主要的微生物灭活手段，依然是消除动物源性食品中Lm最常用方法。然而，加热灭菌会对食品质量产生负面影响，可能降低产品的营养价值。此外，温和加热灭菌的一个关键问题在于，若实际温度低于设定温度时，Lm可能无法被完全灭活，而是受到亚致死性损伤。在此情况下，Lm有可能在储存期间恢复生长，导致潜在的食品安全问题。为提升动物源性食品的安全性和延长保质期，传统的加热灭菌处理不再是首选，因此，许多创新技术被开发出来，旨在有效灭活Lm，同时保持食品的感官、营养和功能特性。

（二）高静水压技术

高静水压技术（high hydrostatic Pressure，HHP）作为一种非热巴氏杀菌方法，已被广泛应用于动物源食品中以延长其保质期，并且使用过程中不会显著改变食品的营养、功能和感官特性。HHP技术通过机械加压液体（通常是水）使产品承受100 MP以上的高压。HHP的技术参数，如施加的压力、处理温度和保温时间；基质的组成和性质（如pH和水活性），以及Lm菌株等，均对杀菌效果产生影响。HHP灭活Lm的机理主要是通过破坏其蛋白质的折叠结构，使细胞膜变性，改变细胞膜的流动性，细胞内pH失衡及膜完整性丧失，从而最终破坏细胞的分裂功能。压力还会引起Lm核糖体的解离并降低细胞活力。但是在压力不足或储存温度过高的情况下，HHP有时难以完全杀灭Lm，仅对其造成亚致死性的损伤，这样可能会导致Lm在储存期间修复损伤并重新生长。因此，为了增强HHP的杀菌效果，通常需要将其与其他防控措施结合使用，以有效减少动物源性食品中的Lm含量，并延长食品的保质期。

（三）超声波技术

超声波技术是一种新兴的食品加工技术，特点是使用频率超过人类听力极限（20 kHz）

的声波。相比其他技术，超声波技术具有成本低、设备简单且节能的优势，目前逐渐应用于均质、乳化、萃取、结晶、切割、水解和灭菌等食品加工过程中。虽然低功率超声波可保留食品成分的物理化学表征，但通过空化作用的高功率超声波可在食品加工过程中诱发各种物理和化学变化，使食物产生异味而导致食品质量问题。根据频率范围，超声波可分为三类：功率超声（16～100 kHz）、高频超声（100 kHz 至 1 MHz）和诊断超声（1～10 MHz）。空化作用会在局部产生极端温度，导致水分子分解为自由基（如羟基和氢原子），这些自由基可能导致 DNA 损伤，破坏酶活性，并通过破坏细胞膜结构和功能，从而对病原微生物产生致死效果。空化作用会严重损伤 Lm 的细胞，在细胞表面形成凹坑，最终导致 Lm 失活。超声波的致死效应受功率、频率、处理时间、温度和反应器的几何形状等因素的影响。一些研究表明，除非温度超过 60℃，或者与其他抗菌剂（如蜂毒肽、氧化锌）联合使用，否则超声波并不能完全灭活动物源食品中的 Lm。

（四）微波技术

微波技术在食品领域有着广泛的应用，如用于烹饪、干燥、巴氏杀菌和食品保鲜。微波灭菌不仅能有效地减少食品中潜在的病原微生物，同时还可通过酶失活，来保持食品的营养特性。用微波对牛奶杀菌消毒后，细菌和大肠杆菌数完全达到了卫生要求，不仅营养成分保持不变，而且脂肪球直径变小，提高了产品的稳定性，有利于人体消化吸收。尽管有这些优点，但微波技术在加热过程中热量分布不均，这可能导致某些微生物未被完全灭活。此外，产品的几何形状也很重要，因为微波能量更集中在产品的几何中心周围，可能会造成局部过热，从而损害食品的质地或质量。因此，优化微波处理条件对确保灭菌效果并减少对食品品质的影响具有重要意义。

（五）辐照

作为提高食品安全性和质量的一项成熟技术，辐照在食品行业中受到了广泛应用。辐照在食品行业中的应用形式多样，尤其在抑制病原菌和延长动物性食品保质期方面效果显著。辐照是一种非热技术，为小剂量电离辐射的应用，可作为一种杀灭 Lm 技术，以提高动物源性食品的安全性和保质期。"辐照"通常是指 γ 辐照，此外紫外线、γ 射线、X 射线和 α 射线以及电子束也是食品工业上最常用的辐照方式。研究表明，紫外线在 254 nm 波长下具有最佳杀菌效果，相比传统抗菌化合物（如氯和过氧化氢）更具杀菌潜力。钴-60（Co-60）是主要的辐射源，在不同食品中，使用的剂量也不同。电离辐射防控 Lm 的效果一般取决于几个参数，如辐射剂量、吸收剂量和速率以及环境条件（如温度和气体环境）。辐射灭活 Lm 的机制主要是通过破坏细菌的 DNA，阻碍其增殖，达到灭活效果。辐照剂量为 4 kGy 和 6 kGy 时，梭子蟹肉中的 Lm 分别减少了 4.47×10^6 CFU/g 和 3.63×10^7 CFU/g；1 kGy 和 2 kGy 剂量下，Lm 分别降低 125.89 CFU/g 和 2.24×10^5 CFU/g。关键问题是，辐照后还有 Lm 残留，在辐照后 28 d 的产品储存期间，Lm 又恢复生长。经 0.6 kGy 和 0.8 kGy 处理的奶酪切片样品中，Lm 数量低于检测限（<0.7 CFU/g）。然而，使用辐射技术存在一个有争议性问题，即是否会导致食品中生成放射性物质，进而对人类健康造成危害，这限制了辐照技术的广泛使用。针对这一问题，食品法典委员会宣布食品辐照使用最高剂量为10 kGy。另一个影响辐射灭菌效果的主要问题在于其穿透力较低，灭菌效率有限，特别是在表面不规则的动物源性食品上。因此，为了有效防控食品中的 Lm，通常需要将辐射与其他技术和方法结合使用。研究表明，安全性和质量得到保证的前提下，辐照食品越来越受到大众的青睐。

（六）欧姆加热

欧姆加热是一种创新的热处理技术，利用电流，在干燥、烹饪和灭菌等不同过程中，实现对目标食品快速且均匀的加热。与传统热处理相比，该技术在减少热损伤和养分损失方面表现出了巨大的潜力，受到了广泛关注。将电能转换成热能是欧姆加热技术的主要原理。在欧姆加热技术中，加热过程显著缩短，从而提高最终食品的质量，同时保证所需的灭菌效果。食品灭菌研究中，通常使用间歇式欧姆加热，而食品工业通常使用连续式欧姆加热。使用欧姆加热技术灭菌时存在的一个重要问题是当食品与电极直接接触时，由于电极腐蚀，潜在毒性的金属离子迁移到食品中，造成食品安全问题。然而，通过引入惰性电极和脉冲波，可以在一定程度上解决这一问题。据报道，脉冲欧姆加热可使 Lm 失活，避免某些食品受到电极腐蚀的影响。欧姆加热灭活 Lm 的主要机理是加热效应，然而，其完整灭菌机制还不完全清楚。有研究认为，欧姆加热造成微生物细胞膜中的孔形成（电穿孔），从而，细胞通透性增加，细胞膜破裂，最终导致细菌死亡。目前，已有许多研究报道了使用电阻加热灭活不同动物源性食品中 Lm。与其他致病菌相比，Lm 对电阻加热的抗性更强。此外，食品成分的含量（如乳脂和乳糖）对电阻加热的灭菌效果也会产生影响。在脂肪含量较低的牛奶样品中，由于其导电性更高，欧姆加热的防控效果更加显著。

（七）臭氧灭菌

臭氧灭菌技术作为现代高新技术正日益受到重视。臭氧（O_3）是一种不稳定的同素异形体氧（气态或溶解态），在常温下能自行降解产生大量的自由基，最常见的是氢氧根自由基，具有强氧化性的特点。一旦臭氧与水混合，可与水中的酸类、亚硝酸盐、氰化物等还原性无机物反应，还可以与一些有机物反应，使有机物发生不同程度的降解，变成简单的中间体，再进一步彻底氧化生成二氧化碳（CO_2）。这些特性使其成为最具有潜力的氧化剂和消毒剂，可用于减少食品工业中的病原微生物，从而提高食品的安全性和延长其保质期。2001年，美国 FDA 批准将臭氧作为食品中的直接添加剂，这一举激发了人们对臭氧在食品领域应用的兴趣。臭氧的氧化电位可攻击细胞的主要成分，如糖蛋白、糖脂和其他氨基酸，并破坏或抑制细胞的酶促反应，从而破坏细菌细胞壁和细胞膜。当在 1.0 mg/L、2.0 mg/L 和 4.0 mg/L的浓度下，用臭氧水处理 1 min，聚苯乙烯表面生长的单菌 Lm 生物膜分别减少了

7.94 CFU/mL、2.51×10^3 CFU/mL 和 1.26×10^4 CFU/mL。

（八）冷等离子体

冷等离子体或非热等离子体是一种非常有效的食品灭菌技术。冷等离子体属于物质的第4种状态，在没有热力学平衡的情况下，由部分电离气体组成，包括电子、带电离子、自由基、激发分子、光子和原子。通过对工作气体、惰性气体或环境空气进行放电，可以产生等离子体。在常压条件下，冷等离子体通常由活性氧（ROS，如 O、O_2、O_3），活性氮（RNS，如 N_2、NO、NO_2），以及羟基、H_2O_2 组成，所有这些分子都是潜在的抑菌剂。冷等离子体的微生物灭活机制与产生的活性物质有关，这些活性物质可通过氧化应激或物理作用攻击细菌，导致细菌内容物泄漏或细菌基因组损伤，从而引起细菌死亡。冷等离子体的抗菌效率取决于施加的电压、频率、暴露方式、电极类型、气体混合物、处理时间、目标微生物的细胞膜特征、食品种类和细菌位置。冷大气等离子体随后被进一步应用于处理 Lm 与其他菌株的混合菌膜。Govaert 等人对不同培养介质、培养温度、初始接菌量比例以及培养时间下的 Lm 与沙门菌混合生物膜，进行冷大气等离子体处理并分析不同处理时间的效果。随后，该团队进一步研究了冷大气等离子体在不同放电方式、氧气水平及输入电压下对 Lm 和鼠伤寒沙门菌混合生物膜的灭活效果，结果表明，冷大气等离子体在多种条件下对 Lm 及其他病原菌形成的生物膜具有较好的去除效果。

（九）脉冲电场技术

在食品工业中，脉冲电场（pulsed electric fields，PEF）技术可用于抑制微生物，如霉菌、酵母和细菌，以提高食品的安全性。由于 PEF 技术在灭活病原微生物方面的巨大能力以及与传统热处理相比的诸多优点，其在食品保存和巴氏杀菌方面的应用受到了广泛的研究。PEF 通过在细菌膜结构中形成亲水孔和蛋白质通道，干扰细胞膜合成，从而抑制微生物生长。食品的种类、成分和其特性都可能会影响 PEF 灭菌效率。通常革兰氏阳性菌比革兰氏阴性菌对 PEF 的抗性高。研究表明，Lm 是对 PEF 最具抗性的病原菌。由于 PEF 处理中，较高的温度会导致膜流动性的变化，从而降低电场强度，因此，使用较高的入口温度并不能有效地提高乳清蛋白中 Lm 的灭活率。

二、化学方法

（一）季铵盐化合物

在抗菌剂中，季铵盐化合物（quaternary ammonium compounds，QACs）是食品工业中最常用的消毒剂之一，即使在低浓度下也能有效抑制细菌和病毒。QACs 是一种稳定的阳离子表面活性剂，可破坏细菌细胞膜的磷脂双分子层，改变细菌细胞膜的通透性，使细菌细胞内容物泄漏，阻碍其代谢最终导致细菌死亡。该类消毒剂低毒安全、受有机物影响小、副作用小，非常适合食品工业使用。亚抑制浓度的 QACs 会对耐受菌构成选择性压力，或诱导敏感 Lm 产生耐受性，造成食品生产和加工环境中 Lm 耐受菌、适应性耐受菌及生物膜的出现，对消费者的健康安全构成了极大威胁。因此，研究食源性病原菌 Lm 对 QACs 耐受机制具有十分重要的现实意义。QACs 耐受还存在着交叉耐受的现象，不仅包括 QACs 类化合物的交叉耐受，还包括 QACs 与其他类抗菌药物之间的交叉耐受，交叉耐受情况增加了 Lm 防控的难度，对食品安全管理及临床治疗构成了极大的挑战。Lm 对 QACs 耐受性机制是多样的，受到环境和菌株特异遗传背景等影响。到目前为止，人们普遍认为主动外排泵是 Lm 对 QACs 的耐受性的主要机制，但对于编码外排泵的遗传决定因素的起源仍存在一些争议。QACs 的过度使用（或滥用）可能会促进遗传元件间的水平转移，Lm 获得新的耐药基因，从而增强了 Lm 生物膜的形成能力。Aryal 等使用 5 种不同的消毒剂对 3 种 Lm 致病菌、大肠杆菌 O157：H7 和沙门菌形成的生物膜处理发现，QACs 和氯消毒剂的效果最差，在 2 h 内仅降低 $10 \sim 100$ CFU/mL。改性 QACs、过氧化氢和双西丁的组合的抑菌性能最好，在 $1 \sim 2.5$ min 内可减少细菌 $10^6 \sim 10^7$ CFU/mL。

（二）含氯化合物

氯是一种价格低廉且被批准可以直接用于食品行业的表面抗菌干预剂，对细菌、真菌和藻类具有抗菌活性。许多含氯化合物，如次氯酸钠、二氧化氯气体或二氧化氯液体已被证明有效抑制动物性食品中 Lm。含氯化合物的灭菌机制基于其快速氧化特性，它们与细菌细胞膜相互作用或直接渗透到细胞中，形成 N-氯基团，从而干扰细菌代谢的关键酶，导致细菌死亡。Rodríguez-Campos 等使用含 10% 活性氯的次氯酸钠（SHY：10 000 mg/L、25 000 mg/L 和 50 000 mg/L）和苯扎氯铵（BZK：2 500 mg/L、10 000 mg/L 和 25 000 mg/L）处理从禽肉加工厂分离的 Lm 生物膜 5 min，结果表明，SHY 生物膜仅对持久性 Lm 生物膜有裂解作用，BZK（2 500 mg/L）对持久性 Lm 株和散发性 Lm 生物膜均无抑制作用。这些结果表明，测试浓度（2 500 mg/L）下使用 BZK 可能会造成公共健康风险。含氯化合物对 Lm 生物膜的功效在很大程度上取决于生物膜的基质。Bremer 等研究表明，与在聚氯乙烯表面上生长的生物膜相比，在不锈钢面上生长的 Lm 生物膜更易被彻底清除。这些结果也与 Pan 等人的研究结果一致，在聚四氟乙烯中生长的 Lm 生物膜比在不锈钢上生长的生物膜对含氯化合物具有更高的耐受性。

（三）酸性化合物

酸是一种强氧化剂，能够干扰细胞磷脂双层和细胞质合成，导致细菌不可逆的损伤（如质子动力的破坏），引起细菌死亡。然而，Lm 能够通过不同机制适应自然过程（如乳酸发酵）或人工诱导（如清洁系统用水酸化）产生的低 pH 环境。这种适应能力不仅使这种病原体能够在不利环境中生存，还可能增加其毒性。尽管这种情况下，Lm 是暂时存活状态，但是，它提高了这种病原体在食品工业中的存活率，同时也为 Lm 提供了更高的保护，使其免受其他环境破坏。Lm 能够适应酸性环境依赖于其维持细菌细胞内稳态的机制。中国卫生部颁布的《食品添加剂使用标准》（GB2760—2011）规定：乳酸、乳酸钠及乳酸钾可在各种食品加工过程中使用，残留量不需要限定；醋酸也可以作为酸度调节剂按生产需要适量使用。Ibusquiza 等研究表明，3 种不同 Lm 菌株之间对过氧乙酸的抗性阈值不仅取决于菌株，还取决于生物膜的年龄和生物膜生长的基质。此外，在聚苯乙烯微孔板和不锈钢表面形成的 Lm 生物膜用过氧乙酸分别处理 60 s、120 s 和 180 s，在不锈钢表面上，过氧乙酸处理 60 s 后，生物膜部分失活，在 180 s 内，几乎 100% 的 Lm 死亡。在聚苯乙烯微孔板上，过氧乙酸处理 180 s 后并没有完全消除 Lm 生物膜，每孔仅减少 63.09～316.23 CFU。

三、天然抗菌剂

（一）乳酸菌及其细菌素

乳酸菌及其细菌素（LAB/LAB 细菌素）作为一种天然抗菌剂，常与其他抗菌剂联合用于防控食源性病原菌 Lm。LAB 通过产生有机酸、乙醇、过氧化氢、细菌素等抗菌化合物，与 Lm 竞争胃肠道（GIT）上的营养物质或附着点，有效抑制 Lm 生长繁殖，从而成为食品安全、质量改进和延长保质期的新方法。LAB 的优点是其对真核细胞没有毒性，并且对消化蛋白酶敏感，从而确保对肠道微生物群没有负面影响或影响很小，LAB 还能增强 GIT 屏障功能和降低血清胆固醇，对健康有益。美国 FDA 以及欧洲食品安全局（EFSA）将 LAB 定为大众公认安全（GRAS）产品，其作为天然抗菌剂在食品防控应用是被消费者认可和接受的。然而，将 LAB/LAB 细菌素作为栅栏技术用于动物源性食品 Lm 防控时，应重点关注几个因素，包括温度、pH、张力、食物基质和浓度等对其本身的影响。由于 LAB 细菌素是一种生物合成肽，其结构和功能很容易被食品基质（如极性和非极性食品成分）和食品加工措施（如热处理）影响而降解或失活，或因细菌素进入食品基质后，可能因稀释而无法达到有效浓度，从而削弱抗菌效果。因此，在动物源性食品中单独应用细菌素可能不能有效灭菌。但是，将 LAB/LAB 细菌素包被在生物相容性微囊或纳米囊泡中，如海藻酸钠、明胶、淀粉、瓜尔豆胶、黄原胶或脂质体中，可以克服这一问题。通过控制包被 LAB/LAB 细菌素的释放速率，可使其适应食品基质环境，确保其抗 Lm 效果。有研究表明，与游离 LAB/LAB 细菌素相比，海藻酸盐（2.5%，m/V）和明胶（6.0%，m/V）组合包被的 LAB/LAB 细菌素以及磷脂酰胆碱脂质体（4～250 μg/mL）包被的 LAB/LAB 细菌素，均可显著减缓冷藏乳制品（如牛奶、奶酪和肉类）中的 Lm 的增殖（以 CFU/mL 计），有效期至少可达 21 d。但是，由于游离细菌素与牛奶中的脂肪球相互作用，Lm 对 LAB 细菌素产生抵制，在冷藏几天后，发现 Lm 从检测不到，到缓慢增加。

Nisin 是被美国 FDA 和 WHO 批准的唯一一种可用于食品中的细菌素，例如，市售 Nisaplin© 产品是 LAB 细菌素的代表，其配方组成为 Nisin（2.5%，m/m）与 NaCl（77.5%，m/m）、蛋白质（12%，m/m）和碳水化合物（6%，m/m）。Nisin 还可以提高细菌的热灭活能力，从而缩短处理食品的时间和程度，保持食品质量，节约成本。在低 pH 下，Nisin 仍对动物源性食品中 Lm 具有杀菌活性，这表明它们也适用于酸性食品的抗菌应用。

Martinez 等研究表明，游离和包被的 Nisin 均能显著降低牛奶中的 Lm，它们的组合具有更有效的抗 Lm 作用。Barbosa 等研究表明，与游离乳酸杆菌相比，包被的产品略微提高了乳酸杆菌在萨拉米香肠中的存活率，它们的数量在 30 d 内保持在 10^8 CFU/g，而且，降低了萨拉米香肠中的 Lm 数量。当用 2.5％（m/V）海藻酸钠和 6.0％（m/V）明胶包埋植物乳杆菌 SC01 时，抑制 Lm 效果最佳。此外，食品因素（如成分、pH）、LAB/LAB 细菌素自身（如浓度、类型）以及外部因素（如储存温度、时间）也是影响抗 Lm 效果的关键。

然而，有研究表明，由于 Nisin 不属于 Ⅱa 类细菌素，且在高 pH、肉类成分干扰和分布不均匀的情况下，导致其在肉类中的抗 Lm 活性较弱。因此，在动物源性食品贮存中使用 LAB/LAB 细菌素需要结合多种栅栏技术，以达到更强的抗 Lm 效果，保持食品安全、感官和营养。

（二）噬菌体及其裂解酶

1. 噬菌体减菌技术　噬菌体是指能够在细菌细胞内感染和复制的病毒，是地球上最丰富的生物，其广泛存在于自然界中。噬菌体的作用机制与抗生素完全不同，噬菌体通过自身复制和繁殖而裂解细菌。噬菌体作为一种新型的生物防控手段，具有宿主特异性、不影响正常菌群、且不产生耐药性和残留，是一种天然的生物杀菌剂。由于噬菌体的特异性，噬菌体及其裂解酶的生物防控能够有针对性地消除食品中的食源性细菌 Lm，尤其在防控超级耐药菌，如多重耐药菌 Lm 方面有着极大的优势。

Lm 噬菌体最初用于李斯特菌属分型分析，随着对李斯特菌特异性噬菌体研究的不断深入，人们利用对 Lm 敏感的烈性噬菌体的高度特异性和裂解活性的特性，将其用于 Lm 的生物防治剂，预防动物性食品在生产加工过程中受到的 Lm 污染，已经显示出良好的应用前景。现在噬菌体产品的开发和商业化产品推广是一个新兴的世界性行业。有大量关于噬菌体及裂解酶保护动物源性食品免受 Lm 感染的研究，自 2006 年以来，通过 GRAS 程序，两种商业 Lm 噬菌体产品 ListShield™（最初名称为 LMP-102）和 Listex™ P100 被美国 FDA 批准为食品防腐剂，用于防控各类动物源性食品及即食性食品中 Lm 污染，这是美国首次批准将噬菌体用作食品添加剂。该产品由 EBI 食品安全公司从大量食品级的噬菌体中精选出具有较宽噬菌谱的烈性噬菌体制成。将 Listex™ P100 喷洒在食品上时，它能够 100％ 杀灭动物性食品中的 Lm。安全性试验结果表明，该噬菌体生物制剂对人体、动物和植物细胞均无安全风险。由于噬菌体外部结构中的电荷差异，噬菌体可以通过静电相互作用固定在某一表面上。利用这一特性，改良纤维素膜用于固定李斯特菌噬菌体，应用于真空包装或气调包装（MAP）下的即食肉类，在整个保质期内将 Lm 的生长限制在 0.5 个对数周期以内。在食物基质上，离子浓度、pH、温度、黏度和食物拓扑结构均可能影响噬菌体或者裂解酶的抗菌功效。2017 年，Figueiredo 等使用 Listex™ P100 降低猪肉火腿中的 Lm 约 630.96 CFU/g，低于检测限。相比之下，乳链菌肽和乳酸钠处理仅分别降低 100 和＜3.16 CFU/g，火腿在 6～8℃下储存 72 h 期间内，只有噬菌体处理组可保证 Lm 不增殖，这表明噬菌体生物防治比乳酸菌或者乳酸菌素更有效。此外，用噬菌体 ListShield™ 处理 5 min 后，实验污染的奶酪上的 Lm 减少 5.01 CFU/g，噬菌体鸡尾酒也消除烟熏三文鱼加工环境中的 Lm。当使用 Listex™ P100 处理不锈钢上形成的 Lm 生物膜时，Lm 减少了 $3.16 \times 10^3 \sim 2.51 \times 10^5$ CFU/cm²。在 Zhou 等的研究中，给即食三文鱼添加噬菌体 SH3－3 72 h 后，Lm 数量减少了 3.47×10^4 CFU/mL。在 4℃ 环境下，鸡腿上添加噬菌体孵育 3 h 后，Lm 降低 1 995.26 CFU/mL。

2. 噬菌体裂解酶减菌技术　噬菌体裂解酶也称为内溶素（endolysins），是噬菌体在裂解细菌末期过程中产生的水解酶，通过从内部分解细菌细胞壁中的肽聚糖释放噬菌体病毒粒子。内溶素是目前研究报道最多的噬菌体裂解酶，通常在噬菌体裂解后期释放，可特异性作用于细菌细胞壁，在噬菌体释放过程中发挥关键作用。在噬菌体利用宿主资源的早期，某些蛋白起到关键作用，通过抑制宿主 DNA 的复制，干扰宿主菌的转录过程，为噬菌体的复制奠定基础。例如，Lm 噬菌体中的穿孔素（holin）和内溶素（phage endolysin，Ply）协同作用导致被感染的 Lm 裂解，这两种蛋白质均由 Lm 噬菌体后期基因区域末端紧邻的两个基因编码。一旦 Lm 噬菌体启动裂解过程，穿孔素破坏细胞膜，内溶素进入胞壁质与底物作用。另外，基于裂性 Lm 噬菌体表达的内溶素可在体内外有效裂解 Lm，克隆表达的内溶素已经在食品中控制 Lm 污染方面显示出很好的应用前景。例如，利用基因工程手段克隆并改造内溶素基因，并将其转入发酵性细菌如乳酸乳球菌中，利用乳球菌启动子大量生产和分泌 Lm 噬菌体内溶素，用于杀灭食品中污染的 Lm。部分研究表明，噬菌体裂解酶在食品加工及环境等多个环节表现出对控制食源性病原菌 Lm 的巨大潜力。Van Tassell 等研究表明，重组表达的裂解酶 PlyP100 能够在 4℃ 下有效抑制新鲜奶酪中 Lm，并在 4 周内抑制 Lm 生长，同时在酸性食物基质的情况下，表现出最佳活性。张辉等将克隆表达并纯化后的噬菌体裂解酶 lysZ5 加入豆浆中，在 4℃ 环境下培养 3 h 后，降低 Lm 超过 10 000 CFU/mL。Pennone 等在大肠杆菌中表达了噬菌体 vB_LmoS_293 的裂解酶的酰胺酶结构域并测定了纯化的酰胺酶在不同浓度、pH 和温度下的胞壁裂解活性、裂解谱和抗生物膜活性。结果显示，在 3 种不同温度（20℃、37℃ 和 50℃）的环境下，可以裂解血清型分别为 4b、1/2b、3b 和 7 的 Lm；此外该蛋白还抑制非生物表面生物膜的形成。以上结果显示了在食品生产、加工及储存环境中使用裂解酶防控 Lm 具有巨大潜力。

目前，尽管噬菌体在提高食品安全方面发挥着多种作用，许多研究也已经证明其在减菌中的有效性和安全性，但实验结果仍然存在着较大的差异，导致噬菌体在食品工业中的应用受到诸多限制。由于噬菌体疗法成本高及使用过程中环境的复杂性，将噬菌体产品从实验室环境推向市场仍然是一个挑战。

（三）精油

精油（essential oils，EOs）来源于植物，已知的 EOs 有 3 000 多种，大约 300 种精油产品已经被商业化推广使用，可作为动物源性食品中消毒剂防控 Lm 污染。在大规模应用于动物性食品时，可能会因为其强烈气味而影响肉制品的感官特性，带来不利影响。然而，如果味道可口，EOs 味道产品可以通过特色味道推广使用。例如，当在包装中使用 0.1% 牛至油时，可改善鸡胸的风味。许多研究人员开展了 EOs 抗食源性致病菌 Lm 的应用研究。Friedman 等使用 96 种 EOs 和 23 种精油化合物对 Lm RM2199 和 RM2388 开展研究，结果表明，精油在 37℃ 作用 60 min，各浓度的 EOs 至少降低 50% 的 Lm；其中，肉桂醛（0.019%）、栀子（0.057%）、雪松（0.067%）、月桂叶（0.070%）和丁香芽（0.074%）是抗 Lm RM2199 最有效的；肉桂醛（0.019%）、雪松木（0.028%）、广藿香（0.029%）、栀子（0.038%）和甜橙（0.040%）是抗 Lm RM2388 效果最好的。Ed-Dra 等从牛至（OM-EO）、薄荷（MS-EO）、迷迭香（RO-EO）、丹参（SO-EO）和薄荷（MP-EO）中提取 EOs，研究结果表明，它们对 Lm 具有抗氧化性能和抗菌活性，而 OM-EO 具有抗 Lm 效果最好。Osaili 等研究香芹酚（CA）、肉桂醛（CI）和百里香酚（TH）在 4℃ 和 10℃ 下对储存鸡肉中的 Lm 的抗菌效果，他们制备了一种由塔胡克鸡配方中常用成分组成的腌料，并与 1% 的（V/V）CA、CI 或 TH 混合。与未添加 EOs 相比，添加 EOs 的鸡肉均降低 Lm 数量，最多可储存 7 d，但是，将 EOs 浓度从 1% 增加到 2% 似乎对减少 Lm 没有显著影响。这些研究表明，EOs 可以作为天然防腐剂应用于动物源性食品中 Lm 防控，以延长食品的保质期并抑制食源性病原体的生长。

（四）液体烟雾

液体烟雾是由燃烧易燃材料产生的烟雾，去除致癌的多环芳烃后冷凝而成。Babu 等应用有机山核桃壳提取物对 7 株 Lm 进行了测试，采用专有的无溶剂萃取系统，挥发性气体冷凝成液态烟雾，研究表明，山核桃壳提取物在所有 7 种菌株的混合物中的最小抑菌浓度（MIC）为 0.375%，最高 MIC 为 6%（Lm 190，血清型 1/2a）。当在家禽皮肤模型接种 0.75% 山核桃提取物孵育 30 min 时，Lm 显著减少 10 CFU/cm²。其他肉类产品中使用液体烟雾发现，Lm 数量也下降。例如，发现两种液态木烟制剂浸泡处理鳟鱼 1 min，可使鳟鱼中的 Lm 低于检测限。以上结果表明，液体烟雾对食品中 Lm 抑制作用的研究具有重要价值。

四、包装技术

动物源性食品包装可以保护食品免受物理、有害的生理和化学环境（如光线、灰尘和害虫）损害以及提高运输便利，尤其是长期储存的后加工食品。目前，动物源性食品的包装方式主要有托盘包装、真空包装和气调包装。真空包装和气调包装可以延长食品货架期，而气调包装相比于真空包装更有利于食品保鲜，广泛用于高度易腐食品，包括新鲜农产品、肉类和鱼类。但抗菌剂与包装材料的兼容性、抗菌剂释放的有效控制是抗菌包装研究的难点，国内很多包装技术处于研发阶段，急需进行深入的研究。由于 Lm 主要存在于肉制品表面，直接添加抑菌剂时，抑菌剂易扩散至食品内部，不能达到抑菌效果，而将抑菌剂（乙醇、银离子、壳聚糖、细菌素、植物提取物等）与包装材料相结合，使抑菌剂可以在贮藏和运输的过程中从食品包装材料缓慢释放，保证食品表面有较高的抑菌剂浓度，可以达到良好的抑菌效果。加入 LAB 细菌素的抗菌包装是延长食品保质期的一种策略，有利于在复杂的食品环境中提高 LAB 细菌素的稳定性和抗 Lm 效果。由于 Lm 易对细菌素产生耐药性，在动物性食品储存期间，Lm 会缓慢增加。因此，可以将包装与包被 LAB/LAB 细菌素组合使用，以延缓细菌素耐药性。在活性包装中引入海藻酸盐、淀粉/埃洛石纳米复合材料和食用普鲁兰多糖等包被 LAB/LAB 细菌素，可有效控制冷冻食品中的 Lm 长达一个月。据报道，活性包装与包被的 LAB/LAB 细菌素联合使用，或者使用更高浓度的细菌素，或者通过真空包装与气体联合（N_2：CO_2 为 60：40），或添加月桂酸精氨酸盐（经批准的合成防腐剂），均可增强抗 Lm 活性。真空包装前，将益生菌 *L. piscium* EU2241 和 *L. gelidium* EU2247 涂抹到虾体上，在 8℃ 和 20℃ 时，减缓了 Lm 的增殖，降低 Lm 达 100 CFU/g。除抗菌包装外，其他活性包装方式具备脱氧、脱乙烯、脱水、释放乙醇等功能，可间接抑制 Lm 生长，延长食品保质期。

（黄金林　唐苑悦　包红朵）

参考文献 ●

任义品，2019. 一起猪李氏杆菌病的诊断与防治 [J]. 养猪（5）：121-122.

宋晓莉，2019. 江苏部分地区肉羊源大肠杆菌的分子流行病学及其部分特性研究 [D]. 扬州：扬州大学.

孙晓文，2021. 鸡屠宰与销售环节单核细胞增生李斯特菌的流行特征及 UV-C 减菌技术研究 [D]. 扬州：扬州大学.

张辉，王冉，包红朵，2012. 李斯特菌噬菌体的分离鉴定及其裂解特性 [J]. 食品科学，33（7）：5.

赵强，2021. 单增李斯特菌在牛羊养殖及食品链中流行与传播规律研究 [D]. 长春：吉林大学.

Abdollahzadeh E，Rezaei M，Hosseini H，2014. Antibacterial activity of plant essential oils and extracts：The role of thyme essential oil，nisin，and their combination to control *Listeria monocytogenes* inoculated inminced fish meat [J]. Food Control，35（1）：177-183.

Adak G K，Meakins S M，Yip H，et al，2005. Disease risks from foods，England and Wales，1996-2000 [J]. Emerg Infect Dis，11（3）：365-372.

Allerberger F，Guggenbichler J P，1989. Listeriosis in Austria--report of an outbreak in 1986 [J]. Acta Microbiol Hung，36（2-3）：149-152.

Ansbacher R，Borchardt K A，Hannegan M W，et al，1966. Clinical investigation of *Listeria monocytogenes* as a possible cause of human fetal wastage [J]. American Journal of Obstetrics & Gynecology，94（3）：386.

Aryal M, Muriana P M, 2019. Efficacy of commercial sanitizers used in food processing facilities for inactivation of *Listeria monocytogenes*, *E. coli* O157：H7, and *Salmonella* biofilms [J] . Foods, 8 (12)：639.

Babu D, Crandall P G, Johnson C L, et al, 2013. Efficacy of antimicrobials extracted from organic pecan shell for inhibiting the growth of *Listeria* spp. [J] . J Food Sci, 78 (12)：M1899-M1903.

Balamurugan S, Inmanee P, Souza J D E, et al, 2018. Effects of high pressure processing and hot water pasteurization of cooked sausages on inactivation of inoculated *Listeria monocytogenes*, natural populations of lactic acid bacteria, *Pseudomonas* spp. , and coliforms and their recovery during storage at 4 and 10℃ [J] . J Food Prot, 81 (8)：1245-1251.

Barbosa M S, Todorov S D, Jurkiewicz C H, et al, 2015. Bacteriocin production by *Lactobacillus curvatus* MBSa2 entrapped in calcium alginate during ripening of salami for control of *Listeria monocytogenes* [J] . Food Control, 47：147-153.

Bearns R E, Girard K F, 1958. The effect of pasteurization on *Listeria monocytogenes* [J] . Can J Microbiol, 4 (1)：55-61.

Becroft D M, Farmer K, Seddon R J, et al, 1971. Epidemic listeriosis in the newborn [J] . Br Med J, 3 (5777)：747-751.

Birmpa A, Sfika V, Vantarakis A, 2013. Ultraviolet light and ultrasound as non-thermal treatments for the inactivation of microorganisms in fresh ready-to-eat foods [J] . Int J Food Microbiol, 167 (1)：96-102.

Bremer P J, Monk I, Butler R, 2002. Inactivation of *Listeria monocytogenes*/*Flavobacterium* spp. biofilms using chlorine：impact of substrate, pH, time and concentration [J] . Lett Appl Microbiol, 35 (4)：321-325.

Bunning V K, Crawford R G, Bradshaw J G, et al, 1986. Thermal resistance of intracellular *Listeria monocytogenes* cells suspended in raw bovine milk [J] . Appl Environ Microbiol, 52 (6)：1398-1402.

Büla C J, Bille J, Glauser M P. 1995. An epidemic of food-borne listeriosis in western Switzerland：description of 57 cases involving adults [J] . Clin Infect Dis, 20 (1)：66-72.

Canfield, M A, Walterspiel, J N, Edwards M S, et al. 1985. An epidemic of perinatal listeriosis serotype 1b in Hispanics in a Houston hospital [J] . Pediatr Infect Dis, 4 (1)：106.

Ciesielski C A, Hightower A W, Parsons S K, et al, 1998. Listeriosis in the United States：1980-1982 [J] . Arch Intern Med, 148 (6)：1416-1419.

Cody S H, Abbott S L, Marfin A A, et al, 2003. Two outbreaks of multidrug-resistant *Salmonella* serotype typhimurium DT104 infections linked to raw-milk cheese in Northern California [J] . JAMA, 281 (19)：1805-1810.

Concha-Meyer A, Schöbitz R, Brito C, et al, 2011. Lactic acid bacteria in an alginate film inhibit *Listeria monocytogenes* growth on smoked salmon [J] . Food Control, 22 (3-4)：485-489.

da Silva Malheiros P, Sant'Anna V, de Souza Barbosa M, et al, 2012. Effect of liposome-encapsulated nisin and bacteriocin-like substance P34 on *Listeria monocytogenes* growth inminas frescal cheese [J] . Int J Food Microbiol, 156 (3)：272-277.

Datta S K, Okamoto S, Hayashi T, et al, 2006. Vaccination with irradiated *Listeria* induces protective T cell immunity [J]. Immunity, 25 (1): 143-152.

Demaître N, DeReu K, Haegeman A, et al, 2021. Study of the transfer of *Listeria monocytogenes* during the slaughter of cattle using molecular typing [J]. Meat Sci, 175: 108450.

DeValk H, Vaillant V, Jacquet C, et al, 2001. Two consecutive nationwide outbreaks of listeriosis in France, October 1999-February 2000 [J]. Epidemiol Rev, 154 (10): 944-950.

Dijkstra G, Yuvaraj S, Jiang H Q, et al, 2007. Early bacterial dependent induction of inducible nitric oxide synthase (iNOS) in epithelial cells upon transfer of CD45RB (high) CD4 (+) T cells in a model for experimental colitis [J]. Inflamm Bowel Dis, 13 (12): 1467-1474.

Donnelly C W, Briggs E H, and Donnelly L S, 1987. Comparison of heat resistance of *Listeria monocytogenes* in milk as determined by two methods [J]. J Food Prot, 50 (1): 14-17.

Doyle M P, Glass K A, Beery J T, et al, 1987. Survival of *Listeria monocytogenes* in milk during high-temperature, short-time pasteurization [J]. Appl Environ Microbiol, 1987. 53 (7): 1433-1438.

Ed-Dra A, Filali F R, Presti V L, et al, 2020. Chemical composition, antioxidant capacity and antibacterial action of five Moroccan essential oils against *Listeria monocytogenes* and different serotypes of *Salmonella enterica* [J]. Microb Pathog, 149: 104510.

Evans M R, Swaminathan B, Graves L M, et al, 2004. Genetic markers unique to *Listeria monocytogenes* serotype 4b differentiate epidemic clone II (hot dog outbreak strains) from other lineages [J]. Appl Environ Microbiol, 70 (4): 2383-2390.

Faoagali J L, Schousboe M, 1985. Listeriosis in Christchurch 1967-1984 [J]. N Z Med J, 98 (772): 64-66.

Farber J M, 2000. FAO expert consultation on the trade impact of *Listeria* in fish products [J]. Int J Food Microbiol, 62 (3): 171.

Farber J M, Daley E M, MacKie M T, et al, 2000. A small outbreak of listeriosis potentially linked to the consumption of imitation crab meat [J]. Lett Appl Microbiol, 31 (2): 100-104.

Farkas J, Mohácsi-Farkas C, 2011. History and future of food irradiation [J]. Trends Food Sci Technol, 22 (2-3): 121-126.

Figueiredo A C L, Almeida R C C, 2017. Antibacterial efficacy of nisin, bacteriophage P100 and sodium lactate against *Listeria monocytogenes* in ready-to-eat sliced pork ham [J]. Braz J Microbiol, 48: 724-729.

Fischer M, 1962. Listeriose-Häufung im Räume Bremen in den Jahren 1960 und 1961 [J]. DMW-Deutsche Medizinische Wochenschrift, 87 (52): 2682-2684.

Fleming D W, Cochi S L, MacDonald K L, et al, 1985. Pasteurized milk as a vehicle of infection in an outbreak of listeriosis [J]. N Engl J Med, 312 (7): 404-407.

Franco-Vega A, Ramírez-Corona N, López-Malo A, et al, 2015. Estimation of *Listeria monocytogenes* survival during thermoultrasonic treatments in non-isothermal conditions: Effect of ultrasound on temperature and survival profiles [J]. Food microbiology, 52: 124-130.

Friedman M, Henika P R, Mandrell R E, 2002. Bactericidal activities of plant essential oils and some of their isolated constituents against *Campylobacter jejuni*, *Escherichia coli*, *Listeria monocytogenes*, and *Salmonella* enterica [J]. J Food Prot, 65 (10): 1545-1560.

Gabriel A A, 2015. Inactivation of *Listeria monocytogenes* in milk by multifrequency power ultrasound [J]. J

Food Process Preserv，39（6）：846-853.

Gaulin C，Ramsay D，Ringuette L，et al，2003. First documented outbreak of *Listeria monocytogenes* in Quebec，2002 [J] . Can Commun Dis Rep，29（21）：181-186.

Georget E，Sevenich R，Reineke K，et al，2015. Inactivation of microorganisms by high isostatic pressure processing in complex matrices：A review [J] . Innov Food Sci Emerg，27：1-14.

Glass K A，Doyle M P，1989. Fate of *Listeria monocytogenes* in processed meat products during refrigerated storage [J] . Appl Environ Microbiol，55（6）：1565-1569.

Gottlieb S L，Newbern E C，Griffin P M，et al，2006. Multistate outbreak of Listeriosis linked to turkey deli meat and subsequent changes in US regulatory policy [J] . Clin Infect Dis，42（1）：29-36.

Goulet V，Jacquet C，Vaillant V，et al，1995. Listeriosis from consumption of raw-milk cheese [J] . Lancet，345（8964）：1581-1582.

Goulet V，Rocourt J，Rebiere I，et al，1998. Listeriosis outbreak associated with the consumption of rillettes in France in 1993 [J] . J Infect Dis，177（1）：155-160.

Govaert M，Smet C，Walsh J L，et al，2019. Dual-species model biofilm consisting of *Listeria monocytogenes* and *Salmonella* Typhimurium：development and inactivation with cold atmospheric plasma (CAP) [J] . Front Microbiol，10：2524.

Graves L M，Hunter S B，Ong A R，et al，2005. Microbiological aspects of the investigation that traced the 1998 outbreak of listeriosis in the United States to contaminated hot dogs and establishment of molecular subtyping-based surveillance for *Listeria monocytogenes* in the PulseNet network [J] . Journal of Clinical Microbiology，43（5）：2350-2355.

Gudkova E，Mironova K，Kusminskii A，et al，1958. A second outbreak of listeriotic angina in a single populated locality [J] . Zhur Mikrobiol Epidemiol Immunobiol，29：1373-1376.

Guenther S，Huwyler D，Richard S，et al，2009. Virulent bacteriophage for efficient biocontrol of *Listeria monocytogenes* in ready-to-eat foods [J] . Appl Environ Microbiol，75（1）：93-100.

Guerini M N，Brichta-Harhay D M，Shackelford T S，et al，2007. *Listeria* prevalence and *Listeria monocytogenes* serovar diversity at cull cow and bull processing plants in the United States [J] . J Food Prot，70（11）：2578-2582.

Ho J L，Shands K N，Friedland G，et al，1986. An outbreak of type 4b *Listeria monocytogenes* infection involving patients from eight Boston hospitals [J] . Arch Intern Med，146（3）：520-524.

Huang H，Lung H，Chang Y，et al，2015. Inactivation of pathogenic *Listeria monocytogenes* in raw milk by high hydrostatic pressure [J] . Foodborne Pathog Dis，12（2）：139-144.

Ibusquiza P S，Herrera J J R，Cabo M L，2011. Resistance to benzalkonium chloride，peracetic acid and nisin during formation of mature biofilms by *Listeria monocytogenes* [J] . Food microbio，28（3）：418-425.

Inglis T J，Clair A，Sampson J，et al，2003. Real-time application of automated ribotyping and DNA macrorestriction analysis in the setting of a listeriosis outbreak [J] . Epidemiol Infect，131（1）：637-645.

Jacbos M，Stein H，Buqwane A，et al，1978. Epidemic listeriosis-report of 14 cases detected in 9 months [J] . S Afr Med J，54（10）：389-392.

Jacquet C，Catimel B，Brosch R，Buchrieser C，et al，1995. Investigations related to the epidemic strain involved in the French listeriosis outbreak in 1992 [J] . Appl Environ Microbiol，61（6）：2242-2246.

Jang Y S，Moon J S，Kang H J，et al，2021. Prevalence，characterization，and antimicrobial susceptibility of *Listeria monocytogenes* from raw beef and slaughterhouse environments in Korea [J] . Foodborne Pathog Dis，18（6）：419-425.

Jensen A，Frederiksen W，Gerner-Smidt P，1994. Risk factors for listeriosis in Denmark，1989-1990 [J] . Scand J Infect Dis，26（2）：171-178.

Kaptchouang Tchatchouang C D，Fri J，De Santi M，et al，2020. Listeriosis outbreak in South Africa：A comparative analysis with previously reported cases worldwide [J] . Microorganisms，8（1）：135.

Kerr K G，Dealler S F，Lacey R W，1988. Materno-fetal listeriosis from cook-chill and refrigerated food [J] . Lancet，2（8620）：1133.

Kim S S，Choi W，Kang D H，2017. Application of low frequency pulsed ohmic heating for inactivation of foodborne pathogens and MS-2 phage in buffered peptone water and tomato juice [J] . Food microbiol，63：22-27.

Kim S S，Kang D H，2015. omparative effects of ohmic and conventional heating for inactivation of *Escherichia coli* O157：H7，*Salmonella* enterica serovar Typhimurium，and *Listeria monocytogenes* in skim milk and cream [J] . J Food Prot，78（6）：1208-1214.

Lammerding A M，Glass K A，Gendron-Fitzpatrick A，1992. Determination of virulence of different strains of *Listeria monocytogenes* and *Listeria innocua* by oral inoculation of pregnant mice [J] . Appl Environ Microbiol，58（12）：3991-4000.

Lee S H I，Cappato L P，Corassin C H，et al，2016. Effect of peracetic acid on biofilms formed by *Staphylococcus aureus* and *Listeria monocytogenes* isolated from dairy plants [J] . J Dairy Sci，99（3）：2384-2390.

Lennon D，Lewis B，Mantell C，et al，1984. Epidemic perinatal listeriosis [J] . Pediatr Infect Dis，3（1）：30-34.

Lingbeck J M，Cordero P，O'Bryan C A，et al，2014. Functionality of liquid smoke as an all-natural antimicrobial in food preservation [J] . Meat Sci，97（2）：197-206.

Linnan M J，Mascola L，Lou X D，et al，1988. Epidemic listeriosis associated with Mexican-style cheese [J] . N Engl J Med，319（13）：823-828.

Lyytikäinen O，Autio T，Maijala R，et al，2000. An outbreak of *Listeria monocytogenes* serotype 3a infections from butter in Finland [J] . J Infect Dis，181（5）：1838-1841.

MacDonald P D，Whitwam R E，Boggs J D，et al，2005. Outbreak of listeriosis among Mexican immigrants as a result of consumption of illicitly produced Mexican-style cheese [J] . Clin Infect Dis，40（5）：677-682.

Maijala R，Lyytikäinen O，Johansson T，et al，2001. Exposure of *Listeria monocytogenes* within an epidemic caused by butter in Finland [J] . Int J Food Microbiol，70（1-2）：97-109.

Martinez R C R，Alvarenga V O，Thomazini M，et al，2016. Assessment of the inhibitory effect of free and encapsulated commercial nisin（Nisaplin®），tested alone and in combination，on *Listeria monocytogenes* and *Bacillus cereus* in refrigerated milk [J] . LWT-Food Sci and Technol，68：67-75.

Matamoros S, Leroi F, Cardinal M, et al, 2009. Psychrotrophic lactic acid bacteria used to improve the safety and quality of vacuum-packaged cooked and peeled tropical shrimp and cold-smoked salmon [J] . J Food Prot, 72 (2): 365-374.

McLauchlin J, Audurier A, Taylor A G, 1986. Aspects of the epidemiology of human *Listeria monocytogenes* infections in Britain 1967-1984: the use of serotyping and phage typing [J] . J Med Microbiol, 22 (4): 367-377.

McLauchlin J, Crofts N, Campbell D M, et al, 1989. A possible outbreak of listeriosis caused by an unusual strain of *Listeria monocytogenes* [J] . J Infect, 18 (2): 179-187.

McLauchlin J, Hall S M, Velani S K, et al, 1991. Human listeriosis and pate: a possible association [J] . BMJ, 303 (6805): 773-775.

Mead P S, Dunne E F, Graves L, et al, 2006. Nationwide outbreak of listeriosis due to contaminated meat [J] . Epidemiol Infect, 134 (4): 744-751.

Mead P S, Slutsker L, Dietz V, et al, 1999. Food-related illness and death in the United States [J] . Emerg Infect Dis, 5 (5): 607-625.

Meira S M M, Zehetmeyer G, Scheibel J M, et al, 2016. Starch-halloysite nanocomposites containing nisin: Characterization and inhibition of *Listeria monocytogenes* in soft cheese [J] . LWT-Food Sci and Technol, 68: 226-234.

Mitchell D, Misrachi A, Watson A, et al, 1991. A case cluster of listeriosis in Tasmania [J] . Commun Dis Intell, 15: 427.

Murray E G D, Webb R A, Swann M B R, 1926. A disease of rabbitscharacterised by a large mononuclear leucocytosis, caused by a hitherto undescribed bacillus *Bacterium monocytogenes* (n. sp.) [J] . J Pathology and Bacterio, 29 (4): 407-439.

Nelson K E, Warren D, Tomasi A M, et al, 1985. Transmission of neonatal listeriosis in a delivery room [J] . Am J Dis Child, 139 (9): 903-905.

Nicolair-Schotton M E, Potel J, Natzschka J, et al, 1985. Vermehrtes auftreten von Listeriose-erkrankungen in Niedersachsen, 1983 [Increased incidence of listeriosis diseases in Lower Saxony, 1983] [J] . Immun Infekt, 13 (2): 76-77.

Niels le Souef P, Walters B N, 1981. Neonatal listeriosis: a summer outbreak [J] . Med J Aust, 2 (4): 188-191.

Notermans S, Dufrenne J, Teunis P, et al, 1998. Studies on the risk assessment of *Listeria monocytogenes* [J] . J Food Prot, 61 (2): 244-248.

Olsen S J, Patrick M, Hunter S B, et al, 2005. Multistate outbreak of *Listeria monocytogenes* infection linked to delicatessen turkey meat [J] . Clin Infect Dis, 40 (7): 962-967.

Ooi S T, Lorber B, 2005. Gastroenteritis due to *Listeria monocytogenes* [J] . Clin Infect Dis, 40 (9): 1327-1332.

Osaili T M, Hasan F, Dhanasekaran D K, et al, 2021. Effect of active essential oils added to chicken tawook on the behaviour of *Listeria monocytogenes*, *Salmonella spp.* and *Escherichia coli* O157: H7 during storage [J] . Int J Food Microbiol, 337: 108947.

Pan Y，Breidt Jr F，Kathariou S，2006. Resistance of *Listeria monocytogenes* biofilms to sanitizing agents in a simulated food processing environment ［J］. Applied and Environmental Microbiology，72（12）：7711-7717.

Patange A，O'Byrne C，Boehm D，et al，2019. The effect of atmospheric cold plasma on bacterial stress responses and virulence using *Listeria monocytogenes* knockout mutants ［J］. Front Microbiol，10：2841.

Pattanayaiying R，Aran H，Cutter C N，2015. Incorporation of nisin Z and lauric arginate into pullulan films to inhibit foodborne pathogens associated with fresh and ready-to-eat muscle foods ［J］. Int J Food Microbiol，207：77-82.

Pennone V，Sanz-Gaitero M，O'connor P，et al，2019. Inhibition of *L. monocytogenes* biofilm formation by the amidase domain of the phage vB_LmoS_293 endolysin ［J］. Viruses，11（8）：722.

Perera M N，Abuladze T，Li M，et al，2015. Bacteriophage cocktail significantly reduces or eliminates *Listeria monocytogenes* contamination on lettuce，apples，cheese，smoked salmon and frozen foods ［J］. Food Microbiol，52：42-48.

Phan K T K，Phan H T，Brennan C S，et al，2017. Nonthermal plasma for pesticide and microbial elimination on fruits and vegetables：an overview ［J］. Int J Food Sci，52（10）：2127-2137.

Piffaretti J C，Kressebuch H，Aeschbacher M，et al，1989. Genetic characterization of clones of the bacterium *Listeria monocytogenes* causing epidemic disease ［J］. Proc Natl Acad Sci U S A，86（10）：3818-3822.

Pinilla C M B，Brandelli A，2016. Antimicrobial activity of nanoliposomes co-encapsulating nisin and garlic extract against Gram-positive and Gram-negative bacteria in milk ［J］. Innov Food Sci Emerg technologies，36：287-293.

Pyatkovskyy T I，Shynkaryk M V，Mohamed H M，et al，2018. Effects of combined high pressure（HPP），pulsed electric field（PEF）and sonication treatments on inactivation of *Listeria innocua* ［J］. J Food Eng，233：49-56.

Riedo F X，Pinner R W，Tosca M L，et al，1994. A point-source foodborne listeriosis outbreak：documented incubation period and possible mild illness ［J］. J Infect Dis，170（3）：693-696.

Rodriguez-Melcon C，Capita R，Garcia-Fernandez C，et al，2018. Effects of bacteriophage P100 at different concentrations on the structural parameters of *Listeria monocytogenes* biofilms ［J］. J Food Prot，81（12）：2040-2044.

Rodríguez-Campos D，Rodríguez-Melcón C，Alonso-Calleja C，et al，2019. Persistent *Listeria monocytogenes* isolates from a poultry-processing facility form more biofilm but do not have a greater resistance to disinfectants than sporadic strains ［J］. Pathogens，8（4）：250.

Ryan S，Hill C，Gahan C G，2008. Acid stress responses in *Listeria monocytogenes* ［J］. Adv Appl Microbiol，65：67-91.

Ryser E T，Arimi S M，Bunduki M M，et al，1996. Recovery of different *Listeria ribotypes* from naturally contaminated，raw refrigerated meat and poultry products with two primary enrichment media ［J］. Appl Environ Microbiol，62（5）：1781-1787.

Sakaridis I，Soultos N，Iossifidou E，et al，2011. Prevalence and antimicrobial resistance of *Listeria monocytogenes* isolated in chicken slaughterhouses in Northern Greece［J］．J Food Prot，74（6）：1017-1021.

Sala C，Morar A，Tîrziu E，et al，2016. Environmental occurrence and antibiotic susceptibility profile of *Listeria monocytogenes* at a slaughterhouse raw processing plant in Romania［J］．J Food Prot，79（10）：1794-1797.

Salvat G，Toquin M T，Michel Y，et al，1995. Control of *Listeria monocytogenes* in the delicatessen industries：the lessons of a listeriosis outbreak in France［J］．Int J Food Microbiol，25（1）：75-81.

Samuelsson S，Rothgardt N P，Carvajal A，et al，1990. Human listeriosis in Denmark 1981-1987 including an outbreak November 1985-March 1987［J］．J Infect，20（3）：251-259.

Schlech III W F，Lavigne P M，Bortolussi R A，et al，1983. Epidemic listeriosis evidence for transmission by food［J］．N Z Med J，308（4）：203-206.

Schoder D，Guldimann C，Märtlbauer E，2022. Asymptomatic carriage of *Listeria monocytogenes* by animals and humans and its impact on the food chain［J］．Foods，11（21）：3472.

Schuchat A，Deaver K A，Wenger J D，et al，1992. Role of foods in sporadic listeriosis：I. Case-control study of dietary risk factors［J］．Jama，267（15）：2041-2045.

Schuchat A，Lizano C，Broome C V，et al，1991. Outbreak of neonatal listeriosis associated withmineral oil［J］．Pediatr Infect Dis J，10（3）：183-189.

Schuchat A，Swaminathan B，Broome C V，1991. Epidemiology of human listeriosis［J］．Clin Microbiol Rev，4（2）：169-183.

Schwartz B，Ciesielski C A，Broome C V，et al，1988. Association of sporadic listeriosis with consumption of uncooked hot dogs and undercooked chicken［J］．Lancet，2（8614）：779-782.

Schwartz B，Hexter D，Broome C V，et al，1989. Investigation of an outbreak of listeriosis：new hypotheses for the etiology of epidemic *Listeria monocytogenes* infections［J］．J Infect Dis，159（4）：680-685.

Shank F R，Elliot E L，Wachsmuth I K，et al，1993. US position on *Listeria monocytogenes* in foods［J］．Food Control，7（4-5）：229-234.

Sheng L，Hanrahan I，Sun X，et al，2018. Survival of *Listeria innocua* on Fuji apples under commercial cold storage with or without low dose continuous ozone gaseous［J］．Food Microbiol，76：21-28.

Simpson D，1996. Microbiology and epidemiology infoodborne disease outbreaks：the whys and when nots［J］．J Food Prot，59（1）：93-95.

Soni K A，Nannapaneni R，2010. Removal of *Listeria monocytogenes* biofilms with bacteriophage P100［J］．J Food Prot，73（8）：1519-1524.

Suklim K，Flick Jr G J，Vichitphan K，2014. Effects of gamma irradiation on the physical and sensory quality and inactivation of *Listeria monocytogenes* in blue swimming crab meat（Portunas pelagicus）［J］．Radiat Phys Chem，103：22-26.

Tappero J W，Schuchat A，Deaver K A，et al，1995. Reduction in the incidence of human listeriosis in the United States. Effectiveness of prevention efforts？The Listeriosis Study Group［J］．JAMA，273（14）：1118-1122.

Timmons C，Pai K，Jacob J，et al，2018. Inactivation of *Salmonella enterica*，Shiga toxin-producing

Escherichia coli, and *Listeria monocytogenes* by a novel surface discharge cold plasma design [J] . Food Control, 84: 455-462.

Tulzer G, Bauer R, Daubek-Puza W D, et al, 1987. Eine lokale Epidemie von neonataler Listeriose in Oberösterreich--Ein Bericht über 20 Fälle [Local epidemic of neonatal listeriosis in Upper Austria--report of 20 cases] [J] . Klin Padiatr, 199 (5): 325-328.

Urbach H, Schabinski G, 1955. Zur Listeriose des Menschen [J] . Zeitschrift für Hygiene und Infektionskrankheiten, 141 (3): 239-248.

VanTassell M L, Daum M A, Kim J S, et al, 2016. Creative lysins: *Listeria* and the engineering of antimicrobial enzymes [J] . Curr Opin Biotechnol, 37: 88-96.

Villar R G, Macek M D, Simons S, et al, 1999. Investigation of multidrug-resistant *Salmonella* serotype *typhimurium* DT104 infections linked to raw-milk cheese in Washington State [J] . JAMA, 281 (19): 1811-1816.

Watson C, Ott K, 1990. *Listeria* outbreak in Western Australia [J] . Communicable Diseases Intelligence, 24: 9-12.

Wenger J D, Swaminathan B, Hayes P S, et al, 1990. *Listeria monocytogenes* contamination of Turkey Franks: evaluation of a production facility [J] . J Food Prot, 53 (12): 1015-1019.

Wiedmann M, Bruce J L, Keating C, et al, 1997. Ribotypes and virulence gene polymorphisms suggest three distinct *Listeria monocytogenes* lineages with differences in pathogenic potential [J] . Infect Immun, 65 (7): 2707-2716.

Zdolec N, Hadziosmanovic M, Kozacinski L, et al, 2008. Influence of protective cultures on *Listeria monocytogenes* in fermented sausages: a review [J] . Arch Lebensmittelhyg, 59 (2): 60.

Zhang H, Bao H, Billington C, et al, 2012. Isolation and lytic activity of the *Listeria* bacteriophage endolysin LysZ5 against *Listeria monocytogenes* in soya milk [J] . Food Microbiol, 31 (1): 133-136.

Zhou C, Zhu M, Wang Y, et al, 2016. Broad host range phage vB-LmoM-SH3-3 reduces the risk of *Listeria* contamination in two types of ready-to-eat food [J] . Food Control, 108: 106830.

专业词汇中英文对照

A

abortive infection（Abi）　　　　　　　　流产性感染

actin nucleation promoting factor A（ActA）　　肌动蛋白聚集因子

Agreement on the Application of Sanitary and
　　Phytosanitary Measures（SPS）　　　实施动植物卫生检疫措施协议

alanine transaminase（ALT）　　　　　　谷丙转氨酶

albumin（ALB）　　　　　　　　　　　血清白蛋白

alkalinephosphatase（ALP）　　　　　　碱性磷酸酶

amidohydrolase（Ami）　　　　　　　　酰胺水解酶

amplified fragment length polymorphism
　　（AFLP）　　　　　　　　　　　　扩增片段长度多态性

antigen presenting cell（APC）　　　　　抗原提呈细胞

apoptosis-associated speck-like protein（ASC）　凋亡相关斑点样蛋白

apoptosis　　　　　　　　　　　　　　细胞凋亡

arbitrarily primed polymerase chain reaction
　　（AP-PCR）　　　　　　　　　　　随机引物聚合酶链反应

aspartate transaminase（AST）　　　　　天冬氨酸氨基转移酶

ATP-binding cassette transporters（ABC）　ATP 结合盒转运蛋白

autolysin（Auto）　　　　　　　　　　自溶素

B

Bacillus Calmette-Guerin（BCG）　　　　卡介苗

bacteria ghosts（BGs）　　　　　　　　菌影

bacteriophage　　　　　　　　　　　　噬菌体

benzalkonium chloride（BZK）　　　　　苯扎氯铵

blood urea nitrogen（BUN）　　　　　　血尿素氮

bone marrow-derivedmacrophages（BMDMs）　骨髓来源的巨噬细胞

brain heart infusion broth（BHI）　　　　脑心浸液肉汤

broad-range phospholipase C（PC-PLC/PlcB） 广谱磷脂酶 C/磷脂酶 B

C

carbon catabolite repression（CCR） 碳分解代谢物阻遏

cell surface receptor tyrosine kinase（RTK）/ c-Met 细胞表面受体酪氨酸激酶

Centers for Disease Control and Prevention （CDC） 疾病控制与预防中心

central memory T cell（TCM） 中央记忆 T 细胞

central nervous system（CNS） 中枢神经系统

chemokine ligand（CCL） 趋化因子配体

chemokine receptor（CCR） 趋化因子受体

chemokine 趋化因子

chloramphenicol acetyltransferase（CAT） 氯霉素乙酰转移酶

Citrobacter rodentium 鼠柠檬酸杆菌

Clinical and Laboratory Standards Institute （CLSI） 美国临床和实验室标准化协会

clonal complex（CC） 克隆复合群

Clostridium perfringens 产气荚膜梭菌

clustered regularly interspaced short palin-dromic repeats（CRISPR） 规律成簇的间隔短回文重复

Codex Alimentarius Commission（CAC） 国际食品法典委员会

colony forming units（CFU） 菌落形成单位

colony-stimulating factor 1（CSF-1） 集落刺激因子-1

complement receptor of the immunoglobulin superfamily（CRIg） 补体受体 Ig 超家族分子

complete Freund's adjuvant（CFA） 弗氏完全佐剂

conventional DCs（cDCs） 经典树突状细胞

core/whole genome multi-locus sequence typ-ing（cg/wgMLST） 核心基因/全基因组多位点序列分型

creatine kinase（CK） 肌酸激酶

creatinine（CRE） 肌酸酐

CRISPR associated proteins（Cas proteins） CRISPR 相关蛋白

CRISPR-Cas 细菌体内的获得性免疫系统

CX3C chemokine receptor 1 （CX3CR1） CX3C 趋化因子受体 1

cysteinyl aspartate specific proteinase 1（Caspase 1） 半胱氨酸蛋白酶 1

cytidine-phosphate-guanosine （CpG） 非甲基化胞苷-磷酸盐-鸟苷

cytotoxic Tlymphocyte （CTL） 细胞毒性 T 淋巴细胞

c-reactive protein （CRP） C 反应蛋白

C-type lectin domain family member A （CLEC5A） C 型凝集素结构域家族 5 成员 A

C-type lectin receptors （CLRs） C 型凝集素受体

D

dendritic cells （DCs） 树突状细胞

deoxyribonucleic acid （DNA） 脱氧核糖核酸

dihydrofolate reductase （DHFR） 二氢叶酸还原酶

directed repeat sequence （DR sequence） 定向重复序列

disability adjusted life year （DALY） 伤残调整寿命年

DNAbingding helix-turn-helinx motif （HTH motif） 能与 DNA 结合的螺旋转角螺旋基序

E

early effector cell （EEC） 早期效应细胞

early-onset disease （EOD） 早发性疾病

effector memory T cell （TEM） 效应记忆 T 细胞

enabled/vasodilator-stimulated phosphoprotein （Ena-VASP） 启动/血管扩张剂刺激的磷蛋白

European Committee on Antimicrobial Susceptibility Testing （EUCAST） 欧洲药敏试验委员会

extracellular vesicles 细胞外囊泡

E-cadherin （E-cad） E-钙黏蛋白

E-test 浓度梯度扩散法

F

Fas-associated factor 1 （FAF1） Fas 相关因子 1

fibronectin-binding protein A （FbpA） 纤连蛋白结合蛋白 A

Food and Drug Administration （FDA） 食品药品监督管理局

Food Standards Australia and New Zealand (FSANZ) 澳大利亚和新西兰食品标准

Foodborne Disease Outbreak Surveillance System (FDOSS) 食源性疾病暴发监测系统

foot and mouth disease virus (FMDV) 口蹄疫病毒

formylpeptides receptors (FPRs) 甲酰肽受体

fraser broth (FB) FB 增菌液/Fraser 肉汤

full-length LLO toxoid (LLO^T) 全长 LLO 类毒素

G

gasdermin 膜穿孔蛋白

genomic island (GI) 基因组岛

glucose (GLU) 葡萄糖

glycine-tryptophan (GW) 甘氨酸-色氨酸重复基序

goblet cells (GCs) 杯状细胞

gold nanoparticles (GNPs) 金纳米颗粒

good manufacturing practice (GMP) 良好生产规范

H

H_2O_2 过氧化氢

Hakai 泛素连接酶

Hazard Analysis and Critical Control Point (HACCP) 危害分析与关键控制点

hematocrit (HCT) 红细胞比容

hemoglobin (HGB) 血红蛋白

hepatocyte growth factor (HGF) 肝细胞生长因子

high resolution melting (HRM) 高分辨率熔解曲线

high-molecular weight melanoma associated-antigen (HMW-MAA) 高分子量黑色素瘤相关抗原

horizontal gene transfer (HGT) 水平基因转移

human immunodeficiency virus (HIV) 人类免疫缺陷病毒

human leukocyte antigen (HLA) 人类白细胞抗原

human papillomavirus (HPV) 人类乳头瘤病毒

Hybridsublineage Ⅱ (HSL-Ⅱ) 谱系Ⅱ亚谱系

H-antigen 鞭毛-抗原

I

Immunoglobulin A （IgA） 免疫球蛋白 A

Immunoglobulin G （IgG） 免疫球蛋白 G

incomplete Freund's adjuvant （IFA） 弗氏不完全佐剂

induced nitric oxide synthase （iNOS） 诱导型一氧化氮合酶

innate lymphoid cell （ILC） 天然淋巴细胞

inositoltriphosphate （IP3） 三磷酸肌醇

interferon regulatory factor 3 （IRF3） 干扰素调节因子 3

interferon stimulated genes （ISGs） 干扰素刺激基因

interferon-gamma （IFN-γ） γ-干扰素

interferon-α/β receptor （IFNAR） I 型 （α/β） 干扰素受体

interleukin 1receptor （IL-1R） 白细胞介素 1 受体

interleukin （IL） 白细胞介素

internalin A （InlA） 内化素蛋白 A

International Commission of Microbiological
    Specializations on Food （ICMSF） 国际食品微生物标准委员会

intestinal epithelial cells （IECs） 小肠上皮细胞

invasive carcinoma of the cervix （ICC） 宫颈浸润癌

J

Joint FAO/WHO Expert Committee on
    FoodAdditives （JECFA） 联合国粮农组织/世界卫生组织食品添加
    剂联合专家委员会

Joint FAO/WHO Expert Meeting on Microbi-
    al Risk Assessment （JEMRA） 联合国粮农组织/世界卫生组织微生物风
    险评估专家联席会议

Joint FAO/WHO Meeting of Pesticide Resi-
    dues （JMPR） 联合国粮农组织/世界卫生组织农药残留
    联席会议

K

killed but metabolically active （KBMA） 被灭活但代谢活跃

Kirby-Bauer disk diffusion test K-B 药敏纸片扩散法

L

lactate dehydrogenase （LDH） 乳酸脱氢酶

lactic acid bacteria （LAB） 乳酸菌

late-onset disease（LOD）   晚发病

LC3-associated phagocytosis（LAP）   LC3 相关的吞噬作用

leucine-rich repeat（LRR）   亮氨酸重复序列

Lgt   前脂质蛋白转移酶

lipoprotein   脂蛋白

lipopotein exoprotein A（LpeA）   脂蛋白外蛋白 A

lipopotein glycerol transferase（Lgt）   脂蛋白甘油转移酶

lipoteichoic acids（LTA）   脂磷壁酸

Listeria grayi   格氏李斯特菌

Listeria innocua   无害李斯特菌

Listeria ivanovii（Liv）   伊氏李斯特菌

Listeria monocytogenes（Lm）   单核细胞增生李斯特菌

Listeria Pathogenicity Island（LIPI）   李斯特菌毒力岛

Listeria seeligeri   塞氏李斯特菌

Listeria welshimeri   威氏李斯特菌

listeriolysin O（LLO）   李斯特菌溶血素 O

listeriolysin S（LLS）   李斯特菌溶血素 S

lymphatic choriomeningitis virus（LCMV）   淋巴细胞脉络丛脑膜炎病毒

M

macrolides-lincosamides-streptogramin B（MLSB）   大环内酯-林可酰胺-链阳霉素 B 类药物

major facilitator super family（MFS）   主要的易化因子超家族

major histocompatibility complex（MHC）   主要组织相容性复合体

malondialdehyde（MDA）   丙二醛

matrix-assisted laser desorption/ionization
time of flight mass spectrometry（MALDI-   基质辅助激光解吸电离飞行时间质谱
TOF）

mean corpuscular hemoglobin concentration
（MCHC）   红细胞平均血红蛋白浓度

mean corpuscular hemoglobin（MCH）   平均红细胞血红蛋白含量

mean platelet volume（MPV）   平均血小板体积

meancorpusular volume（MCV）   平均红细胞体积

melting temperature（Tm）   熔解温度

memory precursor effector cells（MPEC） 记忆前体效应细胞

mesenchymal-epithelial transition factor（MET） 间质-上皮细胞转化因子

mesentericlymph nodes（MLN） 肠系膜淋巴结

metallo protease-like（Mpl） 金属蛋白酶样蛋白

methionine（Met） 甲硫氨酸

microbe associated molecular patterns（MAMPs） 微生物相关分子模式

microbiological risk assessment（MRA） 微生物风险评估

microtubule-associated proteins 1A/1B light chain（LC3） 微管相关蛋白 1 轻链 3

minimum inhibitory concentration（MIC） 最小抑菌浓度

mint state（MS） 薄荷（中药材）

modifiedatmosphere packaging（MAP） 气调包装

mononuclear phagocyte（MP） 单核吞噬细胞

monocyte chemotactic protein 1（MCP-1） 单核细胞趋化蛋白-1

most probable number（MPN） 最大可能数量法（稀释培养测定数量法）

Mueller-Hinton broth MH 肉汤

multiple peptide resistance factor（MprF） 膜蛋白（多肽抗性因子）

multiple virulence site sequence typing（MV-LST） 多毒力位点序列分型

multi-locus sequence typing（MLST） 多位点序列分型

myeloid differentiation primary response gene 88（MyD88） 髓样分化因子 88

N

N_2 氮气

natural killercell（NK） 自然杀伤细胞

next-generation sequencing（NGS） 二代测序技术

nicotinamide adenine dinucleotide phosphate（NADPH） 还原型辅酶Ⅱ/还原型烟酰胺腺嘌呤二核苷酸磷酸

nitrogen regulatory proten（NP） 氮调节蛋白系统

nivolumab 纳武单抗

NO_2 二氧化氮

NOD-like receptors（NLRs） Nod 样受体

non-small cell lung cancer（NSCLC）	非小细胞肺癌
NO	一氧化氮
nuclear factor kappa-B（NF-κB）	核因子 κB
N-acetylglucosamine（GlcNAc）	N-乙酰氨基葡糖
N-acetylmuramic acid（MurNAc）	N-乙酰胞壁酸

O

O-acyltransferase（OatA）	O-乙酰基转移酶
O-antigen	菌体-抗原
odd ratio（OR）	比值比
OH$^-$	氢氧根
oil-in-water（O/W）	水包油
oligodeoxynucleotides（ODNs）	寡脱氧核苷酸
One Health	全健康
open-reading fragment（ORF）	开放阅读框
Origanum（OM）	牛至（中药材）
outer membrane vesicles（OMVs）	细菌的外膜囊泡
oxygen（O_2）	氧气
ozone（O_3）	臭氧

P

pancreatic ductal adenocarcinoma（PDAC）	胰腺导管腺癌
Paneth cell	潘氏细胞
parts per million（ppm）	百万分比浓度
pathogen recognition receptor（PRR）	病原体识别受体
pathogenicity island（PAIs）	毒力岛
pathogen-associated molecular pattern（PAMP）	病原体相关分子模式
pattern recognition receptors（PRRs）	模式识别受体
penicillin binding proteins（PBPs）	青霉素结合蛋白
pentose phosphate pathway（PPP）	磷酸戊糖途径
peptidoglycan hydrolase（PGH）	肽聚糖水解酶
peptidoglycan（PG）	肽聚糖
periarterial lymphatic sheath（PALS）	动脉周围淋巴鞘
pericyte	周细胞或壁细胞

Peyer's patches（PPs）	肠道派氏结
phage lysin（Ply）	噬菌体溶菌素
phosphate buffered saline（PBS）	磷酸盐缓冲液
phosphatidylinositol-specific phospholipase C（Pl-PLC/PlcA）	磷脂酰肌醇特异性磷脂酶 C／磷脂酶 A
phosphogluconate dehydrogenease A（Pgd）	李斯特菌磷酸葡萄糖酸脱氢酶
phosphoinositide 3-kinase（PI3K）	磷脂酰肌醇 3 激酶
phosphotransferase（PTS）	磷酸转移酶系统
PI3K	三磷酸肌醇激酶
platelet distribution width（PDW）	血小板分布宽度
platelet（PLT）	血小板
plateletcrit（PCT）	血小板压积
polymerase chain reaction（PCR）	聚合酶链式反应
polymorphonuclear neutrophil（PMN）	中性粒细胞
positive regulatory facfor A（PrfA）	正向调节因子
pPplA	磷酸基质蛋白 A
prostate specific antigen（PSA）	前列腺特异抗原
protein kinase C（PKC）	蛋白激酶 C
pulsed electric fields（PEF）	脉冲电场
pulsed-field gelelectrophoresis（PFGE）	脉冲场凝胶电泳
purine nucleoside phosphorylase（PNPase）	嘌呤核苷磷酸化酶
pyruvate dehydrogenase（PDH）	丙酮酸脱氢酶

Q

quaternary ammonium compounds（QAC）	季铵盐化合物
quinolone resistance-determining region（QRDR）	喹诺酮类耐药决定区

R

random amplifiedpolymorphic DNA（RAPD）	随机扩增多态性 DNA
rate ratio（RR）	比值比
raw meat based diets（RMBDs）	生肉为基础的饮食
ready to eat（RTE）	即食
ready-to-eat food（RTE food）	即食食品

real-time quantitative polymerase chain reaction（RT-qPCR）	实时荧光定量 PCR
red blood cell distribution width（RDW）	红细胞分布宽度
red blood cell（RBC）	红细胞
regenerating islet-derived protein IIIγ（RegIIIγ）	胰岛再生源蛋白Ⅲγ
restriction fragment length polymorphism（RFLP）	限制性片段长度多态性
retinotic acid induced gene-Ⅰ（RIG-Ⅰ）	维甲酸诱导基因Ⅰ
Rhamnose	鼠李糖
ribosomal protection proteins（RPPs）	核糖体保护蛋白
Ribotyping	核糖体分型
RNS	活性氮
Rosmarinus officinalis（RO）	迷迭香（中药材）
ROS	活性氧

S

Salmonella senftenberg（*S. Senftenberg*）	山夫登堡沙门菌
Salmonella	沙门菌
Salvia miltiorrhiza（SO）	丹参（中药材）
secretion system（sec）	Sec 系统
sequence types（STs）	序列型
serotype	血清型
severe conbined immunodeficiency（SCID）	重症联合免疫缺陷症
short-lived effector cell（SLEC）	短寿命效应细胞
signal transducer and activator of transcription（STAT）	信号转导与转录激活因子
single nucleotidepolymorphism（SNP）	单核苷酸多态性
small interfering RNA（siRNA）	小干扰 RNA
small multidrug resistance protein family（SMR）	多重耐药蛋白家族
sodium hypochlorite（SHY）	次氯酸钠
sodium lauryl sulfate（SDS）	十二烷基硫酸钠
Sortase A（SrtA）	分选酶 A
spacious listeria-containing phagosomes（SLAPS）	含李斯特菌的吞噬体

specific pathogen free（SPF）	无特定病原体
Src	非受体酪氨酸激酶
stimulator of interferon genes（STING）	干扰素基因刺激物
Streptococcus pyogenes	化脓链球菌
structural maintenance of chromosomes protein L（SmcL）	染色体结构维护蛋白 L
sulfide indole motility（SIM）	用于硫化氢、动力、吲哚试验的培养基
superinfection exclusion（Sie）	重复感染排除

T

T cell immunoglobalin and mucin domain containing protein 4（Tim-4）	T 细胞免疫球蛋白和黏蛋白结构域蛋白 4
T cell receptor（TCR）	T 细胞受体
thymol（TH）	百里香酚
toll-like receptors（TLRs）	Toll 样受体
total bilirubin（T-BIL）	总胆红素
total cholesterol（T-CHO）	总胆固醇
total protein（TP）	总蛋白
transfer ribonucleic acid（tRNA）	转运核糖核酸
transmembrane-segment（TMS）	跨膜序列
triglyceride（TG）	甘油三酯
trivalent influenza vaccine（TIV）	三价流感疫苗
tumor necrosis factor-α（TNF-α）	肿瘤坏死因子 α
two-component regulatory system（TCS）	双组分系统

U

UDP-N-acetylglucosamine enolpyruvyl transferase（MurA）	UDP-N-乙酰氨基葡萄糖烯醇丙酮基转移酶
ultraviolet A（UVA）	长波紫外线
United States Department of Agriculture（USDA）	美国农业部
United States Department of Agriculture-Food Safety Inspection Service（USDA-FSIS）	美国农业部食品安全检验局

university of vermont modification medium （UVM）   改良 UVM 培养基

W

wall teichoic acid （WTA）   壁磷壁酸
water-in-oil （W/O）   油包水
white blood cell （WBC） /leukocyte   白细胞
whole genome multilocus sequence typing （wgMLST）   全基因组多位点序列分型
whole genome sequencing （WGS）   全基因组测序
World Health Organization （WHO）   世界卫生组织

Y

years lost due to disability （YLD）   健康寿命损失年
years of life lost （YLL）   寿命损失年

（殷月兰　孟凡增）

图书在版编目（CIP）数据

李斯特菌病 / 焦新安，殷月兰主编 . -- 北京 ：中
国农业出版社，2024. 11. -- ISBN 978-7-109-32743-6

Ⅰ . R517.7

中国国家版本馆 CIP 数据核字第 2024Q0V803 号

李斯特菌病

LISITEJUNBING

中国农业出版社出版

地址：北京市朝阳区麦子店街 18 号楼

邮编：100125

责任编辑：武旭峰　弓建芳

版式设计：杨　婧　　责任校对：吴丽婷

印刷：北京通州皇家印刷厂

版次：2024 年 11 月第 1 版

印次：2024 年 11 月北京第 1 次印刷

发行：新华书店北京发行所

开本：787mm×1092mm　1/16

印张：17.5　　插页：4

字数：403 千字

定价：128.00 元

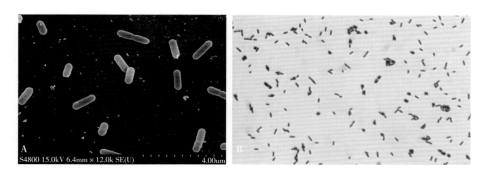

图 2-1　Lm 的显微照片

A. 电子显微镜照片　B. 光学显微镜照片

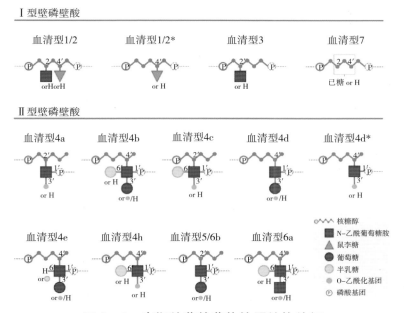

图 2-2　李斯特菌的菌体抗原结构特征

（引自 Sumrall 等，2020）

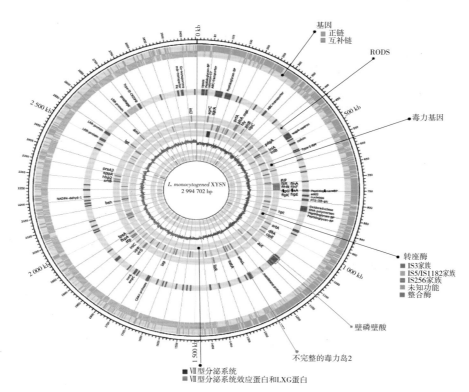

图 2 - 3　Lm XYSN 的基因组图谱

（引自 Yin Y 等，2019）

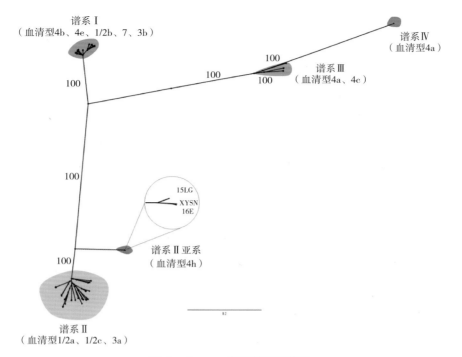

图 2 - 4　Lm 基因组聚类图

（引自 Yin Y 等，2019）

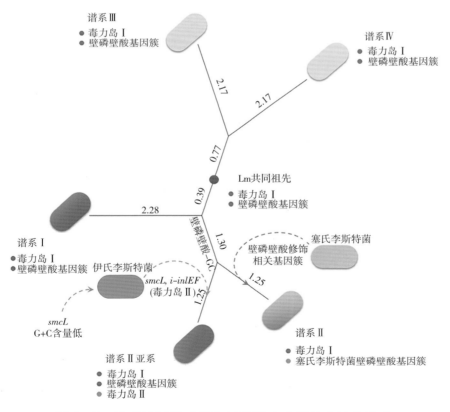

图 2 - 5　谱系 Ⅱ 亚谱系单核细胞增生李斯特菌演化模式

（引自 Yin Y 等，2019）

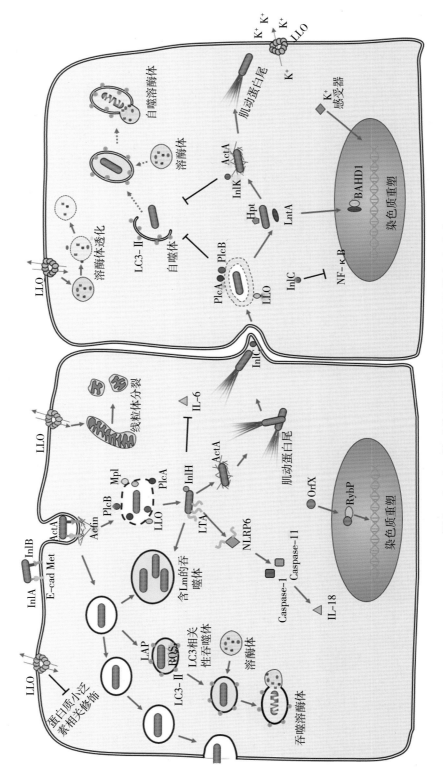

图2 - 6 Lm的感染周期及毒力因子介导的免疫逃逸

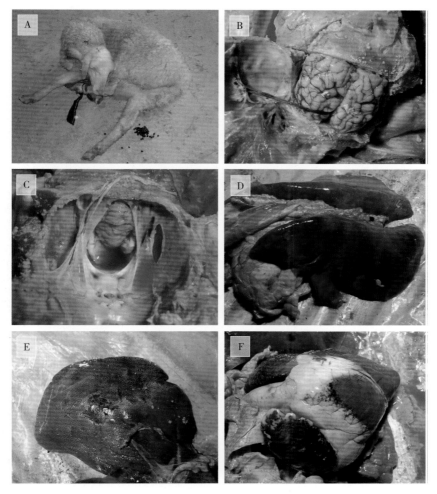

图 6-1　患李斯特菌病死亡的山羊及内脏器官的大体病变

A. 患李斯特菌病死亡的山羊　B. 大脑　C. 脑脊液　D. 肺脏　E. 肝脏　F. 心脏

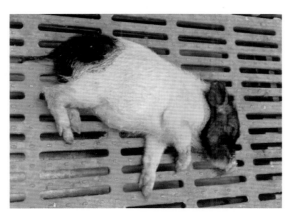

图 6-2　患李斯特菌病的猪

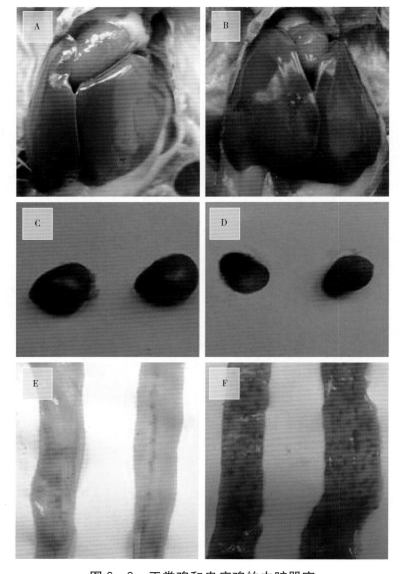

图 6-3 正常鸡和患病鸡的内脏器官

A. 正常鸡的心脏和肝脏　B. 患病鸡的心脏和肝脏　C. 正常鸡的肾脏　D. 患病鸡的肾脏
E. 正常鸡的回肠　F. 患病鸡的回肠

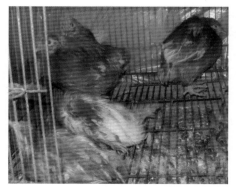

图 6-4　患李斯特菌病的鸡

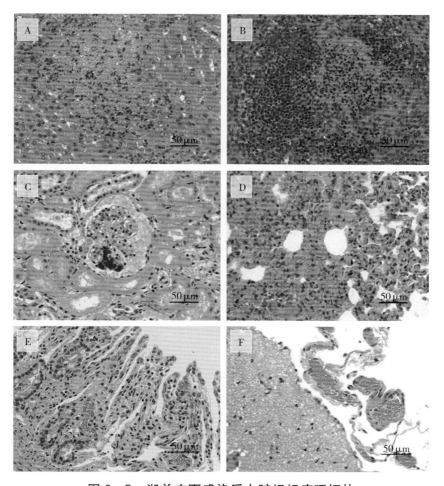

图 6-5　湖羊皮下感染后内脏组织病理切片

　　A. 肝脏局灶性坏死，坏死灶周围及部分坏死灶内炎性细胞浸润，且炎性细胞大部分崩解，少量肝细胞发生轻度脂肪变性　B. 脾脏内含有大量红细胞，脾窦内巨噬细胞数量增多，白髓局灶性坏死　C. 肾脏肾小管上皮细胞核发生浓缩或溶解，肾小球内可见细菌团块　D. 肺脏间质增宽，大量炎性细胞浸润　E. 盲肠上皮细胞坏死脱落　F. 大脑脑膜血管扩张充血

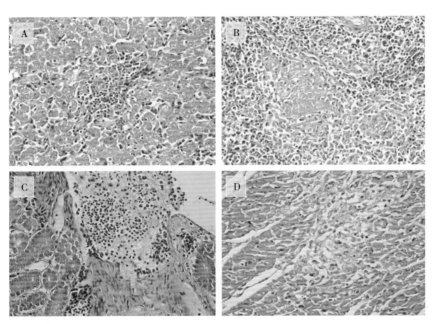

图 6-6 患李斯特菌病的鸡内脏组织病理切片

A. 肝小叶内有炎性细胞浸润　B. 脾脏小动脉发生透明变性　C. 肾脏小静脉管内含大量炎性细胞　D. 心肌内出现大小不等的坏死灶，心肌纤维崩解